마법의 호르몬

마법의 호르몬

원 구 연

dh 대한나래출판사

Notice

실무자와 연구자들은 본서에 기술된 정보, 방법, 화합물 또는 실험을 평가하고 사용하는 데 있어서 항상 자신의 경험과 지식을 의지해야 합니다. 특히, 의학의 급속한 발전으로 인해 진단 및 약물 투약에 대한 독립적인 검증도 이루어져야 합니다. 본서에 포함된 방법, 제품, 지침 또는 아이디어의 사용 또는 작동과 관련하여 법률의 범위 내에서 대한나래출판사, 저자, 편집자 또는 기고자는 제품 책임, 과실 또는 기타 이유로 인명 또는 재산상의 상해 또는 손상에 대해 책임을 지지 않습니다.

DaehanNarae Publishing, Inc.

SK V1 Tower 1507
Younmujang 5 gagil 25, Sungdong-gu,
Seoul 04782, Korea
TEL: +82-2-922-7080
FAX: +82-2-922-0841
E-mail: nrpub@naver.com
Website: www.nrbooks.kr

마법의 호르몬

발행일 2023년 7월 15일
저자 원구연
발행인 최용원
편집디자인 김애선
표지디자인 김애선
교정·교열 홍혜미
일러스트 정유빈
발행처 **대한나래출판사** (등록 제2012-000051호/1994.6.10)
주소 서울시 성동구 연무장 5가길 25, 성수역 SK V1 Tower 1507호
전화 (02) 922-7080
팩스 (02) 922-0841
이메일 nrpub@naver.com
홈페이지 www.nrbooks.kr

ISBN 978-89-5741-957-1

정가 35,000원

Printed in Korea

저자약력

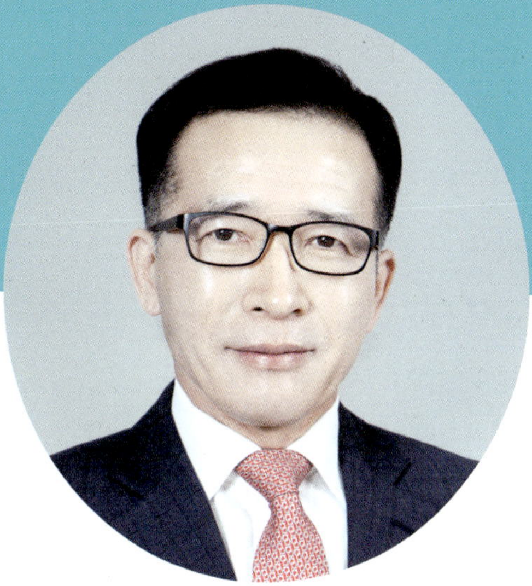

원 구 연

- 의학박사, 정신건강의학과 전문의
- 충남대학교 의과대학 및 동대학원 졸업
- 국립서울정신병원 정신과 전문의 수료
- 前 청주의료원 정신과장(1990. 3. ~ 2001. 5.)
- 現 원구연정신건강의학과 원장
- 現 원구연학습클리닉 대표
- 前 충청북도의사회 부회장
- 前 충청북도정신과의사회 회장
- 現 대한항노화학회 회원
- 現 충청북도 청소년상담실 운영위원
- 現 혜원장애인복지관 운영위원
- 現 청주시 서원구정신보건센터 운영위원

머리말

필자는 축구를 워낙 좋아해서 나이가 60대인데도 매주 한 번은 가까운 풋살장에 가서 동호인들과 공을 찬다. 나를 잘 아는 지인들은 이제 공을 차다가 잘못되면 크게 다칠 수도 있고 체력도 안 되니 축구를 그만두고 다른 운동으로 바꾸어 보라고 충고하는데 아직 축구를 그만둘 생각은 없다.

공을 차다가 몸이 말을 안 듣고 자주 실수해서 남들에게 민폐를 끼친다면 남들이 만류하지 않아도 언제라도 기꺼이 축구를 그만둘 생각이다. 축구가 다소 거친(?) 운동이라 그런지 다른 운동도 자주 즐기지만 내게 축구만큼 재미있는 운동은 아직 없다. 나이가 들었어도 축구를 계속 하고 싶어서 거의 매일 조깅, 스쿼트, 스트레칭 등을 꾸준히 하고 있다.

필자가 이 책을 집필하게 된 계기는 내가 좋아하는 축구선수 'K군' 때문이다(본인이 이름을 밝히길 꺼려서 그냥 K군으로 부름). 'K군'을 처음 본 것은 3년 전 우연히 축구 관련 유튜브 채널 "이강의 영재센터"를 보다가 'K군'의 플레이를 보고 한 눈에 반해서 K군이 나오는 프로그램은 거의 다 보게 되었다. 'K군'은 공을 어찌나 잘 차는지, 장차 한국을 빛낼 위대한 축구가 될 것으로 믿고 있고 지금도 잘 성장하고 있다.

그리고 'K군'에게 관심을 갖고 도와주고 싶어서 K군의 키성장에 도움이 될만한 자료들을 모아 정리하고 편집하고 관련 자료들을 보충하여 이 책을 쓰게 되었다. 이 책을 쓰다 보니 성장호르몬은 청소년에게만 필요한 것이 아니라 모든 연령대의 사람들에게 꼭 필요한 호르몬이고, 우리들의 건강에 대한 기대와 욕망을 충족시켜 줄 수 있는 최상의 호르몬이라는 것을 알게 되었다.

성장호르몬이 우리에게 유익하다는 것은 알고 있었지만 조사를 하다보니 중국의 진시

황제가 찾던 불로초가 바로 성장호르몬이라는 생각이 들었다. 그래서 더 많은 사람들에게 성장호르몬의 다양한 효과들과 성장호르몬을 최적의 수준으로 유지할 수 있는 방법을 알려주고 싶어 성장호르몬에 관한 책을 출간하게 되었다.

이 책에서 나오는 모든 방법들이 모든 사람에게 다 적용이 되고 모두에게 도움이 되는 것은 아니다. 사람들마다 체질이나 환경, 성격, 유전적 소인 등이 다르기 때문에 모든 사람에게 적합한 최상의 방법은 없을 것이다. 하지만 이 책에 나오는 많은 방법들을 실천해 가면서 자신에게 맞는 방법을 찾다보면 원하는 결과를 얻을 수 있을 것이다. 우리의 몸은 거짓말을 모른다. 내가 투자한 만큼 나에게 돌려주고 내가 사랑한 만큼 나를 사랑하고 축복해 줄 것이다.

어떤 사람에게는 간헐적 단식이, 다른 사람에게는 균형잡힌 식단이, 또 다른 사람에게는 운동이 가장 효과적인 방법이 될 것이고, 때로는 몇 가지의 방법을 같이 사용할 때 최상의 결과를 얻을 수 있을 것이다. 이 책에 나오는 많은 방법들은 시도해보고 자신에게 적합한 방법을 찾아서 실천하면 최상의 결과를 얻을 수 있을 것이다.

성장호르몬의 농도를 최적의 수준으로 유지하면 청소년에서는 키를 크게 해주고 균형 있게 성장시켜 주고 젊은이에서는 건강하고 활기찬 상태를 유지시켜주고 장년과 노년층에서는 생체 나이를 낮추고 불로장생의 꿈을 실현하게 해준다. 성장호르몬을 비롯한 주요 호르몬을 적정 수준으로 유지하면 우리 몸의 세포들이 젊어지고 DNA 복구 및 재생이 크게 증진된다.

이 책을 읽는 모든 분들이 자신의 호르몬 농도를 최적화하고 호르몬 균형을 유지한다면, 여러분은 인생은 항상 아름다운 인생(Beautiful Life)이 될 것이다.

2023년 7월

저자 **원 구 연**

목차

I 서론

이 책은 성장호르몬이라는 주제를 쉽게 설명하고 성장호르몬의 농도를 최적화하기 위한 선택할 수 있는 모든 대안을 다루고 있다. 여러분은 재조합 성장호르몬(유전자 재조합 기술을 이용해서 만든 성장호르몬을 함유한 약물이나 주사: hGHr)뿐만 아니라 성장호르몬 수치를 높이는 다른 방법들도 제시하여 그 장·단점을 살펴볼 것이다. 여러분은 각 방법의 유익한 점과 해로운 점을 배우게 될 것이다. 많은 문헌을 참고하고, 과학적 증거에 기초한 것이다.

건강과 활력을 노년까지 누리기 위해서는 체내 모든 호르몬들이 최적의 농도를 유지하고 서로 균형을 이루어야 한다. 성장호르몬 농도의 최적화야말로 최상의 건강보험에 가입하는 것과 같다. 원치 않는 지방을 없애고 근육량을 늘려주며 노화 속도를 늦추고 심지어 노화 과정을 거꾸로 되돌린다.

독자들이 원하는 상태에 빨리 도달하기 위해서는 성장호르몬이 도움이 될 수 있다. 하지만 꼭 그럴 필요는 없다. 굳이 값비싼 재조합 성장호르몬(hGHr)이나 위험한 성장호르몬 주사제를 맞지 않아도 원하는 노화방지, 근육 키우기, 지방 감소 효과를 얻을 수 있다. 대부분의 경우 성장호르몬 주사제 없이 우리 몸의 자체 호르몬 생산능력을 점진적으로 높여주면서 성장호르몬 수치를 상당 수준 올릴 수 있다.

이 책에 요약된 간단한 프로그램을 따라 하면, 안전하고도 경제적으로 여러분의 성장호르몬을 최적의 농도로 끌어올릴 수 있다. 성장호르몬 감소 요인들을 모두 해결하고 나면, 재조합 성장호르몬(hGHr)이 필요 없을지 모른다.

이 책의 프로그램은 성장호르몬을 증가시키는 방법 중 가장 간단하고 비용대비-효과적인 방법부터 시작할 것이다. 몸의 자체 생산력을 촉진하기 위해 가장 효과적이면서도 단순한 방법부터 시작하며 점진적으로 더 강력한 방법을 활용하되, 가능한 한 가장 안전한 방식을 택할 것이다. 어떤 경우라도 우리의 목표는, 몸 자체의 호르몬 생산능력을 최대화하도록 돕는 것이다. 대부분은 식이 조절과 운동만으로 성장호르몬 농도를 최적화시킬 수 있다. 독자들은 식이요법과 운동 방법을 배우기만 하면 된다.

성장호르몬 최적화를 위한 주요 전략은 해독, 충분한 숙면, 호르몬 균형, 스트레스 감소, 식이 요법, 적절한 운동, 단식, 외상성 뇌손상 치유가 전부이다. 성장호르몬이라는 타

석에서 홈을 밟고 싶다면, 생활양식의 모든 영역에서 안타를 쳐야 한다. 생활양식 변화를 향한 행동 실천 후에는 노화 방지, 지방 감소, 근육량 증가 및 유지를 도와주는 보충제에 대해서 배울 것이다.

다음 단계로, 성장호르몬 분비를 촉진하는 경구용 보충제의 사용법과 적정 용량, 병행 요법에 대해 알아볼 것이다. 우리 대부분은 부작용(예: 암) 발생 가능성이 있는 성장호르몬 주사를 매달 100만 원 가까이 지불하면서 호르몬 주사를 맞을 필요가 없다. 식품매장이나 온라인 매장에서 매달 5~10만 원 상당의 보충제만으로 여러분의 성장호르몬은 최적 수준으로 유지할 수 있다. 성장호르몬 분비 촉진제 중에서 경구용 제제를 먼저 살펴본 후 주사제에 대해 알아보고 주사제의 장·단점을 배울 것이다.

◆ 진정한 의미의 건강보험

이 책의 목적은 전 생애에 걸쳐 최적의 성장호르몬을 유지할 수 있도록 지식을 제공하는 것이다. 최적 농도라는 것은, 너무 낮지도 너무 높지도 않게 다른 호르몬들과 균형을 이루는 상태를 말한다. 여러분의 성장호르몬을 최적 범위로 유지하는 것이야말로 건강을 보장하는 진정한 의미의 건강보험에 가입하는 것이다.

모든 호르몬 농도의 최적화 및 호르몬 균형을 여러분의 목표로 정한다면, 여러분은 마지막까지 건강하고 적극적이며 활기찬 삶을 누릴 수 있다. 3가지 유형의 성장호르몬 결핍증을 심한 유형부터 경미한 유형까지 순서대로 정의하고, 각 유형의 치료 방법을 설명할 것이다. 만약 여러분에게 성장호르몬 결핍증이 있다면, 그 정도가 가볍든 심하든 개의치 않고 성장호르몬 최적화의 길을 안내해 줄 믿을만한 의사 찾아야 한다.

◆ 호르몬이란 무엇인가?

호르몬은 작은 화학 전달물질이다. 호르몬은 혈류를 타고 신체 곳곳의 다양한 세포로 이동한다. 목적지에 도착한 호르몬은 해당 세포의 표면에 있는 표적(수용체)과 결합하여 그 세포가 특정 활동을 수행하도록 자극한다. 호르몬은 인간 기능의 모든 측면을 세심하게 조정한다. 기분, 대사, 기억, 활력, 성 충동, 성적 수행력을 조절한다. 호르몬은 내분비샘에서 생산된다. 주요 내분비샘은 시상하부, 뇌하수체, 갑상샘, 가슴샘, 부신, 췌장, 난소, 고환이다.

건강한 내분비(호르몬)계는 활력 유지와 건강 및 안녕에 필수적이다. 나이가 들면 호르몬 수치가 떨어지게 되는데, 호르몬이 감소하면서 우리의 건강은 하락세로 치닫는다. 노화에 따라 감소한 모든 호르몬들을 젊은 시절의 수준으로 되돌릴 수 있다면, 건강을 유지하고 질병을 예방할 수 있다. 여러분이 호르몬 수치를 최적화하기로 결심하고 건강한 생활양식을 선택한다면, 여러분이 얻을 수 있는 이득은 수명 연장에 그치지 않을 것이다.

모든 호르몬을 최적 농도로 유지하는 것은 남성과 여성 모두에게 중요하다. 호르몬 균형은 건강한 노년의 열쇠이다. 모든 호르몬들 간의 균형은 노년의 건강에 중요하다. 어느 하나라도 결핍되거나 비정상적으로 증가되면 노화과정이 가속화되고 건강을 해친다. 성장호르몬(GH), 갑상샘 호르몬, 에스트로겐, 프로게스테론, 테스토스테론, 디히드로에피안드로스테론(DHEA), 멜라토닌, 인슐린 모두를 최적 농도로 유지하면서 서로 간의 균형을 맞춰주어야 한다. 그렇게 할 수 있다면, 노화 시계가 느려지고 노년에 이른 후에도 건강을 유지할 수 있다. 모든 호르몬들은 건강 유지를 위해 한 팀이 되어 협력한다.

호르몬들은 공동으로 작업하여 시너지 효과를 낸다. 노화과정을 막는 최선의 방법은, 결핍된 호르몬을 찾아 모두 보충해 주는 것이다. 모든 호르몬들이 최적 농도에 이르면, 한 가지 호르몬을 과다 보충할 필요가 없다. 가장 안전한 방법으로 최상의 항-노화 효과를 누릴 수 있는 것이다. 모든 호르몬들이 균형을 이루면 성장호르몬 분비도 촉진된다.

성장호르몬(GH)이란 무엇인가?

성장호르몬(GH)은 통상적으로 아동기에 풍부하게 분비된다. 성장이 멈추고 최종 키에 도달하면, 성장호르몬 생산은 감소하고 뼈 성장이 멈춘다. 그러나 우리 몸은 건강 유지를 위해 전 생애에 걸쳐 일정량의 성장호르몬을 지속적으로 생산한다.

성장호르몬은 복구 호르몬이라고도 불린다. 성장호르몬 농도를 최적화시키면, 스포츠 선수의 경기력이나 수술 후 회복력이 강화된다. 성장호르몬의 최적화는 손상된 조직의 회복을 촉진시킨다. 성장호르몬은 뇌에 있는 뇌하수체샘에서 분비되는데, 나이가 들면서 분비량이 감소한다.

성장호르몬은 '마스터 호르몬'이라고도 부른다. 근육, 뼈, 연골 성장 및 복구 등 여러 가지 주요 기능을 수행하기 때문이다. 성장호르몬은 우리 몸의 모든 세포에 필수적인 요소로서, 건강을 유지하고 노화를 늦춘다. 성장호르몬 농도는 노화가 일어나면서 감소하기 때문에, 젊은 시절의 농도로 회복시키는 일은 나이가 들수록 더 긴급한 과제가 된다. '젊음의 샘'이라 불리는 이 호르몬 농도를 높여주면 노화 속도가 느려진다. 질병으로 인한 조기 사망을 예방할 수 있다.

또한 성장호르몬은 근육강화(anabolic) 호르몬이다. 'Anabolic'의 뜻은 신체의 성장을 촉진한다는 뜻이다. **성장호르몬은 놀라운 능력을 갖고 있다. 조직을 복구하고 많은 양의 근육을 만들어 내며, 뼈를 강화시키고 과도한 지방을 줄여주며 노년의 건강을 지켜준다.**

성장호르몬은 잠자는 동안 뇌하수체에서 분비된다. 운동은 성장호르몬 분비를 촉진시키고, 비만은 성장호르몬 분비를 억제한다. 성장호르몬을 증가시키는 보충제는 다양한 제형으로 출시되어 있고 성장호르몬 결핍증의 치료, 경기력 향상, 근골격계 질환의 치료에 사용되고 있다.

◆ 신체 정지기(somatopause)란 무엇인가?

나이가 들면서 감소하는 호르몬은 에스트로겐, 프로게스테론, 테스토스테론, 멜라토닌, 디히드로에피안드로스테론(DHEA) 등이 있다. 성장호르몬도 그 중 하나이다. 성장호르몬은 남녀 모두에서 갱년기 시작과 함께 급격히 감소한다.

'여성 폐경(menopause)'은 노화에 따른 여성 호르몬(에스트로겐과 프로게스테론) 소실을 지칭할 때 사용하는 용어다. 여성 폐경은 월경이 중단된다는 뜻이다. 여성의 폐경은 대략 51세경에 발생하는데, 갑작스럽게 나타나는 경우도 있고 몇 년에 걸쳐 서서히 일어나는 경우도 있다.

'남성 갱년기(andropause)'는 연령 증가에 따른 안드로겐(남성 성호르몬) 감소를 뜻한다. 테스토스테론 농도가 떨어지면 정력이 소실되고 삶의 의욕이 떨어지며 경쟁적 성향이 감소한다. 남성의 갱년기는 여성의 폐경만큼 갑자기 나타나지는 않는다. 그러나 장기적으로 볼 때 건강에 심각한 영향을 끼친다. 60대 이후 남성 호르몬은 현저하게 감소한다.

노화에 따른 성호르몬 감소를 영어로 'menopause(폐경기)', 'andropause(남성 갱년기)'라고 하는 것처럼, 연령 증가에 따라 성장호르몬 생산이 감소하는 성장호르몬 이행기에 대해서도 'pause(정지)'라는 단어를 사용하여 'somatopause'라고 한다. 우리말로 '신체 정지기'라고 번역할 수 있다. 성장호르몬의 또 다른 이름은 소마토트로핀(somatotropin)인데, '소마토(somato)'는 '신체'를 의미한다. '신체 정지기'는 남녀 모두에서 노화에 따른 소마토트로핀 농도 감소를 가리킬 때 사용된다.

신체 정지기의 특징은 노화 증상과 같다. 주름, 백발, 에너지 및 성욕 감소, 체지방 증가, 심장질환 증가, 골다공증 등이 나타난다.

연령 증가에 따른 성장호르몬 감소

연령 증가에 따른 성장호르몬 감소는 다음과 같은 결과를 초래한다.

- 조기 사망
- 근육량과 근력 감소(근감소증)
- 총 체지방량이 최대 40%까지 증가
- 복부 지방과 내장 지방 증가
- 골질량과 골밀도 감소(골감소증과 골다공증)
- 면역 기능 감소
- 대사 증후군, 당뇨병
- 피부 주름과 처짐 증상: 피부가 얇아지고 콜라겐 부족
- 성적 충동 감소
- 인지 기능 감소
- 삶의 질 저하
- 불안, 과민함, 우울, 정서적 불안정성
- 허약
- 혈중 지질 악화

• 혈압 증가

◆ 근감소증이란?

노화에 따른 근육 소실이 멈추지 않고 진행되면 근감소증이 발생할 수 있다. '근감소증', 즉 sarcopenia라는 용어는 그리스어로 '육체의 결핍'을 의미한다.

노화에 따른 근육 소실을 근감소증이라고 부른다. 근감소증은 근육량, 근력, 근기능이 점진적으로 감소한다. 근감소증은 심각한 질환이다. 삶의 질을 악화시키고 사회와 의료보건 체계의 부담을 가중시킨다. 근감소증은 신체 정지기에 흔히 나타나는 증상이기도 하다. 나이가 들면 잘 안 움직이려는 경향이 있기 때문에 근육 섬유가 쭈그러든다. 근감소증 증상에는 근력 약화, 체력 감소, 면역력 약화, 이동의 어려움 등이 있다.

근감소증이 있으면 독립된 삶을 꾸려가기 힘들다. 노년 인구의 수면 문제는 여러 종류의 약물과 진정제 과다복용으로 이어지고 인지 기능을 떨어뜨리며 질병 발생과 사망을 재촉할 수 있다. 또한 근감소증은 건강의 주요 위험요인이다. 근육량은 근력 유지, 이동, 골밀도, 면역력, 체온 조절, 혈당 조절, 몸의 균형 잡기 등에 필수적이다.

근감소증의 주요 원인은 호르몬 결핍이다. 성장호르몬이 감소하고, 남성에서 테스토스테론, 여성에서 에스트로겐이 감소하면 근감소증이 생길 수 있다. 근감소증의 또 다른 원인은 소화 기능 장애로 인한 영양결핍, 만성염증, 노년의 좌식 생활습관으로 인한 신체활동 감소 등이 있다. 소화 기능 문제는 근감소증의 근본 원인 중 하나이다. 소화 기능에 문제가 있어서 단백질이 소화되지 않으면, 근육을 만드는 영양소가 부족해진다. 위산 부족으로 소화 기능이 떨어져 있을 때 베타인 염산염(betaine HCl)을 복용하면 단백질 소화에 도움이 된다. 크론병, 궤양성 대장염, 새는 장(장 누수) 증후군 환자들에게 성장호르몬 보충제를 투여하면 증상 완화에 도움이 된다.

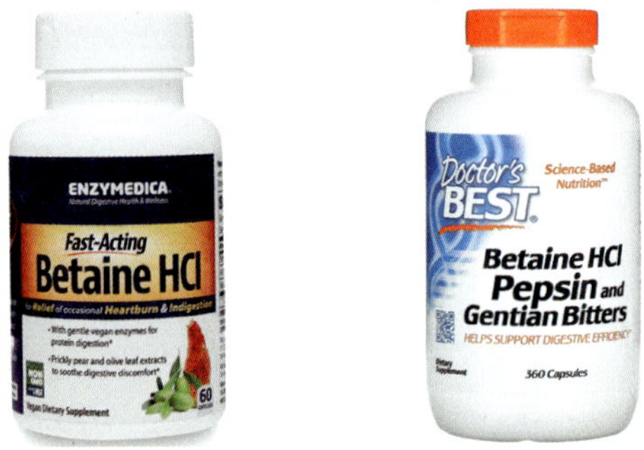

▶베타인 염산염

위산(HCl)이 부족한 경우에는 제산제를 복용하면 안 된다. 위산 결핍은 고령층에서 흔히 관찰된다. 위산 결핍의 가장 흔한 증상은 명치 부분의 속쓰림이다. 위산이 부족하면, 위에서 음식물이 충분히 소화되지 않은 채 작은창자로 전달되고 그곳에서 부패가 일어난다. 식사 두 시간 후 트림과 가스 배출이 위산 부족의 흔한 증상이다. 그러나 가장 흔한 증상은 명치 부분의 속쓰림과 소화불량이다(위산 과다로 속이 쓰리면 제산제는 많은 도움이 된다).

미국 고령층의 1/3은 위축성 위염에 이환되어 있고 위산 분비 기능이 떨어져 있다. 주요 원인은 '헬리코박터 파일로리'라는 세균이다. 위축성 위염 때문에 위산이 부족해지면, 작은창자에 세균이 과다 증식하여 철, 엽산, 칼슘, 비타민 K, 비타민 B12 등 미세 영양소들의 흡수율이 떨어진다.

◆ 새는 장(장누수) 증후군

새는 장 증후군은 여러 이유로 장의 점막세포가 느슨해져서 음식물이나 각종 세균과 바이러스가 장을 통과해 혈류로 유입되고 이로 인해 다양한 면역 반응을 야기하는 상태이다. 장에 누수가 발생하면 소화 기능은 더욱 저하된다. 장의 누수, 즉 장의 내용물이 새어 나간다는 것은 위장관의 안쪽 표면에 균열이 있다는 뜻이다. 그 틈으로 장 내용물이 새어 나가면, 창자벽에 염증이 생기고 투과성이 증가하여 소화되지 않은 단백질이 창자 밖으로 빠져나가 급기야 혈류로 들어가게 된다. 이로 인한 증상들을 '새는 장 증후군'이라고 한다. 새는 장 증후군은 제한 식단을 잘 따르고 창자 염증 완화 및 창자 점막 복원을 돕는 보충제(초유 단백질, 글루타민, 프로바이오틱스 등)를 복용하는 것으로 치료할 수 있다.

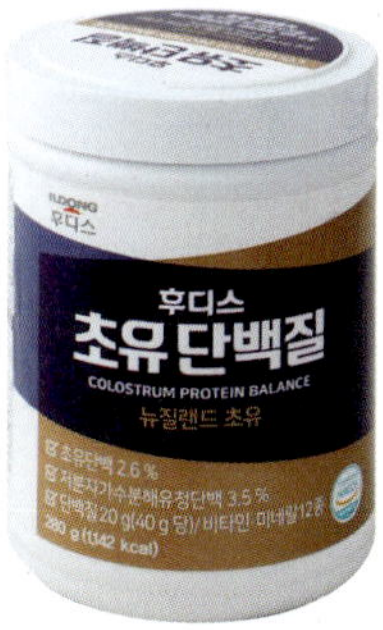

▶초유 단백질

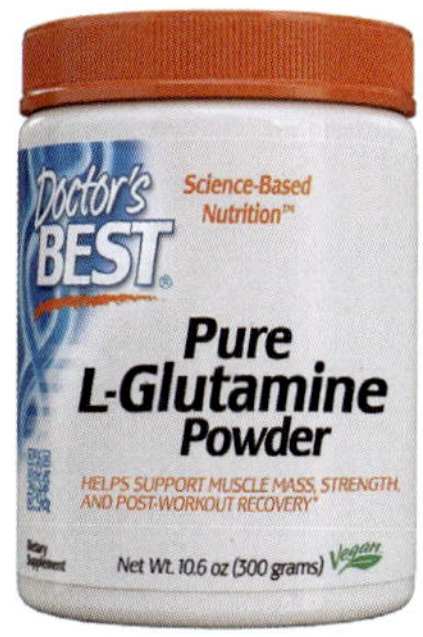

▶글루타민

◆ 성장호르몬 최적화를 통해 얻을 수 있는 건강상 이득

노화에 따른 성장호르몬 감소는 되돌릴 수 있다. 신체 정지기에 성장호르몬 농도를 최적화시키면 건강상 많은 이득을 얻을 수 있다. **성장호르몬 최적화는 생물학적 시계를 20년 이상 되돌릴 수 있다. 성장호르몬 농도를 최적 수준으로 끌어올리면 노화 증상이 드라마틱하게 좋아진다.** 머리카락 색깔이 원래대로 돌아오고 머리카락 성장 속도도 회복된다. 골밀도가 증가하고 활력이 증가하며 성 충동이 증가하고 체지방이 빠진다. 적절한 성장호르몬은 특히, 유해 복부 지방과 위험한 간 지방을 제거하고 심혈관계의 건강을 현저히 향상시킨다.

- 근육을 더 강하게, 더 크게 키울 수 있다.
- 체지방 및 염증을 감소시켜 준다.
- 에너지 수준과 운동 역량을 증가시킨다.
- 성 욕동을 증가시키고 성적 수행력을 향상시킨다.
- 외모, 삶의 질을 향상시킨다.
- 뼈의 강도를 강화시킨다.

- 면역력을 강화시킨다.
- 뇌 기능 향상으로 기억력을 향상시킨다.
- 소화 증진
- 인슐린 저항을 개선시킨다.
- 수면을 개선시킨다.

◆ 재조합 성장호르몬(hGHr)이란 무엇인가?

성장호르몬 주사(growth hormone injection)는 유전자 재조합 기술을 이용해서 만든 재조합 성장호르몬(recombinant human growth hormone)을 함유한 약물이다. 흔히 병원에서 사용하는 성장호르몬 주사가 바로 재조합 성장호르몬 주사이다.

성장호르몬 주사는 성장장애 및 기타 관련 질환을 앓고 있는 소아와 성인들에게 사용된다. 재조합 성장호르몬(hGHr) 주사는 성장호르몬 결핍증의 가장 효과적인 치료 방법인데, 다른 대안 치료들보다 부작용 발생 가능성이 높다. 이 주사제는 가격이 비싸고, 의사에게 처방받아야 사용할 수 있다. 재조합 성장호르몬(hGHr)의 중요한 장점은 성장호르몬 농도를 증가시키는 역량에 있다. 그러나 우리 몸은 자체적으로도 성장호르몬을 생산하고 있기 때문에 외부에서 성장호르몬을 추가하면 농도가 지나치게 높아질 수 있다. 심지어 한 번도 노출된 적 없는 고농도에 도달할 수도 있으며 이런 상태는 몸에 해로울 수 있다.

일부 의사들은 나이가 들면서 나타나는 성장호르몬 감소가 노화에 따른 자연스런 현상으로 보기도 하고 어떤 의사들은 성장호르몬이 감소하면 성장호르몬 결핍증으로 간주한다. 이렇게 생각하는 의사들은 성장호르몬 결핍증의 치료하기 위해 성장호르몬 주사를 처방한다.

◆ 성장호르몬 결핍증의 성장호르몬 치료 역사

성장호르몬 치료는 1960년대 초에 소아를 대상으로 처음 시작되었다. 당시만 해도 소아 치료에 사용되는 성장호르몬은 사망자의 뇌에서만 얻을 수 있었다. 성장호르몬을 영어로 'human growth hormone'이라고 기술하는데, 그냥 'growth hormone(성장호르몬)'이라 하지 않고 'human'이라는 단어를 앞에 붙인 이유는 바로 그 때문이다. 사망자 한 명의 뇌하수체에서 추출한 성장호르몬은 소아 한 명의 하루치 용량에 해당된다. 따라서 소아 한 명이 일 년간 치료받는다고 할 때, 비용이 엄청나게 비싸고 호르몬 추출에 걸리는 시간도 상당했다(사망자 365명의 뇌하수체 365개). 그럼에도 불구하고, 부지런한 부모들은 저신장 자녀들에게 성장호르몬을 공급하기 위해 전국을 돌아다녔고 지금 막 운명을 달리한 시신을 찾아내어 뇌하수체를 구했던 것이다.

한편, 생명공학 회사들은 합성 호르몬 생산에 대한 연구를 진행하고 있었다. 실험과정은 조악했고 수년 동안 얻은 결실은 보잘 것 없었다. 따라서 부모들은 귀한 인간의 성장호르몬을 얻기 위해 여전히 사망자의 뇌하수체를 찾아 헤매야 했다. 그러던 1985년, 이 모든 일이 갑자기 변했다. 성장호르몬 주사를 맞던 아이들이 병들어 사망하기 시작했던 것이다. 이 아이들은 크로이츠펠트-야곱병의 희생자가 되었다. 이 질병은 프리온(프리온은 생명이 없는 단백질 입자임에도 불구하고 바이러스와 같은 감염력을 지니는 것이 특징이다)에 의해 전파되는 질환으로 광우병과 유사하다. 주요 병변 부위는 뇌다. 이 병에 걸리면, 뇌 곳곳에 구멍이 숭숭 뚫려 스펀지 모양처럼 보인다. 1985년 이후로, 성장호르몬 주사를 맞았던 7,700명의 미국인들 중 33명이 확진되어 사망했다. 프랑스에서는 이런 경고에도 불구하고 성장호르몬 치료가 계속되었는데, 치료를 받은 1,700명 중 119명이 사망했다.

요약하면, 1958년부터 성장호르몬 합성이 성공할 때까지, 성장호르몬 결핍증 아동과 성인들은 인간의 시신에서 추출한 성장호르몬으로 주사 치료를 받았고, 이렇게 추출된 성장호르몬은 프리온 병의 전파에 매우 취약했다. 그리하여 1985년 미국식품의약청(FDA)은 인간으로부터 추출한 성장호르몬 주사를 금지했고 유전자 재조합 기술을 이용하여 만든 성장호르몬 주사(hGHr)를 승인했다.

1980년대 후반, 유전공학 기술을 통해 재조합 성장호르몬(hGHr)이 개발되어 성장호르몬 결핍증 환자들에게 사용되었고 좋은 결과를 낳았다. 연구자들은 이렇게 보고하고 있다. '성장호르몬 결핍이 있는 성인들을 대상으로 10년간 성장호르몬 치료를 시행한 결과, 제지방 체중과 근육량이 증가했고 죽종(관상동맥이나 말초동맥 내에서 주로 침전되는 콜

레스테롤이나 단백질 성분의 물질)을 형성하는 지질 농도가 감소했고 심리적으로도 안정되었다.'

재조합 DNA 기술을 활용하여 합성 인슐린을 선보인 생명공학 회사 제넨테크(Genentech)는 그 다음 단계로 재조합 성장호르몬(hGHr)을 생산했다. 이 제품을 '프로트로핀(Protropin)'이라고 명명했다. 제넨테크는 이 2가지 합성호르몬으로 엄청난 이익을 창출했다. 1985년, 미국식품의약청은 제넨테크의 재조합 성장호르몬 제품을 소아의 성장장애 치료제로 승인했다. 그 후 중증 성장호르몬 결핍증이 있는 성인 환자와 일부 에이즈 환자들에 대해서도 사용이 승인되었다.

다른 회사들도 이 사업에 뛰어들었다. 제넨테크에서 주사용 성장호르몬 제품을 생산한 직후, 일라이 릴리사(社)와 호프만-라로슈사(社)도 재조합 성장호르몬(hGHr) 제품을 생산하여 판매에 착수했다. 릴리 사는 '휴마트로프(Humatrope)'라는 이름으로 제품을 출시했고 1987년에 FDA의 승인을 받았다. 다른 회사들도 줄줄이 승인을 받았고 각자 자기 회사의 제품을 판매하기 시작했다.

성장호르몬이 합성 형태로 판매되기 시작하면서 운동선수들 사이에서 고용량의 성장호르몬이 사용되기 시작했다. 운동선수들은 초고용량을 사용했다. 이는 자연상태에서 우리 몸이 한 번도 겪어보지 못할 만큼 많은 양이었다. 성장호르몬을 정상범위에 도달할 정도로 투여하는 용량을 생리학적 용량이라고 한다. 운동선수들은 생리학적 관점이 아니라 약리학적 관점에서 용량을 결정했다. 하지만 약리학적 용량으로 오랜 기간 사용했을 때 어떤 결과가 나타나는지 아직 알려져 있지 않았다. 당시의 규제 방법으로는 검출도 불가능했다.

다행히 성장호르몬 농도를 최적화하는 안전한 방법을 많이 확보하고 있다. 이 책의 목적은 성장호르몬 농도를 최적 범위로 유지시키되 건강에 해가 되지 않는 방법들을 알리는 것이다.

◆ 우리 몸은 어떻게 성장호르몬을 생산하는가?

시상하부는 뇌의 중앙부에 위치하는 내분비샘이다. 시상하부는 일종의 중앙사령부로 다른 내분비샘들에게 각 호르몬의 필요량을 지시한다.

시상하부는 여러분 집에 있는 온도조절장치와 같다. 집 내부의 온도가 너무 낮으면 온도조절장치가 작동하여 보일러를 켠다. 충분히 데워졌다 싶으면 온도조절장치가 자동으로 보일러를 끈다. 이 온도조절장치처럼, 시상하부는 여러분 몸의 호르몬 농도가 너무 낮으면 해당 호르몬의 생산 스위치를 켜고 농도가 충분히 증가했다 싶으면 생산을 중단시킨다. 시상하부는 우리 몸의 필수 작용들을 주시하고 있다. 시상하부는 갑상샘 호르몬, 성호르몬, 성장호르몬과 수면, 정서, 체온을 조절한다.

시상하부 바로 아래에 위치하는 뇌하수체는 마스터 샘이라고도 불린다. 시상하부의 지시에 따라 여러 호르몬들을 실질적으로 분비하는 기관이기 때문이다. 성장호르몬은 뇌하수체에서 분비되는 호르몬들 중 가장 양이 많다. 뇌하수체 세포의 절반이 성장호르몬을 생산한다. 뇌하수체에서 분비되는 또 다른 호르몬들은 부신, 갑상샘, 남성의 고환, 여성의 난소를 자극하여 호르몬을 생산하게 한다. 각 호르몬 농도가 충분하다 싶으면, 시상하부는 뇌하수체에 호르몬 방출을 중단하라고 지시한다.

시상하부는 여러 가지 방출 호르몬들을 분비한다. 시상하부의 방출 호르몬은 뇌하수체에 호르몬을 얼마나 생산할지 지시하는 역할을 한다. 성장호르몬을 예로 들어보면, 시상하부는 성장호르몬 방출호르몬(GHRH)을 분비한 후에 GHRH를 뇌하수체로 보내 성장호르몬을 얼마만큼 분비하라고 지시한다. 그러면 뇌하수체는 그 양만큼 분비하는 것이다.

성장호르몬 농도가 충분히 높으면 시상하부는 소마토스타틴(somatostatin)이라고 하는 호르몬을 뇌하수체로 보내 성장호르몬 분비를 중단하라고 지시한다. 성장호르몬이 과다 생산되지 않도록 예방하는 우리 몸의 조절 기전이다. 똑똑하게도 우리 몸은 성장호르몬이 과다 생산되지 않도록 예방하는 대비책을 갖고 있다. 우리 몸은 과다한 양의 성장호르몬이 몸을 해친다는 걸 알고 있다.

지금까지의 설명을 종합해 볼 때, 시상하부와 뇌하수체는 하나의 축을 형성한다. 시상하부와 뇌하수체가 서로 호르몬을 조절하는 방식은 경이롭다. 이 조절 방식을 우리는 되먹임 고리(피드백 기전)라고 부른다. 되먹임 고리를 통해 몸의 기능이 적절하게 유지된다.

시상하부-뇌하수체 축은 노화 시계라고 생각할 수 있다. 젊은 시절에는 내분비샘들 간의 되먹임 고리가 빈틈없이 조절된다. 생식 과정은 모든 생물종에서 주요 관심사이다. 젊고 건강한 인간 개체의 임신과 출산이 차질 없이 진행될 수 있는 것은 호르몬 조절이 정밀하게 조절되고 있기 때문이다. 그러나 나이가 들면, 호르몬 작동 프로그램에 변화가 생기기 시작한다. 나이가 들면, 종족 보존을 위한 임신과 출산이 어려워진다. 늙은 구성원은 더 젊고 생산적이며 임신 가능한 다른 구성원들에게 가용자원을 넘기고 죽는 것이 부족 전체의 입장에서 더 유리하다.

시상하부의 체온조절장치는 매년 한 등급씩 설정 온도가 낮아진다. 나이가 들면, 자유라디칼과 독소의 공격으로 인해 시상하부 기능이 떨어진다. 시상하부의 기능이 떨어지면 뇌하수체를 자극하지 못해서 뇌하수체의 호르몬 생산이 감소한다.

자유라디칼

자유라디칼은 DNA, 세포막, 혈관에 저장된 지질을 손상시킨다. 자유 라디칼은 항산화제와 균형을 이루며 생존하는데 항산화제 부족으로 균형이 깨지면 노화가 가속화된다.

◆ IGF(Insulin-like growth factor, 인슐린 유사 성장인자)

인슐린과 구조가 유사한 세포증식인자로, IGF-1과 IGF-2의 2종류가 있다. 성장호르몬은 수면 시작 시점에 박동 형태로 분비되는데 분비된 성장호르몬은 간으로 가서 더 강력한 성장-촉진 대사물질인 IGF-1으로 전환된다.

◆ 성장호르몬 저항

몸속의 성장호르몬 농도가 높은데도 성장호르몬 결핍 증상이 나타나는 현상으로 이때 IGF-1을 검사해 보면 수치가 떨어져 있다. 즉, 성장호르몬이 증가하면 덩달아 증가해야 할 IGF-1이 증가하지 못하는 것이다. 성장호르몬 저항은 성장호르몬이 세포에 작용하는 단계 중 어느 하나에 문제가 생겨서 발생한다.

① 성장호르몬과 수용체의 결합 문제이다.

② 성장호르몬이 수용체와 결합했다 하더라도 세포 내로 신호가 전달되지 않는 문제이다.

③ 세포 내로 신호가 제대로 전달되었다 하더라도 IGF-1을 제대로 생산하지 못하는 문제이다.

④ 그 외에도 성장호르몬을 공격하는 항체가 있다거나 당뇨병 등의 만성질환이 있을 때 성장호르몬 저항이 발생할 수 있다.

◆ 성장호르몬 분비

성장호르몬은 짧은 박동 패턴으로 분비되는데, 대부분은 강한 운동을 할 때나 수면 단계 중 가장 깊은 수면의 초기 수 시간 동안 분비된다. 성장호르몬은 작은 폭발이 연이어 일어나는 방식으로 뇌하수체에서 분비되어 혈류로 타고 흘러든다. 자정 직전 수 분 동안 가장 큰 맥동이 나타나고, 이른 아침이 되면 그것보다 작은 맥동들이 나타난다. **뇌하수체에서 분비된 성장호르몬은 곧바로 간으로 향한다. 그곳에서 성장호르몬은 성장인자로 전환된다.**

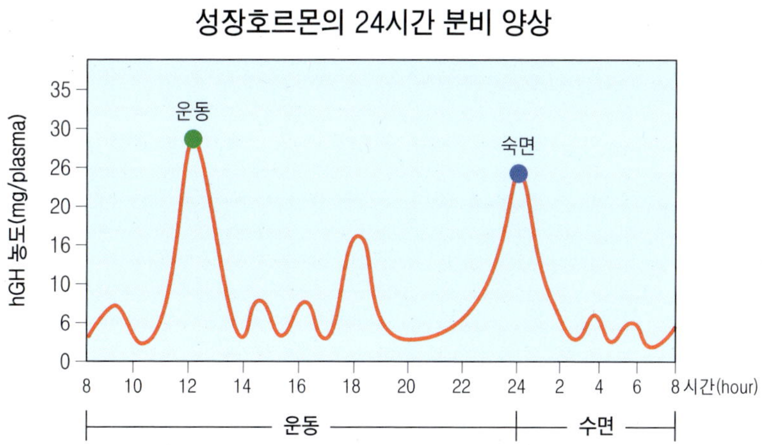

▶ 시간 경과에 따른 성장호르몬 호르몬 분비 양상

이 성장인자들 중 가장 중요한 것은 인슐린 유사 성장인자-1(IGF-1)이다. 성장호르몬은 체내에 짧은 시간 존재하다가 곧 분해되기 때문에 성장호르몬 농도를 알아보기 위해 간접적으로 IGF-1의 양을 측정한다.

이론적으로, 성장호르몬 생산 단계 중 어느 한 단계라도 강화시키면 우리 몸의 성장호르몬을 증가시킬 수 있다. 즉, 성장호르몬 방출호르몬(GHRH)을 증가시키거나 성장호르몬 자체를 증가시키거나 IGF-1을 증가시키거나 소마토스타틴을 감소시키는 등 어느 한 단계라도 개입하면 성장호르몬이 증가된다. 앞으로 이어지는 장에서 살펴볼 내용들이 바로 이러한 것이다. 가장 안전하고 가장 쉽고 가장 저렴한 방법부터 설명하고, 가장 침습적이고 가장 비싸며 부작용 발생가능성이 더 높은 방법은 마지막에 설명할 것이다.

◆ 전 생애 건강을 위한 최적의 성장호르몬 농도

성장호르몬 농도가 너무 낮아도 안 좋지만 너무 높아도 장기적으로 볼 때 건강에 해롭다. 성장호르몬 농도가 너무 낮으면 노화 관련 질병이 진행된다. 성장호르몬이 충분치 않은 삶은 양적으로나 질적으로나 불행하다.

대부분은 성장호르몬 농도가 높아질까봐 염려하지 않아도 된다. 단, 재조합 성장호르몬 주사(recombinant human growth hormone, hGHr)를 오용하지 않는다면 말이다. 성장호르몬 주사 치료는 성장호르몬 결핍증이 있는 사람들에게 탁월한 효과를 보인다. 그러나 재조합 성장호르몬(hGHr)을 오용하면, 성장호르몬 수치가 젊고 건강한 몸에서 자연생산되는 범위를 훨씬 웃도는 상황이 된다. 이런 상황은 스포츠 경기에 참여하는 선수들에서 심심찮게 일어난다. 우리는 이것을 '초생리학적' 농도라고 한다.

연령 증가에 따른 성장호르몬 소실량을 초과해서 투여하는 것도 위험하다. 다른 호르몬도 마찬가지이지만, 성장호르몬을 보충하는 가장 좋은 방법은 소량으로 시작하여 점차적으로 증량시키되, 검사 결과와 임상 반응, 부작용 여부를 관찰하면서 환자에게 가장 적절한 농도를 찾아 거기까지만 증량시키는 것이다. 책임감 있는 의사들은 성장호르몬 농도가 우리 몸의 정상 생산량을 넘지 않도록 주의해야 한다. 그런 의사들은 연령 증가에 따른 감소량만큼만 처방한다.

◆ 인슐린 유사 성장인자-1(IGF-1)의 농도가 너무 높아지지 않도록 주의하자

근육량 증가, 뼈의 질량 증가, 지방 감소 효과는 성장호르몬이 직접 하는 일이 아니다. 성장호르몬은 성장인자들이 조직 내에서 생산되도록 자극하는 역할을 한다. 실제로 조직의 성장과 복구를 촉진하는 물질은 성장인자들이다.

성장인자들 중 가장 중요한 것이 인슐린-유사 성장인자(IGF-1)이다. IGF-1과 IGF-2는 간에서 생산되는데, 이렇게 생산된 성장인자는 되먹임 고리를 통해 성장호르몬 분비를 조절한다.

성장호르몬은 수면 시작 시점에 박동 형태로 분비된다. 분비된 성장호르몬은 간으로 가서 더 강력한 성장-촉진 대사물질인 IGF-1으로 전환된다. **대부분의 성장호르몬은 잠자는 동안 분비된다. 그러나 일부는 작은 맥동 형태로 온종일 분비되고 있다. 이러한 작은 맥동형 분비에 영향을 주는 것은 운동과 식이요법이다.**

IGF-1(인슐린-유사 성장인자-1)은 인간의 모든 신체조직을 유지하는 기능을 맡고 있다. **IGF-1은 근육량을 더욱 증가시키고 더 많은 지방을 태운다. IGF-1은 뼈와 근육, 피부, 기관 등 신체조직의 성장과 복원을 촉진한다. 혈액 내 IGF-1 농도를 검사하면 성장호르몬 분비 정도를 알아볼 수 있다.** IGF-1은, 포도당이 세포막을 통과하여 세포 내로 이동하도록 돕는다. 이 작용 때문에 '인슐린-유사 성장인자'라는 이름이 붙었다. 세포에 포도당이라는 연료를 공급한다는 점에서 인슐린 작용과 유사하기 때문이다.

고농도의 IGF-1는 기존 암의 진행을 가속화시킬 수 있다. 최적의 건강을 유지하려면, IGF-1 농도를 최적으로 유지하는 것이 중요하다. 너무 높지도 너무 낮지도 않아야 한다. IGF-1(인슐린-유사 성장인자-1)은 근육, 뼈, 피부, 머리카락, 손·발톱 등을 성장시킨다. 그러나 기존에 갖고 있던 암세포가 성장할 수도 있다. **재조합 성장호르몬(hGHr) 치료 자체가 암을 유발하지 않는 것으로 추정되지만, 이미 암에 걸린 상태라면 암의 진행을 가속화시킬 수 있다.**

◆ 말단비대증

성장호르몬을 몸의 정상 생산 범위 이상으로 높여 버리면, 수행력이나 경기력에 역효과가 날 뿐 아니라 건강을 해치고 심지어 사망에 이를 수 있다. 초인간적인 근육량과 수퍼맨 같은 근력을 추구하는 운동선수들 중에서 초고용량의 재조합 성장호르몬을 사용하는 경우가 있는데, 이때 말단비대증이라고 하는 심각한 질환이 발생할 수 있다.

말단비대증은 신체 여러 부위의 과다 성장을 유발한다. 말단비대증은 심장마비와 사망 발생률을 증가시킨다. 대량의 재조합 성장호르몬(hGHr)을 사용하는 사람들에게 나타나는 또 다른 부작용은 수분 저류와 손목굴 증후군이 있다. 초생리학적 수준의 성장호르몬은 근력을 증가시키지 못할뿐더러 간 손상, 심장손상, 수명 단축을 초래할 수 있다.

뼈의 성장이 멈춘 후, 즉 뼈의 성장판이 닫힌 이후에 병리적인 고농도 성장호르몬에 지속적으로 노출되면, 물렁조직과 여러 기관, 아래턱이 계속 성장하게 된다. 이 질환을 말단비대증이라고 한다.

Ⅱ

기초 다지기

1

신경계

신경계는 중추 신경계와 말초 신경계로 나뉜다.

우리 몸을 이루는 신경의 단계

- 중추신경
- 말초신경
  - 체성신경
  - 자율신경
    - 교감신경
    - 부교감신경

중추 신경계

- 중추 신경계에는 뇌와 척수가 있어 우리 몸의 통제 센터이다.
- 척수는 뇌와 몸 사이에서 뇌의 명령을 전달하는 역할을 한다.

말초 신경계

- 말초 신경계는 우리 몸의 가장자리에 있다.
- 말초 신경계는 감각 신경 세포(감각 뉴런)와 운동 신경 세포(운동 뉴런)가 있어 외부의 정보를 뇌에 전달하거나 뇌의 정보를 근육에 전달하여 몸이 잘 반응하게 해준다.

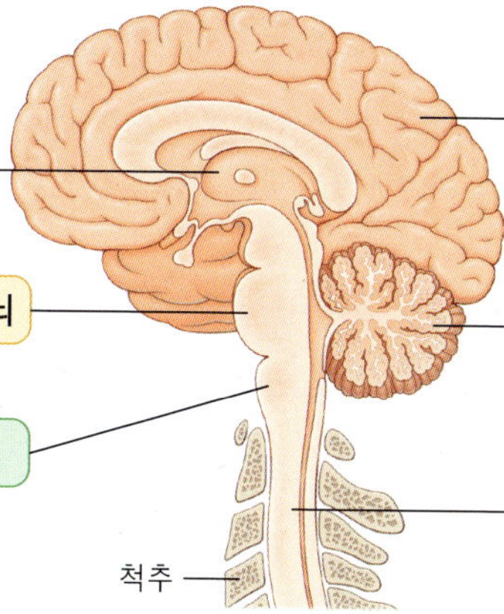

▶중추신경계

◆ 체성신경과 자율신경

말초신경은 우리의 온몸으로 퍼져 있다. 그런데 모든 신경이 뇌의 명령에만 움직인다면 우리의 생명은 자칫 위험할 수도 있다. 예를 들면, 팔과 다리는 뇌의 명령을 따르기만 하면 되지만 심장이 뇌의 명령에 따르기만 한다면 큰일이 난다. 심장은 뇌의 명령과 관계없이 잠시도 쉬면 안 되기 때문이다. 그래서 온몸에 퍼져있는 **말초신경계는 뇌의 명령을 따라 움직이는 체성신경계와 뇌의 명령에 관계없이 자율적으로 움직이는 자율신경계로 이루어져 있다.**

자율신경은 주로 우리 몸의 내장에 위치하고 있다. 위장, 혈관, 방광, 땀샘, 침샘, 호르몬 등의 작용을 조절하는 역할을 한다. 자율신경은 생명을 유지하는 일에 관여하기 때문에 대뇌의 명령을 따르지 않고 자율적으로 일한다.

자율신경

자율신경은 교감신경과 부교감신경으로 나누어진다.

교감신경은 우리 몸이 위급한 상황에 처했을 때 우리 몸이 이에 대처할 수 있도록 도와준다. 교감신경이 작동하면 심장박동 촉진, 혈관 수축, 혈압 상승, 동공 확대 촉진, 위장 작용 억제, 피부 혈관수축이 일어나고, 소화액 분비나 소화관 운동은 억제된다. 우리의 몸은 위기에 처하면 급한 불부터 끈다. 위기를 벗어나기 위해 긴장하고 혈액 순환이 빨라져서 위기를 극복할 수 있도록 만반의 준비를 한다. 반면에 급하지 않은 기능들(소화, 성 충동, 수면, 기억력 등)은 억제된다.

부교감신경은 위급한 상황에서 긴장되어 있던 우리 몸을 다시 안정되게 만드는 역할을 한다. 그래서 부교감신경은 교감신경과 반대로 심장박동을 억제하고, 소화액 분비나 소화관 운동을 촉진한다.

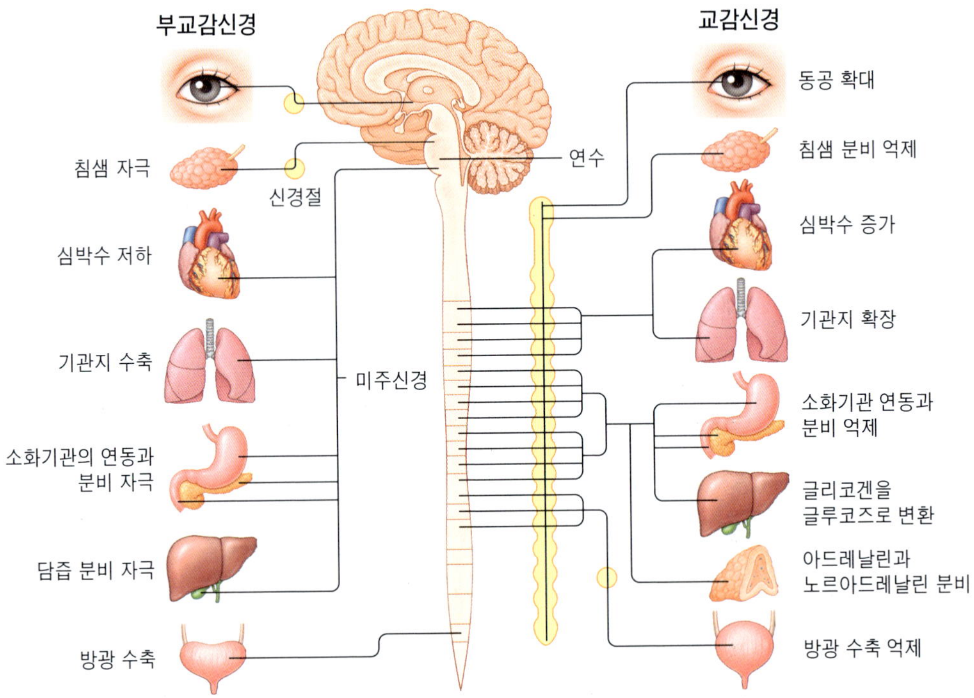

▶ 자율신경계

◆ 뇌

사람의 뇌

- 대뇌
  - 좌뇌
  - 우뇌
  - 간뇌(사이뇌)
- 소뇌
- 뇌간(뇌줄기)
  - 중뇌
  - 연수

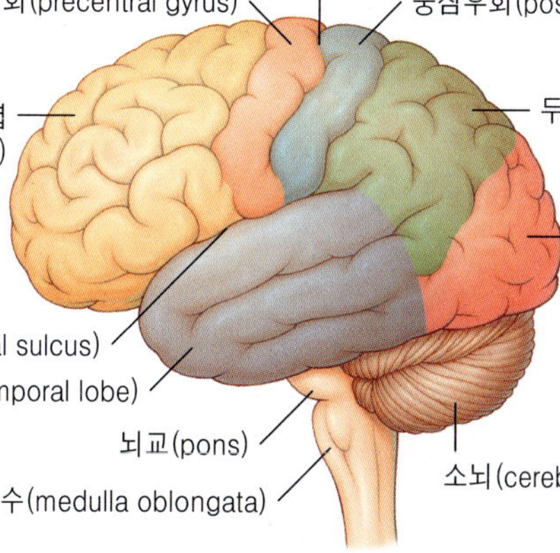

▶ 뇌의 구조

대뇌

대뇌는 위치에 따라 전두엽, 두정엽, 후두엽, 측두엽으로 나눈다. 또 대뇌는 기능에 따라 대뇌피질, 대뇌변연계, 기저핵으로 나눌 수 있다.

- 대뇌피질: 대뇌의 바깥 부분으로 생각하는 뇌, 고등동물에만 있다.
- 대뇌변연계
  - 대뇌의 안쪽에 있으며 냄새를 맡거나 정서조절에 관여한다.
  - 해마와 편도체가 있다.

- 해마는 기억과 학습을 담당하고 편도체는 감정을 조절한다.

간뇌

간뇌는 대뇌의 양쪽 반구 사이에 끼어 있어서 겉으로는 보이지 않는다. 시상, 시상하부, 뇌하수체로 되어 있다.

- 시상은 눈, 코, 입에서 생기는 감각을 대뇌로 보내주는 일을 한다.
- 시상하부는 체온을 유지하거나 혈액 속의 포도당의 농도를 일정 수준으로 유지해 준다. 시상하부는 항상성을 담당한다.
- 뇌하수체는 시상하부의 아래쪽에 있다. 뇌하수체는 호르몬을 분비하여 우리 몸이 건강하고 안정된 상태를 유지시켜 준다.

◆ 내분비계

내분비계는 신체의 또 다른 정보전달 시스템이다.

신경계는 신경망을 통해 자극을 전달받지만, 내분비계는 혈액 혹은 림프를 통해 화학적 메시지를 전달하는데 이 화학 전달자를 호르몬이라고 한다. 호르몬은 내분비샘에서 만들어져 혈류를 통해 우리 몸 곳곳으로 운반되어 고유의 기능을 발휘한다.

호르몬이란?

무수히 많은 세포로 수성된 우리의 몸은 각각 특화된 기능이 있고 서로 상호 보완적으로 기능을 수행하기 위해 생화학적 신호를 통해 의사소통을 한다. 이 의사소통은 조직 내부의 세포들 사이에서 일어나며 멀리 있는 세포나 조직도 조정할 수 있을 만큼 강력한 힘을 가지고 있다. 이렇게 멀리 떨어져 있어 소통이 어려울 때 내분비계를 통한 신호전달이 이루어지는데 호르몬이 그 역할을 담당한다. 1905년 스탈링은 체액을 통하여 운반되면서 다른 기관의 기능을 조절하는 역할을 수행하는 물질을 모두 '호르몬'이라고 부르자고 제안했다. 곧 과학자들은 물질에 관한 중요한 과학적 발견을 새롭게 내놓았다. 호르몬은 신체의 내분비선에서 만들어져 체액을 타고 곧장 활동하는 곳으로 흘러간다.

호르몬(hormone)은 몸의 내분비기관에서 합성, 분비되어 체액(혈액 혹은 림프)을 통해 몸속 여러 기관으로 운반되어 필요한 기능을 하는 화학물질들을 일컫는다. 호르몬은 보다 광범위한 내분비기관에서 분비되어 혈액을 통해 넓은 범위에 비교적 오랜 시간 동안 작용한다. 여러 내분비기관에서 만들어진 호르몬은 혈관을 거쳐 신체의 여러 기관으로 운반되어 그곳에서 각각의 호르몬이 지닌 기능을 발휘한다. 호르몬은 성장, 대사, 행동, 수면, 수유, 스트레스, 기분변화, 수면-각성 주기, 면역계, 짝짓기, 투쟁-도피, 사춘기, 자녀 양육, 섹스 등을 통제한다.

항상성(homeostasis)

다양한 자극에 반응하여 개체 혹은 세포의 상태를 일정하게 유지하려는 성질을 의미한다. 주변 환경에 의해 깨진 평형 상태를 원래대로 복구하여 최적화된 상태로 만들려고 하는 것을 항상성 유지라 하며 대부분의 생명 현상이 항상성 유지와 관련되어 있다. 사람의 체온이 일정하게 유지되는 것, 혈중 포도당 농도가 적정 수준으로 조절되는 것, 혈액의 산도가 pH 7.4 수준으로 조절되는 것 등이 항상성 유지의 예이며, 각 개체, 기관 혹은 세포는 항상성 유지를 위한 고유한 조절 체계를 가지고 있다.

호르몬의 종류

머리에서부터 생식기에 이르기까지, 인체 내에는 아홉 가지 핵심 분비물이 존재한다.

뇌에는 시상하부, 솔방울샘, 뇌하수체가 있고,

목에는 갑상샘과 그 이웃인 부갑상샘이 있고,

췌장에는 랑게르한스섬이 있고,

신장의 위에는 부신이 있고,

생식기에는 난소와 고환이 있다.

외분비샘과 내분비샘

외분비샘은 피부나 소화기로 분비되는 물질을 만드는 곳이다. 예를 들면 침, 눈물, 젖, 땀 등은 우리 몸에서 분비되지만 호르몬과는 달리 몸 밖으로 분비된다. 반면 호르몬은

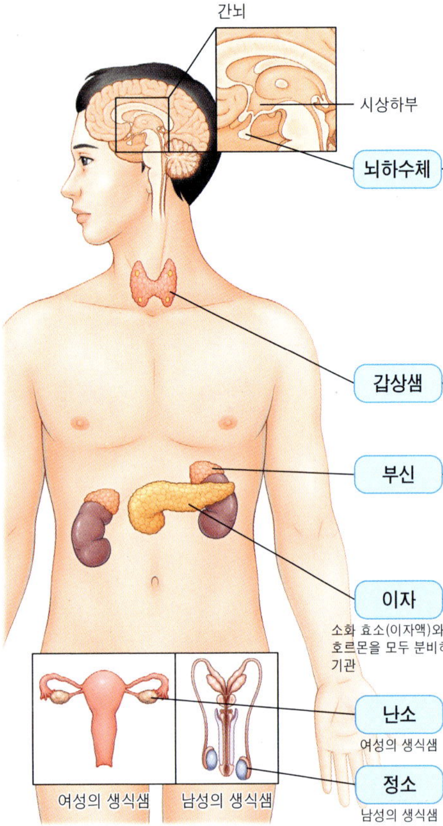

내분비샘	호르몬		결핍증과 과다증
뇌하수체	생장 호르몬	뼈, 근육 등의 생장 촉진	결핍증: 소인증 과다증: 거인증, 말단 비대증
	갑상샘 자극 호르몬	• 티록신 분비 촉진 • 혈액 내 티록신 양이 적을 때, 체온이 낮을 때 분비량 증가	
	생식샘 자극 호르몬	생식샘(난소와 정소)을 자극하여 생식 기관의 발달과 성호르몬의 분비 촉진	
	항이뇨 호르몬	• 콩팥에서의 물의 재흡수를 촉진하여 오줌의 양과 몸속의 수분량 조절 • 채내 수분량이 적을 때(체액의 농도가 높을 때) 분비 증가 → 소변량 감소	
갑상샘	티록신	• 세포 호흡 촉진 • 체온이 낮을 때 분비 증가	결핍증: 갑상샘 기능 저하능, 갑상샘종 과다증: 갑상샘 기능 항진증 (바제도병)
부신	아드레날린	• 심장 박동 촉진, 혈압 상승, 혈당량 증가 • 몸이 긴장할 때 분비 증가	
이자 소화 효소(이자액)와 호르몬을 모두 분비하는 기관	인슐린	• 혈당량 감소시킴 • 혈당량이 높을 때 분비 증가	결핍증: 당뇨병
	글루카곤	• 혈당량 증가시킴 • 혈당량이 낮을 때 분비 증가	인슐린과 글루카곤의 표적 기관은 간이다.
난소 여성의 생식샘	에스트로겐	사춘기 때 분비되어 여성의 2차 성징 발현	결핍증: 골다공증
정소 남성의 생식샘	테스토스테론	사춘기 때 분비되어 남성의 2차 성징 발현	

▶ 호르몬의 종류

혈액 내로 분비된다. 그래서 이 둘을 외분비샘과 내분비샘으로 구분한다.

호르몬의 작용 방법

우리의 몸은 2가지의 연락 수단이 있다. 하나는 신경이고 하나는 호르몬이다. 신경은 뇌에서 판단하고 명령을 내려서 즉각적으로 여러 가지 명령을 시행한다. 반면 호르몬은 태어날 때부터 연락을 위해 태어난 물질이다. 자기가 태어난 곳에 남아 있으면 호르몬이 될 수 없다. 반드시 목표로 하는 기관에 가야만 하며 이것을 도와주는 교통수단이 혈액이다. 호르몬이 찾아가는 세포를 표적 세포(target cell)라고 한다. 여기에서 하나의 의문이 생긴다. 호르몬은 어떻게 표적 세포를 찾아갈까?

세포 표면에는 외부에서 들어오는 물질을 받아들이는 장치가 있는데 이것을 수용체(receptor)라고 한다. 어떤 호르몬이 분비되면 이것이 혈액을 타고 온몸으로 이동하다가 자기와 짝이 맞는 수용체를 가진 세포와 단단히 결합하여 호르몬 고유의 작용을 나타낸다. 이것은 열쇠와 자물쇠의 관계에 비유할 수 있다. 자물쇠와 열쇠의 짝이 맞지 않으면 문이 열리지 않는 것과 같은 이치이다.

호르몬의 생산과 분비

사이뇌 또는 간뇌는 항상성을 유지하는 중추로 대뇌와 뇌줄기 사이에 존재하며 시상, 시상하부 그리고 뇌하수체와 송과선을 포함하는 내분비조직으로 나누어 볼 수 있다.

시상

시상은 간뇌의 대부분을 차지하고 있으며 감각정보와 운동정보를 처리하여 대뇌로 보내는 기능을 한다.

시상하부

시상하부는 시상 밑에 위치하여 항상성 유지를 위한 중추로 작용한다. 시상하부는 내분비계와 자율신경계의 기능을 조절하며 여러 기관으로부터 정보를 받아 시상으로 보낸다. 대표적인 기능으로는 체온 유지, 삼투압 유지, 음식 섭취 조절, 생식기능 조절 등이 있다.

뇌하수체

뇌하수체는 뇌하수체 전엽, 뇌하수체 중엽, 뇌하수체 후엽으로 이루어져 있다.

뇌하수체(pituitary gland)는 간뇌를 이루며 역시 간뇌인 시상하부 아래쪽에 매달려 있는 내분비 기관의 하나이다. 하수체 또는 골밑샘이라고도 한다. 사람의 경우 지름은 약 1cm, 무게는 0.5g 정도이다. 다른 종류의 호르몬들의 분비를 조절하는 호르몬을 비롯하여, 많은 호르몬들을 직접 분비하는 기능을 하는 내분비기관이다.

뇌하수체 전엽은 뇌하수체 전엽 호르몬을 분비하여 다른 기관의 호르몬 분비를 조절한다. 뇌하수체 전엽 호르몬의 조절은 시상하부의 신경호르몬에 의해 조절된다. 뇌하수체 후엽은 신경호르몬을 분비하는 역할을 한다.

뇌하수체는 크게 전엽, 중엽, 후엽의 3엽으로 나눌 수 있다. 다만, 인간의 것은 중엽이 퇴화하여 일반적으로 전엽과 후엽으로만 나뉜다. 뇌하수체 전엽과 후엽은 서로 구분 가능할 만큼 확연히 다른 기능을 하며, 발생 기원 또한 다르다.

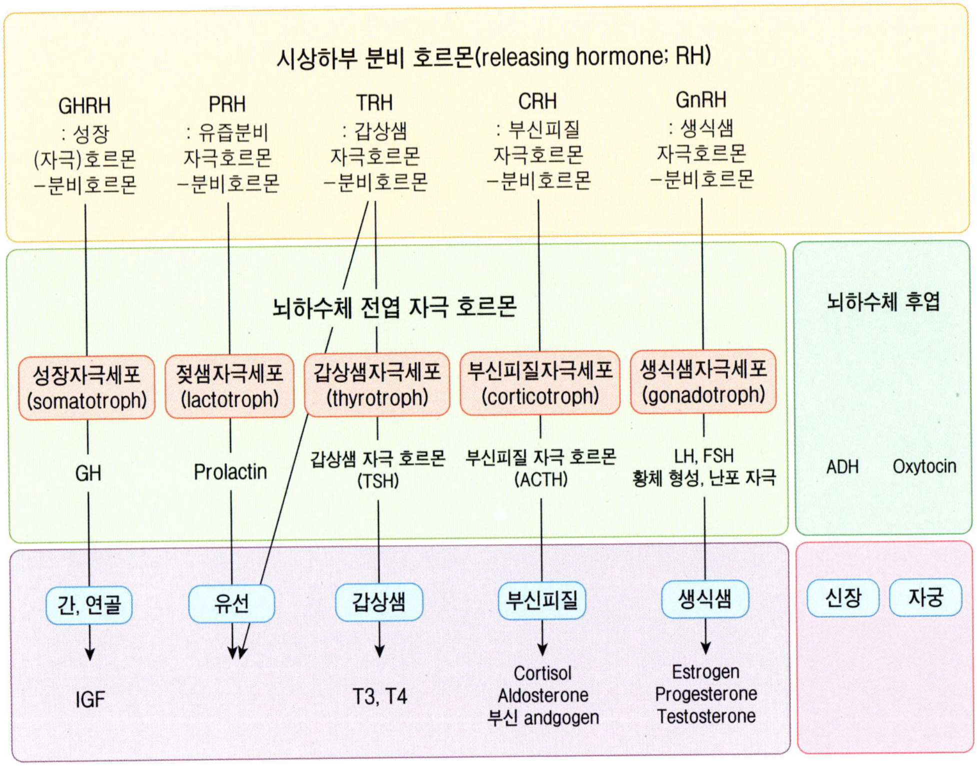

▶뇌하수체 전엽의 시상하부-뇌하수체 호르몬

솔방울샘

솔방울샘(송과선)은 사이뇌 뒤쪽에 위치해 있으며 멜라토닌(수면에 관계하는 호르몬)을 분비하는 작은 기관이다.

2

영양소

영양소(營養素, nutrient)는 생명활동과 성장을 위해 생물체의 외부에서 받아들여야 하는 화합물이다. 많은 생물체들은 영양소를 이용하여 에너지를 생산하며, 세포를 구성한다.

필수영양소는 인체에 필요하지만 우리 몸에서 만들 수 없는 영양소를 말하며, 탄수화물, 지방, 단백질, 비타민, 무기질, 물이 있다. 필수영양소는 우리가 먹는 식품이나 식이보충제를 통해서 섭취해야 한다. 주영양소(主營養素) 또는 대량 영양소(macronutrient)인 탄수화물, 단백질, 지방이 대표적이며, 3대 영양소라고 불린다. 이외에 비타민, 무기질은 소량이 필요하므로 부영양소(또는 미량영양소)로 취급된다. 물은 우리에게 다량으로 필요하지만 에너지를 생산하지 못하기 때문에 주영양소나 미량영양소로 분류되지는 않는다.

☞ 성인을 위한 영양허용 섭취 범위

영양소	총칼로리 비율(%)
탄수화물	45~65
지방	20~35
단백질	10~35

탄수화물

'탄수화물'이란 용어는 생화학에서 가장 흔한 용어 중 하나인데 탄수화물은 당류(saccharide)의 동의어로 당, 녹말, 셀룰로스 등을 포함하는 그룹이다. 탄수화물은 단당류, 이당류, 올리고당 및 다당류의 4가지 그룹으로 분류된다. 가장 작은(저분자량) 탄수화물인 단당류 및 이당류는 일반적으로 당 또는 당류(sugar)로 부른다.

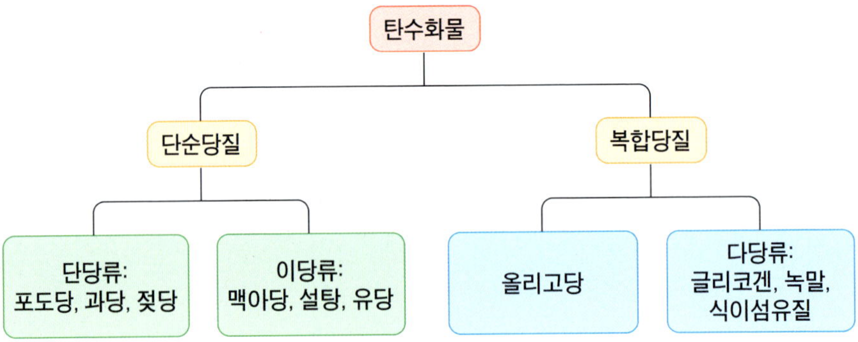

▶탄수화물의 분류

탄수화물의 역할

탄수화물은 생물에서 다양한 역할을 수행한다. 녹말과 당(sugar)은 사람의 식단에서 가장 중요한 탄수화물이다. 녹말과 당은 다양한 자연 식품 및 가공 식품에서 발견된다. 녹말은 다당류로 곡물(밀, 옥수수, 쌀), 감자 및 빵, 피자와 같은 밀가루를 기본으로 한 가공 식품에 풍부하다.

모든 식물의 세포벽에서 발견되는 다당류인 셀룰로스는 불용성 식이 섬유의 주성분 중 하나이다. 불용성 식이 섬유는 소화되지는 않지만, 배변을 용이하게 하여 소화계를 건강하게 유지할 수 있게 도와준다.

탄수화물은 운동을 하는 데 있어 가장 중요한 에너지 식품이다. 탄수화물은 젖산시스템에서 무산소성 에너지 생성과정에 유일하게 사용될 수 있는 에너지원일 뿐만 아니라, 산소시스템에서도 가장 효율적인 에너지 연료이다. 1리터의 산소로부터 얻을 수 있는 칼로리를 고려해본다면, 탄수화물은 5.05kcal를 얻을 수 있는 반면 지방은 4.69kcal에 불과하다. 따라서 탄수화물은 지방보다 약 7% 효율적인 연료로 간주될 수 있다.

탄수화물의 대사 경로는 지방의 대사 경로보다 효율적이다. 본질적으로 유산소성 해당작용 중 탄수화물은 지방에 비해 3배 정도 빠르게 근수축을 위한 ATP를 생성할 수 있다. 그래서 운동을 할 때 탄수화물이 가장 중요한 에너지원이다.

◆ 지방

지방(fat)은 탄수화물, 단백질과 함께 3가지 주영양소 중 하나이다. 지방은 인지질, 콜레스테롤과 함께 지질의 종류 중 하나이다.

지질(lipid), 기름(oil), 지방이라는 용어는 종종 혼동되기도 한다. 기름은 일반적으로 실온에서 액체인 짧은 또는 불포화 지방산 사슬을 가지고 있는 지질을 지칭하는 반면, 지방(엄밀한 의미에서)은 실온에서 고체인 지질을 지칭한다(실온에서 기름은 액체이고 지방은 고체이다). 그러나 식품과학에서 지방은 지질의 동의어로 사용될 수 있다.

지방산은 포화지방산과 불포화지방산으로 나뉘는데, 버터와 같은 동물성 지방은 포화지방산이 많이 함유되어 있으며 상온에서 고체 상태이고, 견과류, 기름과 같은 식물성 지방은 불포화지방산이 많이 함유되어 있으며 상온에서 액체 상태이다.

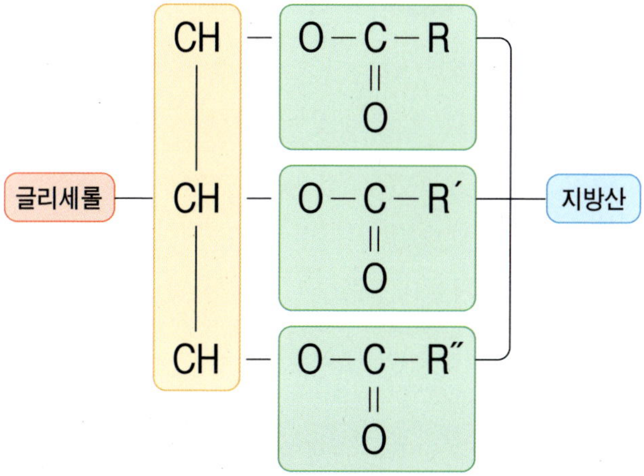

▶ 지방의 구조

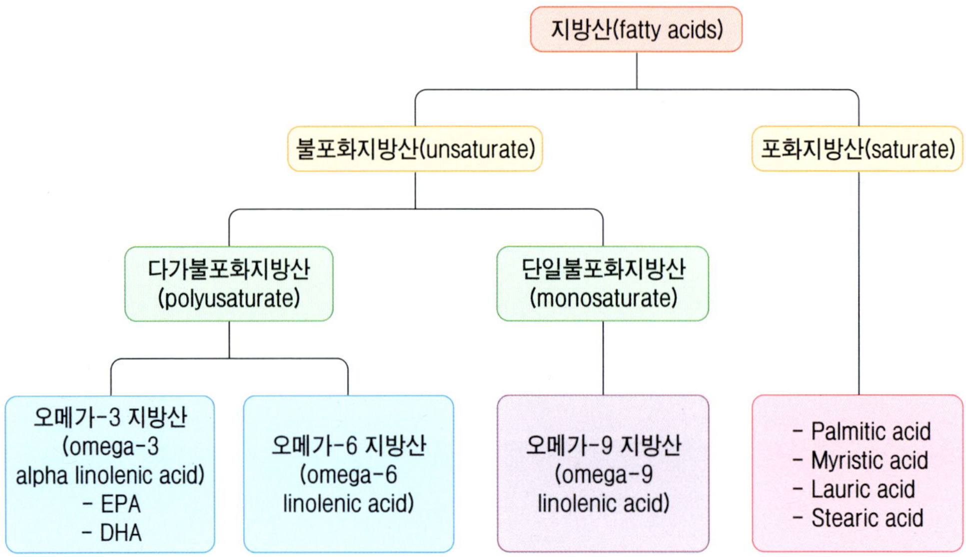

▶ 지방산의 분류

포화지방산(상온에서 고체)	불포화지방산(상온에서 액체)
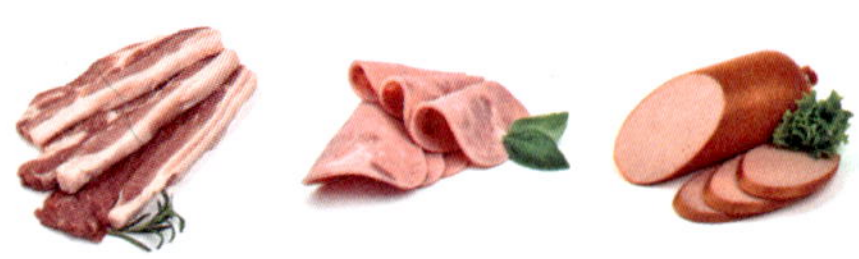 갈비, 삼겹살, 햄, 소시지 등 동물성 식품	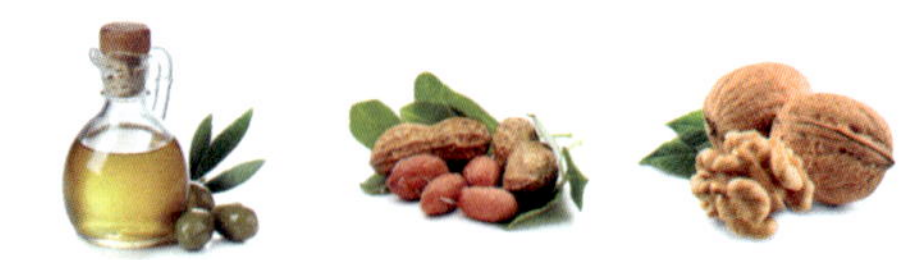 올리브유, 옥수수기름 및 견과류 (땅콩, 호두, 잣 등)
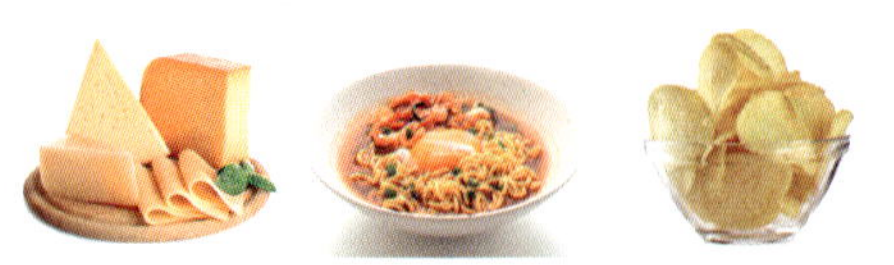 치즈, 버터 등 유제품 및 라면, 과자, 커피프림	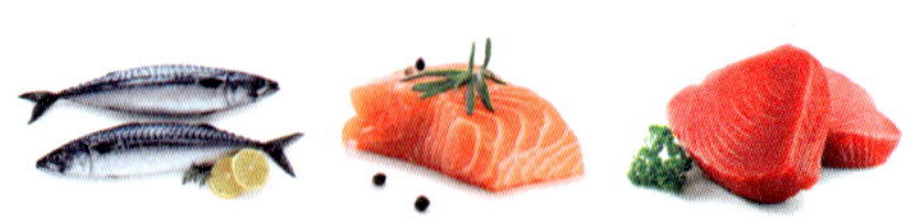 등푸른생선(고등어, 꽁치, 참치, 연어 등)

▶ 지방산에 따른 식품 분류

지방은 다양한 생물에서 중요한 에너지원이며, 구조적인 기능과 대사적인 기능에 모두 관여한다.

지방의 저장

지방의 저장은 조직의 위치에 따라 내장 지방과 피하 지방으로 나눈다. 내장 지방은 복벽 안에 위치하고 있고(복부 근육 벽 아래), 피하 지방은 피부 아래에 위치한다(피부 아래의 복부에 있지만 복부 근육 벽 바깥에 있는 지방을 포함한다). 내장 지방은 최근에 신호전달 화학물질(호르몬)의 주요 생성장소로 밝혀졌으며, 그 중에 일부는 염증성 조직 반응에 관여한다.

필수 지방산

지방산 중 사람의 몸에서 만들어지지 않는 지방산을 필수 지방산이라고 하는데, 필수 지방산은 반드시 음식으로 섭취해야 하므로 우리 식생활에서 결핍되지 않도록 주의해야 한다. 필수 지방산이 결핍되면 발육 부진, 탈모, 신장장애 등이 나타난다. 필수 지방산 중 일반인들이 많이 알고 있는 오메가-3 지방산의 주된 공급원으로는 연어, 고등어, 참치와 같은 생선들이 있다. 오메가-3 지방산에는 도코사헥사엔산(DHA), 에이코사펜타엔산(EPA) 등이 있는데, 도코사헥사엔산은 두뇌 발달을 촉진하고 노인성 치매를 예방하며, 학습기능을 향상시키는 등의 역할을 한다.

고지혈증

고지혈증이란 필요 이상으로 많은 지방 성분 물질이 혈액 내에 존재하면서 혈관벽에 쌓여 염증을 일으키고 그 결과 심혈관계질환을 일으키는 상태를 말한다. 최근에는 비정상적인 혈액 내 지질 상태를 이상지질혈증(dyslipidemia)으로 정의하기도 한다.

◆ 단백질

아미노산들이 펩타이드(펩티드, peptide) 결합으로 연결된 분자를 단백질이라고 한다.

자연에 존재하는 단백질은 대략 20가지의 아미노산으로 구성된다. 인간을 비롯하여 지구상의 모든 생물체를 구성하는 물질 중 하나이다. 단백질과 아미노산의 차이점은 구슬 목걸이에서 구슬은 아미노산이고 단백질은 목걸이라고 생각하면 된다.

생물체 내에서 단백질은 만능이라 해도 좋을 정도로 다양하게 쓰인다. 생물체 내에서 일어나는 복잡한 화학반응을 일으키는 효소들은 대부분 단백질이다. 근육과 같이 몸을 구성하는 역할도 한다. 뿐만 아니라 면역에 중요한 항체도 단백질로 이루어졌으며, DNA 사슬을 감아 뭉치고 2차적 유전정보를 저장하는 히스톤도 단백질이고, 연골, 피부, 가죽, 털, 비늘 등을 이루는 주성분 콜라겐과 케라틴도 단백질이다. 거기다 몇몇 호르몬도 단백질이다. 즉, 생물의 기본적인 DNA 복제부터 생물의 외형 형성에 이르기까지 생명의 정수이자 필수 요소이다.

☞ 단백질의 분류

분류방법	종류	예
기능	효소	포스포프록토키나제, 트립신, DNA 중합효소
	구조단백질	콜라겐, 엘라스틴, 케라틴
	방어단백질	항체, 인터페론
	운반 및 저장 단백질	헤모글로빈, 아포리포단백질, 카세인, 페리틴
	조절단백질 및 수용체	lac 억제인자, 인슐린, 글루카곤
	근 수축과 운동단백질	액틴, 미오신
구성성분	단순단백질	펩신, 헥소키나제, 트립신, 혈청 알부민
	복합단백질	면역 글로불린, 트렌스페린, α-아밀라아제
형태	구상단백질	효소, 호르몬 등 거의 대부분의 단백질
	섬유단백질	케라틴, 콜라겐, 엘라스틴
구조	단량체단백질	펩신, 미오글로빈, α-아밀라아제, 혈청 알부민
	올리고단백질	헤모글로빈(4개), 알코올 탈수소효소(2개)

아미노산

단백질은 탄수화물, 지방과 함께 에너지 공급원으로 인체의 구조와 기능을 유지하는 데 중요한 역할을 한다. 체내에서 합성되지 않거나, 합성되더라도 그 양이 생리기능을 달성하기에 불충분해서 반드시 식사로부터 공급되어야 하는 아미노산을 필수아미노산이라고 한다. 9개의 필수아미노산으로는 히스티딘, 이소류신, 류신, 라이신, 메티오닌, 페닐알라닌, 트레오닌, 트립토판, 발린이 있으며 나머지 아미노산은 불필수아미노산에 속한다. 시스테인과 티로신은 전구체인 메티오닌과 페닐알라닌의 섭취가 부족하면 필수아미노산이 되는 조건부 필수아미노산이다. 단백질은 4kcal/g의 에너지원이다.

필수아미노산(essential amino acid)	비필수아미노산(non-essential amino acid)
• 류신(leucine)	• 알라닌(alanine)
• 아이소류신(icoleucine)	• 아스파라긴(asparagine)
• 라이신(lysine)	• 아스파르트산(aspartic acid)
• 메티오닌(methionine)	• 글루탐산(glutamic acid)
• 페닐알라닌(phenylalanine)	• 글루타민(glutamine)
• 트레오닌(threonine)	• 글리신(glycine)
• 트립토판(tryptophan)	• 시스테인(cysteine)
• 발린(valine)	• 세린(serine)
• 히스티딘(histidine)	• 티로신(tyrosine)
• 아르기닌(arginine): 성장기 경우	• 프롤린(proline)

- 히스티딘은 영아에서만 필수아미노산으로 생각되었으나 성인들도 소량이 필요한 것으로 추정되어 최근 필수아미노산으로 분류되었다.
- 아르기닌은 소아에서는 필수아미노산이다.
- 단백질을 구성하는 아미노산은 총 20개이며 조건부 필수아미노산은 cysteine과 tyrosine이다.

◆ 미량 영양소

미량 영양소(micronutrient)는 신진대사를 지원한다.

미네랄은 일반적으로 구리 및 철과 같은 미량 원소, 염 또는 이온 등이다. 이러한 미네랄 중 일부는 인간의 신진 대사에 필수적이다.

비타민은 신체에 필수적인 유기 화합물이다. 이들은 일반적으로 신체의 다양한 단백질과 탄수화물, 지방 대사에 대한 조효소 또는 보조 인자로 작용하기 때문에 중요하다.

비타민

비타민은 생명체가 살아가는 데 중요한 역할을 하는 분자로, 많은 양이 필요하진 않지만 스스로 합성하는 것은 어렵기 때문에 음식을 통하여 섭취해야 하는 분자들이다.

비타민의 기능과 분류

비타민은 체내에 매우 적은 양으로 존재하지만 세포의 정상적인 대사활동을 위해 반드시 필요한 미량영양소(micronutrient)이다. 비타민은 그 자체로 에너지를 내지 못하며 탄수화물, 단백질, 지방으로부터 에너지를 얻는 데 보조효소(co-enzyme)로 작용한다. 독자적으로 혹은 다른 비타민과 함께 작용하며, 한 비타민이 다른 비타민을 대신하지 못한다.
비타민은 수용성과 지용성으로 나뉜다. 수용성 비타민은 물에 녹는 비타민으로, 많은 양을 섭취해도 체내에 축적되지 않고 물과 함께 소변으로 배설되므로 매일 일정량을 섭취해야 한다. 수용성 비타민으로는 비타민 B1(티아민), 비타민 B2(리보플라빈), 비타민 B3(나이아신), 비타민 B5(판토텐산), 비타민 B6(피리독신), 비타민 B12(코발라민), 비타민 C, 엽산, 비오틴이 있다.
지용성 비타민은 물에는 녹지 않고 지방에 의해 녹는 비타민으로, 필요 이상 섭취하면 체내에 축적되므로 비타민제를 지나치게 복용하면 중독 증상이 나타날 수 있다. 지용성 비타민으로는 비타민 A, D, E, K가 있다.

무기질

무기질(mineral)은 소량이 필요하지만 생명과 건강을 유지하는 데 필수적인 영양소로서, 뼈와 치아의 형성, 체액의 산·염기 평형과 수분 평형에 관여하며, 신경 자극 전달 물질, 호르몬의 구성 성분 등으로 쓰인다.

인체를 구성하는 영양상 중요한 무기질은 칼슘, 인, 마그네슘, 칼륨, 나트륨, 염소 그리고 미량 원소로서 철, 구리, 황, 요오드, 망간, 코발트, 아연 등이 있다.

III

성장호르몬 결핍증의 분류와 검사

성장호르몬 결핍은 증상의 경중에 따라 3가지 유형으로 구분된다. 세 유형의 성장호르몬 결핍증은 모두 치료의 대상이다.

1. 성인 성장호르몬 결핍증: 성장호르몬 결핍증 중 가장 심한 형태이다. 이 유형으로 진단되면 대부분의 의사들은 망설이지 않고 치료에 돌입한다. 재조합 성장호르몬(hGHr) 주사 치료는 근육량과 뼈질량, 뼈밀도를 증가시키고 심혈관계 기능을 향상시키며 조직 강도와 크기, 각 기관의 건강을 향상시키고 수명을 연장시킨다.
2. 무증상 성장호르몬 결핍증: 성인 성장호르몬 결핍증 다음으로 심한 유형이다. 성인 성장호르몬 결핍증보다 훨씬 더 흔히 발생하지만, 대부분의 의사들은 이 유형을 문제 상황으로 간주하지 않는다. 반면, 항노화 관련 의사들은 이 유형도 치료의 대상에 포함시킬 것이다.
3. 최적 수준 미만의 성장호르몬 결핍증: 앞의 두 유형보다 덜 심각하다. 여러분의 성장호르몬 수준이 이 유형에 속한다면, 성장호르몬 치료를 통해 건강을 크게 향상시킬 수 있다. 항노화 관련 의사는 성장호르몬 농도가 충분치 않다고 간주하고 농도를 높이는 치료를 고려할 것이다.

1

성인 성장호르몬 결핍증

성인 성장호르몬 결핍증은 드문 질환으로, 노화와 관련된 무증상 및 최적 수준 미만의 결핍 상태와 다르다. 이 결핍증은 매우 심각한 질환으로, 치료하지 않으면 사망할 수 있다. 성장호르몬이 충분치 않기 때문에 심장마비 위험이 드라마틱하게 증가한다. 거의 대부분 시름시름 앓다가, 진행되면 사망할 수 있다. 이것을 '허약증후군(frail syndrome)'이라고 한다.

뇌하수체의 성장호르몬이 충분히 생산되지 않는 질환을 성장호르몬 결핍증이라고 한다. 성장호르몬 농도가 정상범위보다 낮으면 성인 성장호르몬 결핍증으로 진단한다.

이 유형의 결핍증 환자를 진료실에서 만난다면 의사들은 백이면 백, 주저 없이 치료를 시작한다. 성인 성장호르몬 결핍증은 인슐린유사성장인자-1(IGF-1) 농도나 소변 내 성장호르몬 농도가 정상 수치보다 낮고 성장호르몬 방출호르몬(GHRH) 자극 검사에서 부적절한 반응을 보일 때 진단된다. 성장호르몬 방출호르몬(GHRH) 자극 검사는 GHRH를 체내에 주사하여 뇌하수체를 자극했을 때, 뇌하수체의 성장호르몬 생산이 적절한지 알아보는 검사이다. 이 검사 결과, 반응이 부적절하면(즉, GHRH를 주사해도 성장호르몬 농도가 증가하지 않으면), '뇌하수체 저하증' 또는 '뇌하수체 기능저하'라고 부른다.

이 상태를 회복시키기 위해서는 성장호르몬 주사가 필수적이다. 만약 뇌하수체가 성장호르몬 방출호르몬 자극 검사에 적절히 반응하지 않는다면, 그것은 뇌하수체 상태가 매우 심각하다는 뜻이고, 보충제나 약물로 뇌하수체를 아무리 자극해도 더 이상 성장호르몬을 생산할 수 없음을 뜻한다. 따라서 성장호르몬을 투여하여 수치를 올려주어야 한다. 이 질환은 보험 인정범위에 포함된다.

성인 성장호르몬 결핍증을 치료하지 않으면 심혈관계 문제가 증가된다. 심장 크기와 심장 기능의 변화가 이 결핍증의 가장 흔한 증상이다. 이 유형의 결핍증은 혈관문제 발생 위험을 증가시키고 콜레스테롤 및 경동맥 내중막 두께를 증가시킨다. 뇌하수체 저하증은 노인에서도 심장 문제를 유발한다. 좌심실 박출률이 감소하기 때문에 조금만 운동해도 숨이 찬다.

재조합 성장호르몬(hGHr) 치료는 성인 성장호르몬 결핍증의 심각한 심장 문제를 되돌릴 수 있다.

성장호르몬 결핍증은 허약 증후군을 초래하여 신체를 쇠약하게 만든다. 이 증후군은 성인의 성장장애라고 할 수 있다. 충분한 양의 성장호르몬이 없으면, 우리 몸은 스스로 복구를 할 수 없고 건강은 악화 일로를 걷는다. 성장호르몬 치료 6개월 후 환자들의 휴식기 심박출량 및 운동에 대한 심장 반응은 결핍증이 없는 사람들과 비슷한 수준으로 개선되었다. 이 결과는 성장호르몬 치료를 통해 성장호르몬 결핍증의 심각한 심장 문제를 건강 수준으로 되돌릴 수 있음을 보여준다.

성인 성장호르몬 결핍증의 증상

- 양적, 질적 측면에서 삶의 질 저하
- 만성 피로
- 자신감과 낙천적 태도의 감소
- 추진력과 활력 감소
- 근육 긴장도 감소, 피부 처짐 증가
- 집중력 감소
- 근감소증
- 불안
- 성 기능 장애

- 근력 감소
- 뼈감소증, 골다공증(골밀도 감소)
- 포도당 못견딤증: 포도당을 우리 몸에 투여하였을 때, 정상적으로는 인슐린이 분비되면서 혈당 수치를 낮추어 주어야 하지만 2시간 후에도 계속 혈당이 높아져 있는 상태
- 피부 주름 증가, 피부 두께 감소
- 우울한 기분
- 복부 지방 증가
- 피부 및 혈관 취약성 증가
- 인내심 감소
- 면역력 감소, 상처 치유 지연
- 운동 역량 감소
- 총 콜레스테롤, 저밀도지질 콜레스테롤 증가

2

무증상 성장호르몬 결핍증

성장호르몬 결핍증이 '무증상'이라는 것은, 성장호르몬 수치가 정상범위 내에 포함되어 있지만 적절한 건강을 유지할 정도는 아니라는 뜻이다. 상황을 변화시키는 조치를 취하지 않으면, 결국 성인 성장호르몬 결핍증으로 진행할 것이다. 성장호르몬 농도가 무증상 결핍증 수준이면 경증 내지 중등도의 허약 증상이 나타난다.

'무증상 결핍증'이란, 성장호르몬 농도가 건강에 악영향을 미칠 만큼 낮기는 하지만, 성인 성장호르몬 결핍증 진단 기준을 충족시키지 않는다는 뜻이다. 대부분의 내과의사들은 이 유형의 환자들에게 성장호르몬 보충을 권고하지 않는다.

권고하지 않는다고 해서 재조합 성장호르몬 치료가 무익하다는 뜻은 아니다. 선뜻 치료하려는 의사들이 드물다는 뜻이다. 만약 이 상태에서 성장호르몬 수치를 높이는 치료를 시행하지 않는다면 성장호르몬 농도는 점점 떨어져서 성인 성장호르몬 결핍증 진단을 충족시키는 농도까지 낮아질 것이다. 겉으로는 무증상이라고 해도, 뼈의 무기질은 빠져나가고 있고 근육은 소실되고 있으며 면역계는 약화되고 활력도 감소되고 있는 것이다.

대다수의 의사들은 문제가 매우 심각해지고 극단적인 결핍 상태에 이를 때까지 기다렸다가 그때에야 치료를 시작할 것이다. 환자의 성장호르몬이 점점 줄어들고 성장호르몬 결핍증 정의에 부합할 때까지 기다렸다가 치료받는다면, 상태가 너무 악화되어 그동안 방치되고 증가된 지방, 그동안 소실된 근육과 약화된 뼈를 이전으로 회복시키는 일이 아주 힘들어질 것이다. 따라서 **항노화 관련 의사들은 성장호르몬 농도가 낮으면, 무증상이라도**

치료해야 한다고 생각한다.

만약 무증상의 성장호르몬 결핍증을 치료한다면, 건강과 안녕 측면에서 상당한 결실을 얻을 수 있다. 성장호르몬 농도가 최적화되면 여러분의 건강은 월등히 개선될 것이다. **많은 노화 전문가들이 최적의 건강을 위해 성장호르몬 농도를 32세 수준으로 끌어올리도록 권장하고 있다.** 나이가 들면, 우리의 성장호르몬 농도는 최적의 건강을 유지하기에 턱없이 낮다.

◆ 무증상 성장호르몬 결핍증의 진단

남성 갱년기, 여성의 폐경, 갑상샘 질환을 치료할 때, 무증상 성장호르몬 결핍증의 진단을 놓치는 경우가 있다. 무증상 성장호르몬 결핍증 진단은 어렵다. 왜냐하면 다른 호르몬 결핍증에서도 근육량과 뼈질량 소실, 면역기능 부전 등의 증상이 나타나기 때문이다. 게다가 이 증상들을 노화의 일부로 가볍게 생각하고 간과하는 경우가 많다.

모든 종류의 호르몬 검사를 시행하고 부족한 호르몬에 대한 대체요법을 시작해야 한다. 이 증상들을 진지하게 받아들이는 태도가 중요하다. 모든 종류의 호르몬 검사를 시행하고 부족한 호르몬을 찾아내어 적절한 호르몬 대치요법으로 농도를 최적화시키는 일이 중요하다.

남성 갱년기의 특징은 테스토스테론 농도가 낮다는 것이다. 테스토스테론 감소 증상(근육량과 골밀도 감소)은 성장호르몬 감소 증상과 매우 유사하다. 의사들은 이 상태를 '생식샘 저하증'이라고 부른다. 그러나 남성 갱년기에는 테스토스테론뿐만 아니라 다른 호르몬 결핍이 발생하기도 한다. 성장호르몬 결핍 여부도 살펴야 한다. 테스토스테론은 성장호르몬 분비에 대한 강력한 촉진제이다. 성장호르몬 생산을 최대화하기 위해 테스토스테론의 최적화가 필요하다.

여성 폐경 증상도 성장호르몬 감소 증상과 유사해 보일 수 있으나, 원인은 다르다. 여성 폐경기의 특징인 에스트로겐 결핍과 프로게스테론 결핍은 체중 증가, 골밀도 감소 등의 증상으로 나타내는데 성장호르몬 결핍증과 증상이 매우 유사하다. 에스트로겐과 프로게스테론이 부족한 여성들은 해당 호르몬의 대치요법을 통해 건강과 안녕을 지킬 수 있다.

갑상샘 호르몬이 감소하는 경우에도 성장호르몬 감소와 유사한 증상을 보인다. 갑상샘 호르몬 농도가 낮으면 대사기능 저하, 인지기능 저하, 기분장애 등 성장호르몬 결핍증과 동일한 증상이 나타난다. 일반인들의 갑상샘 호르몬 농도는 대체로 낮은 편이다. 갑상샘 검사는 대부분의 병원에서 검사가 가능하다. 그러나 증상이 나타나지 않기 때문에 사람들은 병원에 가지 않는다. 호르몬이 떨어진 상태로 수년 동안 지내다가 기본 갑상선 검사에서 검출될 만큼 수치가 떨어지고서야 병원에 간다. 그동안 그들의 상태를 무증상 갑상샘 기능저하증이라고 할 수 있다. 갑상샘 기능저하증은 병력과 신체 진찰을 통해 임상적으로 진단된다. 갑상샘 호르몬이 충분치 않으면 뇌기능에 문제가 생긴다. 뇌기능 저하가 먼저 나타나고, 심각해지면 치매가 발생한다. 갑상샘 호르몬이 부족할 때 나타나는 가장 흔한 증상은 피로, 체중 증가, 변비, 우울감이다. 하루에 한 번 배변하지 못하면 변비로 간주하라.

건강은 얼마만큼의 가치를 지니고 있는가? 전통적인 의료 시스템은 질병 발생 후에 치료를 하도록 설계되어 있다. 질병의 예방이나 진단에 사용되는 검사나 시술은 비용이 많이 든다. 만약 건강한 노년을 보내고 싶다면, 진단과 치료 등 의사의 판단에 영향을 미치는 보험-기반 체계 밖으로 나와야 한다.

노화 의학이라는 새로운 패러다임으로 도약하라. 항노화 관련 의사들은 노화에 수반되는 호르몬 감소와 관련 질병들을 치료해 줄 것이다. 장기적으로 보면, 항노화 관련 의사의 안내에 따라 호르몬 최적화의 길을 선택하는 것이 여러분의 돈을 아끼고 건강도 보존하는 길이 될 것이다.

3

최적 수준 미만의 성장호르몬 결핍증

성장호르몬이 최적 수준 미만이라는 것은, 성장호르몬 농도가 정상범위의 하한선에 걸쳐 있어 아슬아슬하게 정상범위에 포함된다는 뜻이다. 무증상 성장호르몬 결핍증과 달리, 최적 수준 미만의 성장호르몬 결핍증은 성인 성장호르몬 결핍증으로 진행하지 않는다.

성장호르몬 농도가 나이에 따라 점점 감소하고 있고 건강 상태가 나쁘지만 아직 질병 수준이 아니라면(이 상태를 호르몬 기능부전이라고 부른다) 호르몬 수치가 정상범위 내에 들어 있으나 최적의 건강을 고려할 때 여러분에게 낮은 농도라는 뜻이다.

같은 연령대의 사람들과 비교할 때 독자들의 성장호르몬 농도는 적절한 수준일지 모른다. 그러나 호르몬의 절대적 수치는 시간이 지나면서 계속 낮아진다. 이때 호르몬 수치를 더 높여 최적 수준으로 끌어올린다면, 더 활기찬 삶을 오래도록 누릴 수 있고 노화를 늦추고 뼈와 근육을 강화시킬 수 있으며 원치 않는 체지방을 감소시킬 수 있다.

4

성장호르몬이 낮으면 치료받아야 하나?

항노화의사들*은 성장호르몬 감소가 경하거나 중등도일 때에도 치료를 시행한다. 경증의 성장호르몬 감소증은 흔히 발생한다. 나이가 들면 더 흔히 관찰된다. 그러나 대부분의 의사들은 이 경우에 치료를 고려하지 않는다. 그들은 성인 성장호르몬 결핍증 정의에 완벽하게 들어맞을 정도로 수치가 떨어져 있지 않으면 치료를 꺼린다.

항노화 의사들은 경증이나 중등도 호르몬 기능부전이 중증으로 진행하기 전에 미리 치료한다. 항노화 관련 의사들은 성장호르몬 및 다른 호르몬 결핍이 경증이든 중등도이든 중증이든 관계없이 모두 치료한다. 항노화 의사들이 사용하는 기준은 전통적인 의사들이 사용하는 진료 표준과 다르다. 엄격한 정의를 따르면, IGF-1 농도가 100ng/mL 미만이어야 성장호르몬 결핍증으로 진단된다. 대다수의 노화 방지 전문가들은 IGF-1 농도가 350ng/mL 미만이면 성장호르몬 결핍증이라고 간주한다. 항노화 관련 의사들은 IGF-1 농도를 350ng/mL까지 끌어올리는 것이 바람직하다고 여긴다.

IGF-1 농도는 나이가 들수록 감소한다. 20~40세 연령에서 IGF-1 농도가 350 미만인 경우는 건강한 남성의 5%도 안 된다. 그러나 60세가 넘어가면 건강한 남성의 30%가 350 미만이다. 65세가 넘어가면, 그 비율은 건강한 남성의 절반 이상에 달한다.

만약 호르몬 결핍과 불균형의 중증도에 상관없이 기꺼이 여러분을 치료해 줄 의사가 가

* 노화에 관심이 있고 노화가 호르몬 부족으로 오는 하나의 질병이라고 인식하는 의사들을 '항노화의사'로 표기하였다.

까운 지역 내에 없다면, 항노화 최신 지견을 주기적으로 발표하는 학회나 협회에 소속되거나 관련된 의사를 찾아보는 것도 좋은 방법이다. 우리나라에서 의료진이 포함된 노화 관련 학회는 대한항노화학회, 대한성장의학회 등이 있다. 노화 의학 및 기능 의학 의사들은 노화에 따른 호르몬 감소의 빠짐없는 교정과 균형의 중요성을 인식하고 있다.

5

성장호르몬 결핍을 치료해 줄 의사 찾기

엄격한 의미의 성인 성장호르몬 결핍증은 뇌하수체의 질병, 종양, 방사선, 또는 뇌하수체 주요 부위를 손상시키는 외상에 의해 발생한다. 이와 같은 뇌하수체 문제들은 성장호르몬 결핍증의 전형적 증상을 나타낸다. 즉, 체중 증가, 심혈관질환, 콜레스테롤 이상, 피로, 면역반응 감소, 관절염, 인슐린 저항성 증가, 성인기 발병 당뇨병, 탈모, 근감소증, 골다공증(골밀도 감소) 등이 그것이다. 성장호르몬 농도 감소의 원인이 노화라면, 이 전형적 증상들은 전부 나타나지도 않고 항상 나타나는 것도 아니다. 또, 통상적으로 노화는 '질병'으로 간주되지 않기 때문에 대부분의 의사들은 노화로 인한 성장호르몬 결핍증 진단을 망설인다.

대부분의 의사들은 중증의 호르몬 결핍증만 치료할 뿐, 노화에 따른 호르몬 결핍은 치료하지 않는다. 훨씬 더 흔히 마주치는데도 말이다. 전통적인 의사들은 심한 호르몬 장애만 진단하고 치료한다. 예를 들면, 말단비대증(성장호르몬 농도가 지나치게 높은 경우)이나 심한 허약 증후군(성장호르몬 농도가 지나치게 낮은 경우) 같은 사례들만 치료 대상으로 삼는다. 현재, 전통적 의사들(대부분의 일차진료의, 내분비전문의, 내과의사 등)은 심각한 호르몬 불균형에 대해서만 진단하고 치료하는 진료 표준을 따르고 있다.

정상적인 노화 과정에서 초래되는 호르몬 감소는 재조합 성장호르몬(hGHr) 주사가 보험인정 범위에 포함되어 있지 않다. 미국의 경우를 보면, 허가 사항 외 용도로 재조합 성장호르몬과 IGF-1을 사용하는 것은 허용되지 않는다. 성인의 재조합 성장호르몬 보험인정기준은 성인 성장호르몬 결핍증뿐인 셈이다. 성인 성장호르몬 결핍증은 성장호르몬-방출호르몬(GHRH) 자극 검사에서 뇌하수체 반응이 비정상일 때(최대 혈청 성장호르몬 농도가 5ng/mL 미만일 때) 진단된다. 진단 범위가 이처럼 한정적이기 때문에 노화로 인한 성장호르몬 감소를 선뜻 치료해 줄 의사를 찾기 힘든 것이다.

대부분의 의사들은 제한적인 법조항 때문에 노화 관련 성장호르몬 감소를 선뜻 치료하려 하지 않는다. 우리나라의 경우 재조합 성장호르몬(hGHr) 사용에 대한 요양급여 기준은 다음과 같다.

성장호르몬(hGHr) 주사제의 국내 보험인정기준

- 소아 성장호르몬결핍증
- 터너증후군
- 소아 만성신부전
- 성인 성장호르몬 결핍증
- 프라더 윌리 증후군
- 임신 주수에 비해 작게 태어난 저신장 소아
- 누난 증후군

노화방지 전문의사의 자질

- 노화방지와 장수에 관해 전문적인 지식이 있는 의사
- 종합 호르몬 요법으로 젊음과 건강을 되찾을 수 있다는 믿음이 있는 의사
- 노화가 치료 가능한 질병이라고 믿는 의사
- 의사 자신이 건강하고 호르몬 요법에 확신이 있는 의사
- 호르몬 수치를 제대로 판단할 수 있는 의사
- 치료 경과를 제대로 관찰할 수 있는 의사
- 호르몬 보조제의 정확한 사용법을 아는 의사
- 노화방지를 위해 연구하는 의사
- 편하게 대할 수 있고 친절한 의사

6

성장호르몬 측정하기

호르몬 균형을 이루기 위해 가장 먼저 할 일은 실제 호르몬 농도가 어느 수준인지 확인하는 것이다. 호르몬에 대한 지식이 있는 의사를 찾아 포괄적인 검사를 받도록 한다. 여러 가지 호르몬들을 검사해야 한다. 여기에는 성장호르몬, 테스토스테론, 갑상샘 호르몬, 코티솔, 디히드로에피안드로스테론(DHEA), 여성의 경우 에스트라디올, 프로게스테론이 포함된다. 치료를 받는 동안 6개월마다 주기적으로 호르몬 농도를 검사해야 한다.

성장호르몬 농도는 계속 오르락내리락하기 때문에 검사 수치를 신뢰하기 어렵다. IGF-1 농도는 성장호르몬보다 더 고정적이다. 성장호르몬 농도를 측정하는 가장 정확한 방법은 IGF-1 농도를 측정하는 것이다. 성장호르몬 농도는 아주 빠른 주기로 변동한다. 따라서 여러분의 항노화 의사는 성장호르몬보다 훨씬 더 안정적인 IGF-1 농도나 소변 내 성장호르몬 농도를 측정한다. IGF-1 농도가 350ng/mL 미만이면 결핍으로 간주한다.

IGF-1 수치로 성장호르몬 농도를 추정하기 힘든 상황이 있다. 엄청난 스트레스를 받고 있거나 당뇨가 있거나 과체중이라면 IGF-1 농도가 상승하고 뇌하수체의 성장호르몬 분비가 억제될 수 있다.

운동도 IGF-1 측정에 영향을 준다. 운동은 성장호르몬을 증가시키지만, 혈중 IGF-1 농도를 낮춘다. 단식 중이거나 칼로리 제한 식단을 따르는 사람들에서도 성장호르몬 증가 및 IGF-1 감소 소견이 나타난다. 단식은 박동 형태의 분비 빈도와 분비량을 증가시킨다.

호르몬 대치요법을 할 때 검사하는 항목들

- 혈청 IGF-1
- 유리 테스토스테론, 테스토스테론
- 디히드로에피안드로스테론(DHEA-S)
- 여성: 에스트로겐, 에스트라디올(E2), 프로게스테론
- 남성: 에스트라디올, PSA(전립선암 검사), 테스토스테론, 아연
- 콜레스테롤(토탈 콜레스테롤, LDL 콜레스테롤, HDL 콜레스테롤)
- 유리 지방산
- 갑상샘 검사
- 혈당
- 코티솔 농도
- 혈구 수
- 간기능
- 골밀도 측정을 위한 X-선 검사
- 뇌하수체 및 시상하부 검사를 위한 뇌 자기공명영상 검사
- 성장과 노화에 따라 변화하는 뼈 모양과 크기 평가를 위한 손 X-선 검사

Ⅳ

유용한 방법

1

해독

성장호르몬 농도를 증가시키기 위해 우리가 변화시킬 수 있는 생활양식 중 가장 먼저 살펴볼 전략은 해독이다. **독소는 시상하부와 뇌하수체의 성장호르몬 생산 단계부터 방해한다. 뿐만 아니라, 이미 생산된 성장호르몬의 작용을 차단하여 성장호르몬이 세포 내로 들어가지 못하게 막는다. 독소를 제거한다면 세포 내로 성장호르몬이 들어갈 수 있고 호르몬의 마법이 일어날 수 있다. 몸을 깨끗하게 해독하면 지방을 태우고 근육을 키우고 면역력을 증진시키고 노화 방지와 회복이라는 결과를 얻을 수 있다.**

우리의 몸이 독소에 노출되어 있는지를 알아보려면 가까운 전문병원에 가서 중금속 검사(모발검사나 혈액검사)를 해보면 된다.

검사 가능한 중금속: Al(알루미늄), As(비소), Cu(구리), Mn(망간), Pb(납), Cd(카드뮴), Zn(아연), Hg(수은), Ni(니켈) 등

독소는 왜 해로운가?

체내에 있는 독소가 성장호르몬 생산을 차단하고 성장호르몬의 세포 내 진입을 차단한다면, 성장호르몬을 증가시키려는 우리의 모든 조치는 무용지물이다. 독소가 세포 수용체(세포로 들어갈 수 있는 출입문)를 차단하면, 성장호르몬은 세포 내로 들어갈 수 없고 성장과 복구과정은 시작조차 할 수 없다. 근육과 뼈를 강화시키고 원치 않는 지방을 태우고

노화를 예방하고 노화과정을 되돌리는 이 모든 일들이 일어날 수 없다.

식품이나 환경 내 합성 화학물질의 체내 유입이 엄청나게 증가하면서 우리 몸은 대혼란을 겪고 있다. 호르몬 균형이 무너지고 있다. 비료, 농약, 제초제, 에스트로겐 관련 독소 등은 체중 증가 현상을 유행처럼 퍼뜨리고 있다. 환경 독소는 식품이나 물에 들어 있는 잔류 농약, 방부제, 첨가제, 오염된 공기, 화장품 등에서 발견된다.

독소의 영향은 나이가 들수록 기하급수적으로 커진다. 독소는 내분비계의 호르몬 생산능력을 막기 때문에, 독소가 쌓이면 우리 몸은 건강에 필요한 충분한 양의 호르몬을 확보하지 못하게 된다. 몸에 들어간 독소들 중에서 중금속은 잘 배출되지 않고 우리의 몸에 계속 축적되기 때문이다. 그래서 독소의 해독에 관심을 갖고 날마다 우리의 몸을 꾸준히 해독시켜야 한다.

이 독소들은 호르몬이 세포 내로 들어가지 못하게 한다. 독소는 대사 작용을 방해하고 건강한 세포를 파괴시키며 면역체계를 억제한다.

◆ 독소는 성장호르몬이 세포에 접근하지 못하게 막는다

독소가 세포 수용체를 차단하면 성장호르몬을 증가시키려는 모든 조치는 무용지물이다. 세포 수용체는 세포 표면에 있는 작은 출입문이다. 호르몬은 이 문을 통해 세포 내로 들어간다(혹은 세포 내로 신호를 전달한다). 독소가 이 문을 차단해서 성장호르몬이 세포 내로 못 들어가는 현상을 성장호르몬 수용체 저항성 또는 수용체 불감증이라고 한다. 성장호르몬 수용체 저항이 있을 때 나타나는 증상들은 성장호르몬 결핍증 증상들과 같다.

독소가 세포 수용체를 차단하고 있다면, 여러분의 세포는 적절한 영양소를 공급받지 못한다. 뇌세포에 이런 일이 일어나면 여러분의 사고 기능은 멈추게 된다. 뇌세포뿐만 아니라 모든 세포들이 멈추게 된다. 몸의 청소를 통해 독소 문제를 해결하라.

◆ 독소는 근육을 키우는 우리 몸의 능력을 방해한다

몸이 독소의 영향을 받으면, 근육 키우기가 더 어렵다. 독소는 신경계와 기관의 기능에 악영향을 끼치고 몸의 에너지를 저하시킨다. 독소를 처리하고 저장하는 과정에서 우리 몸은 추가적인 부담을 지게 된다. 독소가 체지방에 축적되면 체중-감량이 힘들어지고 호르몬 불균형이 야기된다. 특히 남녀 모두에서 에스트로겐 농도가 우세해진다.

자신의 건강을 향상시키려면 적극적으로 몸의 독소를 제거해야 한다. 전 세계의 모든 사람들이 매일 각종 독소에 대량으로 끊임없이 노출되고 있다(자동차 매연, 담배 연기, 오염된 식품, 미세먼지 등). 이 모든 독소를 일거에 제거하는 건 불가능하다. 그러니 **건강을 누리고 싶다면 주기적으로 해독과정을 실행하여 독소 부하량을 감소시켜야 한다.**

◆ 독소는 노화를 가속화시킨다

우리가 느끼는 피로 정도는 몸에 쌓인 독소량과 직접적인 관련이 있다. 우리는 대체로 노화를 몸의 불편함 정도로 생각한다. 그러나 나이가 들수록 몸에 축적된 독소량이 증가하여 다양한 노화 증상을 일으킨다. 독소가 세포 속으로 더 많이 들어올수록 노화 증상도 더 많이 발생한다.

독소는 영양소 및 호르몬의 세포 내 진입을 차단한다. 엄밀히 말하면, 호르몬 결핍 증상은 호르몬이 세포 내로 들어가지 못해서 발생하는 현상이다. 독소가 증가하면서 세포는 점점 더 약해지고 급기야 질병이 발생한다.

독소(노폐물)로 인해 나타나는 증상

- 심한 입냄새
- 잦은 감기
- 뻐근한 몸
- 변비, 잔뇨감
- 만성피로
- 몸이 붓는 증상
- 복부팽만
- 장기능 저하
- 불면증, 어지럼증
- 면역기능 저하
- 간 및 쓸개의 통증
- 월경 전 증후군
- 피부 트러블 발진
- 잦은 두통
- 장소 이동 시 통증과 고통
- 충동적 과신
- 유방 통증, 질 감염
- 잦은 충혈 및 감기
- 손, 발 저림
- 군살, 비만
- 가슴답답증, 허리 통증

◆ 유해 복부 지방은 성장호르몬을 감소시킨다

비만은 성장호르몬 감퇴의 주요 원인이다. 체지방이 많을수록 성장호르몬 분비량이 적어진다. 체내 성장호르몬 양이 적을수록 지방 축적이 더 쉽게 일어난다. 지방 제거 전략은 성장호르몬 농도 증가를 위해 매우 중요하다.

복부 지방은 성장호르몬 수치를 낮춘다는 점에서 가장 유해한 지방이다. 일명 '올챙이배'는 환경 독소가 축적되는 유해한 내분비 기관이라고 할 수 있다. 복부 지방(내장 지방)은 마치 내분비 기관처럼 몸의 기능을 방해하는 호르몬들을 생산한다. 복부 지방의 지방세포에서 분비되는 호르몬 및 염증 신호전달 분자들은 건강을 파괴시키고 쉽게 살찌는 몸으로 바꾼다.

복부를 만져 보았을 때 복강이 꽉 찬 느낌이 들면서 단단한 경우, 바지 단추가 튕겨 나올 정도로 내장 지방(기관 주위에 쌓인 지방)이 빽빽하게 축적되었음을 뜻한다.

유해 복부 지방은 신체 주요 기관 주위로 이동한다. 지방세포에서 분비된 해로운 호르몬들이 폐기물처럼 간으로 흘러든다. 그리고 간의 해독 역량을 압도할 정도가 되면 몸이 아프기 시작한다. 먼저, 혈압이 높아지고 콜레스테롤이 증가한다. 그리고 점점 건강이 악화된다. **유해 복부 지방은 수많은 만성질환과 연관이 있다. 당뇨병, 심장질환, 발기부전, 고혈압, 우울증, 알츠하이머병, 대장암 등이 여기에 포함된다.**

연구자들은 젊은 남·녀 및 노인들을 대상으로 성장호르몬 생산에 영향을 주는 인자들을 연구하여 다음과 같은 사실을 발견했다. 복부 지방이 많고 인슐린 저항성이 높을수록 몸이 생산하는 성장호르몬의 양이 줄어든다. **체지방, 특히 복부 지방은 성장호르몬 분비의 가장 큰 장애물이다. 체지방이 많을수록 뇌하수체의 성장호르몬 분비 횟수가 줄어들고 한 번에 분비되는 양도 적어진다.**

체지방을 빼면, 특별히 약을 복용하지 않아도 자동적으로 성장호르몬 농도가 올라간다. 뇌하수체가 건강하기만 하다면, 운동과 체지방 감량은 성장호르몬 분비를 증가시키는 결정적인 방법이다.

대사 증후군은 비만의 주요 원인이자 결과이다. 대사 증후군은 인슐린 저항(결과적으로 혈당과 인슐린 증가), 고혈압, 복부비만, 혈액 내 이상 지질이 복합적으로 작용한 결과

이다. 대사 증후군은 염증반응과 독성 작용이 일어나는 과정이다.

인슐린 저항

정상적인 인슐린의 작용에 대해 세포가 반응하지 않는 상태를 말한다. 췌장에서 분비한 인슐린에 대해 저항성을 갖게 되면 우리 몸에서 인슐린을 효율적으로 사용하지 못하게 되고 고혈압이나 고지혈증은 물론 심장병, 당뇨병까지 초래할 수 있다.

젊다면 지방 감량은 더 쉽다. 성장호르몬 수치가 더 높기 때문이다. 그러나 나이가 들면 지방을 태우는 성장호르몬 농도가 떨어지고 대체로 인슐린이 증가한다. 인슐린은 우리가 먹은 음식물을 지방으로 바꾼다. 나이가 들면 성장호르몬이 감소하고 인슐린이 증가하기 때문에 똑같은 양을 먹어도 지방 저장률이 높아진다. 이런 이유 때문에 성장호르몬 수치를 높이면 지방 감량이 쉬워진다.

인슐린 농도를 떨어뜨리면 성장호르몬 수치를 높일 수 있다. 가공식품 및 혈당지수가 높은 탄수화물을 피하고, 단백질 및 건강에 좋은 지방을 더 많이 섭취하면서 운동을 병행하면 인슐린 농도를 더 낮출 수 있다. 빵, 시리얼, 감자, 쌀, 파스타 등 곡물이나 곡물가루로 만든 식품은 혈당지수(탄수화물 섭취 후 혈당이 올라가는 정도를 식품들끼리 비교할 수 있도록 표준화한 수치)가 높으므로 섭취를 피해야 한다.

마음만 먹으면 정말 쉽다. 여러분의 생활 습관을 바꾸기만 하면 성장호르몬이 증가된다.

◆ 유해 복부 지방은 남성을 여성화시킨다

유해 복부 지방은 만성적인 염증반응을 일으킨다. 이 염증반응은 남성의 성장호르몬과 테스토스테론을 감소시키고 에스트로겐을 증가시킨다. 유해 복부 지방은 성장호르몬 감소 및 남성의 성호르몬(안드로겐) 감소와 연관이 있다.

비만은 성장호르몬의 박동성 분비를 감소시킨다. 총 테스토스테론 농도와 유리 테스토스테론 농도 모두 감소된다. 비만한 남성은 에스트로겐 농도가 더 높다. 복부 지방 세포가 테스토스테론을 에스트로겐으로 전환시키기 때문이다. 안드로겐 농도가 감소하는 원인은 고농도의 에스트로겐, 인슐린 저항, 수면 무호흡, 시상하부-뇌하수체 축 기능 억제, 고농도의 성호르몬 결합 글로불린(SHBG), 그리고 황체형성호르몬에 대한 고환의 반응이 나이 들면서 감소되기 때문이다.

남성에서 에스트로겐이 증가하면, 몸에서 성호르몬 결합 글로불린(SHBG)이 더 많이 생산된다. SHBG는 에스트로겐과 결합하여 에스트로겐 농도를 낮추는 효과가 있다. 그러나 불행히도 SHBG는 에스트로겐뿐만 아니라 테스토스테론 및 성장호르몬과 결합해서 두 호르몬의 농도를 떨어뜨린다.

방향화 효소는 테스토스테론을 에스트로겐으로 전환시킨다. 복부 지방이 축적되면 복부 지방의 특정 세포(지방세포)들이 염증 유발 호르몬(아디포사이토카인)을 생산하고 다시 복부 지방 저장을 촉진하는 악순환이 일어난다. 그 결과, 심혈관질환, 대사 증후군을 포함한 모든 퇴행성 질환의 위험이 증가한다. 대사 증후군은 결국 당뇨병으로 진행될 것이다.

방향화 효소는 복부 지방에서 생산되는 효소이다. 방향화 효소는 남성 호르몬인 테스토스테론을 여성 호르몬인 에스트로겐으로 전환시키는 역할을 한다. 남성의 몸에 소량의 에스트로겐이 있으면 건강에 좋다. 하지만 과다한 에스트로겐은 남성의 건강을 악화시킨다. 방향화 효소가 과다하게 분비되거나 활성도가 높아지는 경우 소년에게 여성형유방증이나 소녀에게 유방비대와 성조숙증을 유발한다.

유해 복부 지방으로 다음과 같은 문제가 발생한다.

- 고환 위축
- 남성의 피부가 쭈글쭈글해진다.
- 수염이 사라진다.
- 여성형 유방으로 변화한다.
- 발기 기능이 약화된다.

테스토스테론 농도가 낮고 에스트로겐 농도가 높으면 전립선에 문제가 생겨 전립선 비대증으로 빈뇨, 다뇨, 절박뇨 등을 일으킬 수 있다. 뿐만 아니라 심장마비와 뇌졸중 위험이 증가한다. 50세 이상의 남성에서 이러한 호르몬 변화는 매우 흔하다. 50세 이상 남성들 중에는 에스트로겐 수치가 같은 연령대의 여성보다 더 높은 경우도 흔히 관찰된다.

◆ 칼슘-d-글루카레이트는 체내의 독소를 제거하고 배출하는 역할을 한다

간에서 독소를 제거하면 간기능이 좋아지고 신진대사가 촉진된다. 칼슘-d-글루카레이트는 과도한 에스트로겐이 몸 밖으로 배출되도록 함으로써, 에스트로겐 수치를 낮춰준다. 호르몬 대사가 불균형인 사람들에게 좋다.

플라스틱, 화장품, 살충제, 농약 등 환경 오염물질 속의 각종 합성 호르몬이 우리 몸으로 유입되고 있기 때문에 우리 몸에는 엄청난 양의 화학 호르몬이 쌓여 있다. 아마도 거의 대부분의 사람들이 그럴 것이다. 이 호르몬들은 혈류를 타고 우리 몸을 순환한다. 피할 방법이 없다. Calcium D-Glucarate는 몸속에 축적된 이 합성 호르몬들을 대량 제거한다. 임신을 원하는 여성들이 이 약을 수개월 동안 복용하는 중에 임신되는 경우가 종종 있다. 이 약물은 에스트로겐을 신속히 제거한다. 충분한 양을 복용해야 하며, 하루 3,000mg이 권장된다.

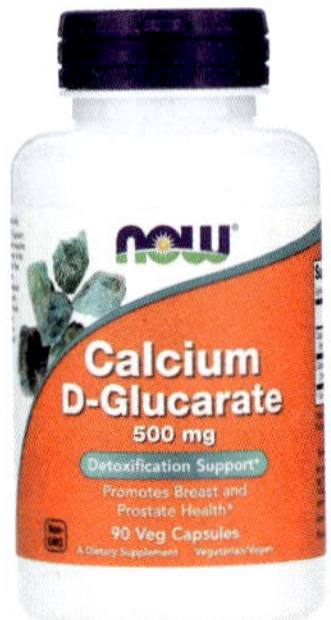

▶ 칼슘-d-글루카레이트

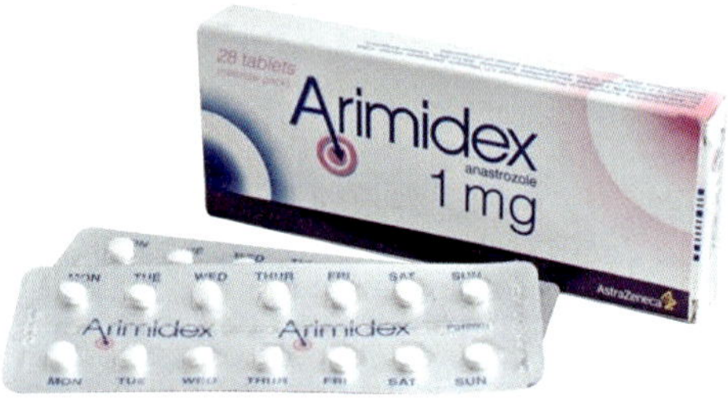

▶ 아리미덱스

에스트로겐 작용을 차단하기 위해 아리미덱스(Arimidex)를 처방해 볼 수 있다. 그러나 더 좋은 방법은 테스토스테론이 에스트로겐으로 방향족화되는 첫 단계를 막는 것이다. 그것은 바로 유해 복부 지방을 빼는 일이다. 이 단계를 막지 못하면, 악순환의 고리가 강화된다. 유해 복부 지방이 많이 축적될수록 방향화효소가 증가하여 테스토스테론이 감소되고 에스트로겐은 더 많아진다. 복부 지방이 더 늘어나면, 인슐린 저항과 렙틴 저항이 증가하고 지방 축적이 더 빨라지며 만성질환 위험이 증가한다.

렙틴 저항

렙틴 호르몬은 지방이 축적될 때 분비돼 지방의 연소와 분해를 돕는 호르몬이다. 지방 세포에서 분비되는 렙틴 호르몬은 지방 비축과 배고픔 신호를 다스린다. 따라서 렙틴 호르몬이 충분하게 분비되면 다이어트에 성공할 수 있다. 과식이 습관이 되면 몸이 렙틴 신호에 무감각해지는 렙틴 저항 상태가 되고 지방이 축적된다.

사람들이 계속해서 가공식품, 패스트푸드, 과도한 탄수화물, 유해 지방과 기름, 영양 균형을 고려하지 않은 식단을 고집한다면, 유해 복부 지방과 건강 악화 사이의 악순환은 멈추지 않는다. 몸에 안 좋은 식음료를 섭취하면 그 속에 함유된 독소들이 유해 복부 지방에 쌓인다. 유해 복부 지방이 많을수록 더 많은 양의 독소가 쌓인다. 그것이 유해 복부 지방이 하는 일이기 때문이다.

유해 복부 지방을 빼기 위해 우리가 취할 첫 번째 행동은 식단을 근본적으로 바꾸는 것이다. 운동도 중요하다. 그러나 음식과 환경에 존재하는 독소를 계속 섭취하는 한 운동만으로 장내 독소를 제거할 수 없다. 헬스장을 한 번 둘러보라. 이두박근은 멋진데 복부 지방이 불룩 튀어나온 회원들이 수두룩하다. 독소 섭취를 멈추고 해독 프로그램을 시작하지 않는다면 아무리 열심히 스쿼트를 하고 크런치를 해도 소용이 없다. 뱃살을 빼 준다는 특정 운동을 해봐도 유해 복부 지방은 빠지지 않는다.

안전하고 효과적인 해독은 시간이 많이 소요되는 과정이다. 독소 축적 기간이 그만큼 길기 때문이다. 인내를 가지고 부지런히 매일 매일 해독을 실천해야 한다(대장 세척, 관장, 독소 결합제, 사우나, 여러 가지 방식의 단식 전략을 활용하라). 평생 건강의 실천 방법으로 해독을 습관화해야 한다.

◆ 성장호르몬 증가 및 근육 키우기를 위한 해독

가만히 앉아서 당하고 있을 수만은 없다. 나이가 들면서 건강 상태가 나선상으로 하강하면서 질병이 바닥을 치기 전에 우리는 독소 제거 방법을 실천하여 세포 건강에 더 힘써야 한다. 사실 여러분의 몸은 혈액과 조직에 대한 해독 작용을 끊임없이 수행하고 있다. 불행히도 우리 몸은 인류가 문명사회에 돌입하면서 문제가 되는 각종 독소들을 제거하는 기능을 갖고 있지 않다. 이 독소들을 제거할 수 있는 특수한 해독 프로그램을 활용해야 한다. 그렇게 하지 않으면, 이 치명적인 독소들이 우리의 면역계를 집어삼킬 것이다. 독성을 견디는 몸의 한계치에 도달하면 우리의 방어선은 허물어질 것이다. 이런 사태를 막고, 혹은 이미 일이 벌어졌다면 상황을 되돌리기 위해 해독이 필요하다.

① **외부의 독소를 여러분의 몸 안에 유입시키지 마라.** 담배, 다이어트 탄산음료, 일반 탄산음료, 다이어트 약, 유효기간이 지난 약, 오염된 음식 등 유독한 자극제의 사용을 중단하라.

② **불필요한 약물과 합성 호르몬 복용도 중단하라.** 복용을 중단한 후에 일정기간 동안 체중이 늘어날 수 있으니 마음의 준비를 하라. 아마도 여러분의 몸은 대사적 측면에서 역풍을 맞을 수도 있다. 그러나 일시적이다. 그 증상은 각성제를 중단할 때와 비슷하다. 예를 들어, 마리화나를 끊고 나면 기분이 가라앉고 우울한 기간이 뒤따라오는데, 반드시 거쳐야 하는 기간이다. 약물이나 합성 호르몬도 마찬가지이다. 자극제 사용 중단 후 대사적 하강기가 뒤따르겠지만 이 시기를 헤쳐 나가야 한다. 자극제를 사용하지 않으면, 진짜로 배고픈 느낌을 경험하게 될 것이다.

③ 제강공장 인근 지역에는 환경 내 다량의 불소(fluoride)가 존재한다. 불소는 수돗물과 일부 치약에도 함유되어 있다. 불소는 할로겐화물의 일종으로 적정량의 불소(1,500ppm)가 함유된 치약을 쓰면 치아우식증을 예방해 주지만 과량의 불소가 함유된 수돗물이나 치약은 피해야 한다. 염소와 브롬으로 처리된 수영장 사용을 피한다. 우리가 사용하는 수돗물도 잔류세균의 안정성을 위해 염소 소독을 한다.

④ **물을 많이 섭취하되 정수된 물을 마신다.**

⑤ **전자기 방사선(eletromagnetic radiation)을 피하라.** 전자기 방사선은 졸림증, 체중 증가, 전신 피로를 유발할 수 있다. 가능하다면, 고압 송전선 근처에 거주하지 않는 것이 좋다. 거대한 송전선은 건강에 매우 파괴적이다. 침실 콘센트에 전자 기기를 꽂아두지 말고 자기 전에 모든 전자 기기를 끈다. 잘 때에는 출입구 근처에 머리를 두지 않는다. 아메리카 원주민들은 북쪽이나 서쪽으로 머리를 두고 자는 것이 최상이라고 믿는다. 이렇게 하면 지구 자기선의 방향과 몸이 나란해지기 때문이라고 한다. 휴대폰을 몸 가까이 두지 마라. 라우터(컴퓨터 주변 기기)와 컴퓨터는 유선으로 연결하라. 무선 기능을 끄거나 라우터를 주석(tin) 호일로 덮는다.

⑥ 많은 사람들에게 가장 유독한 영향을 미치는 독성물질은 수은이다. 오래된 치아 아말감은 치료 부위를 점검하고 수은에 대한 중금속 검사를 해본다. 또한 집안 구석의 먼지를 제거하고 집을 깨끗하게 청소한다. 만약 중금속 중독이 발생하면 **중금속 제거 치료법인 킬레이트 치료를 하여 중금속 농도를 충분히 낮추어야 한다. 킬레이트 치료를 받기 전에 해독 및 배설 기관, 특히 콩팥 기능을 점검해야 한다. 킬레이트 치료는 콩팥에 손상을 줄 수 있기 때문이다.** 매일 수 리터의 정수된 물을 마시도록 한다. 독소 섭취를 중단하고 해독 과정을 지속하며 가능한 한 여러분의 생활양식을 개선시킨다.

⑦ 원자력 발전소, 핵폭탄, 비행기 탑승, X-선, 마이크로파, 방사선 암 치료 및 기타 방사능 시설을 통해 우리는 방사선을 접한다. **해독을 위해 '모디필란(modifilan)'을 복용할 수 있다. 이 제품의 성분은 갈조류에서 추출된 '후코이단'이다.** 후코이단은 독소와 결합하여 독소를 적절히 제거한다. 이 물질은 체르노빌 원전 사고 피해자들을 치료하기 위해 개발되었고, 어떠한 종류의 방사능 중독에서도 탁월한 효과를 보인다.

⑧ **쉽게 해독하는 또 다른 방법은 섬유소 섭취이다**(그러나 질병이 많이 진행되었다면, 섬유소는 피부나 점막에 자극을 줄 수 있다). 섬유소는 대다수 식물의 골격 성분이다. **섬유소 섭취를 늘리면 건강상 이득이 많다. 섬유소는 남녀 모두에서 과다한 에스트로겐을 제거하는 데 한몫을 한다. 섬유소는 성장호르몬 농도를 증가시키는 효과도 입증되었다.**

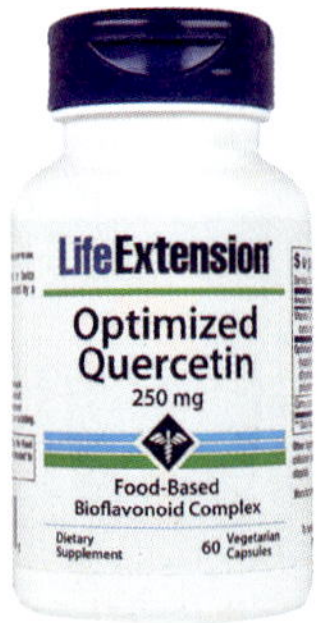

▶후코이단

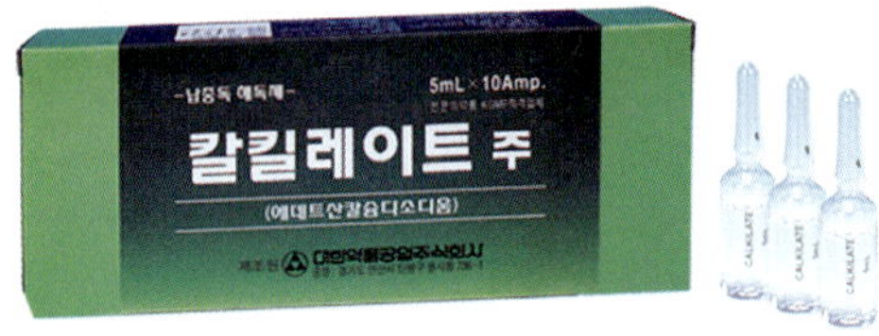

▶칼킬레이트주

킬레이션 치료

킬레이션(chelation) 치료는 치료의 핵심인 EDTA를 혈관에 주입하여 혈관 내 콜레스테롤, 중금속, 중성지방을 흡수하여 소변으로 배출시키는 것을 말한다. 혈액 검사를 통해 4대 중금속인 납, 비소, 수은, 카드뮴의 수치가 올라간 경우 킬레이션 주사제를 사용할 수 있다. 대한약품의 '칼킬레이트주'를 사용한다.

◆ 섬유소의 2가지 유형: 불용성과 수용성

불용성 섬유소는 물을 흡수하여 배변을 촉진하는 완화제 기능을 한다. 이 유형의 섬유소는 과민대장증후군과 결주머니 질환(게실 질환, 장에 생긴 주머니 모양의 병변)의 치유에 도움을 준다. 수용성 섬유소는 겔을 형성해서 포만감을 주고, 혈당 조절과 콜레스테롤을 감소시키는 효과가 있다. 귀리의 베타글루칸은 훌륭한 수용성 섬유소이다. 이것은 대사 증후군과 당뇨병에 도움이 된다. 섬유소 섭취의 또 다른 장점은 대장암 예방, 여성의 성호르몬 균형 유지, 치핵과 정맥류 예방 등이 있다. 섬유소 제품은 다양한 브랜드에서 출시되어 있다. 당이나 인공감미료, 방부제가 들어 있는 제품은 피한다. 상품 라벨을 자세히 읽어 보라. 유해물질이 포함되어 있다면, 섬유소의 효과는 무용지물이 될 수 있다.

음식물과 피부 용품에 함유된 독소가 여러분 몸에 유입되지 않도록 사용을 중단하라. 유기농 농산물을 섭취하라. 방목하여 목초 사육한 가축의 육류를 선택한다. 유기농이 아닌 일반 유제품 섭취를 피하라. 생선은 자연산 냉수성(차가운 물에 사는) 어류를 고르도록 한다. 시중에 판매되는 청소용 세제, 주방 세제, 세탁 세제 등 화학물질이 함유된 세제 사용을 가능한 한 피하라. 무독성 원료로 여러분이 직접 만들어 사용할 수도 있다. 가능하면 천연비누 제품을 사용하라.

새는 장을 치료하고, 건강하게 균형 잡힌 장내 미생물 무리를 조성하라. 장내 비정상 수준의 병원성 세균과 효모는 독소를 생산한다. 생산된 독소는 장벽에 염증과 손상을 일으킨다. 손상된 장벽 틈으로 음식물이 새어 나가 혈류로 들어가고, 결과적으로 당뇨병, 인슐린 저항, 알레르기, 고혈압, 심혈관 질환, 비만, 모든 유형의 질환을 초래한다. 비만의 주요 특징은 경미한 염증이 만성적으로 지속되는 것이다. 이러한 만성염증은 죽상경화 심질환을 진행시키는 주범이다. 장내 미생물 무리는 전신 면역반응에 영향을 주는 요인 중 하나이다. 비만한 사람들의 장내 미생물 무리는 구성과 대사 기능면에서 현저한 변화를 보인다는 결과가 밝혀졌다.

새는 장(장 누수) 증후군은 창자 안쪽 표면을 덮는 세포들의 손상 때문에 발생하고, 여러 식품에 대한 알레르기를 유발한다. 글루타민과 L-아르기닌은 창자 안쪽 표면 세포의 재생을 도와주는 아미노산이다.

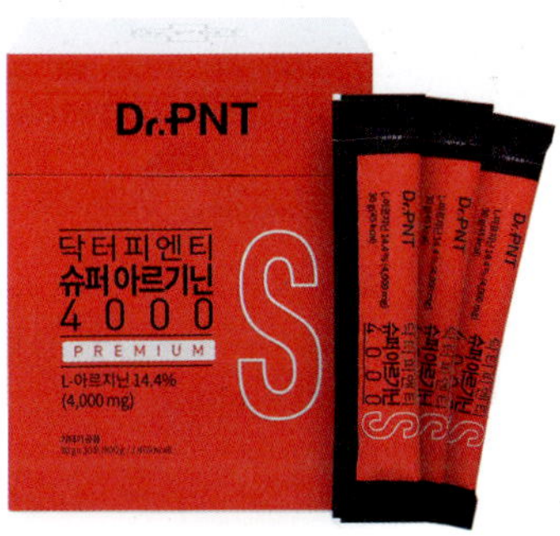

▶아르기닌

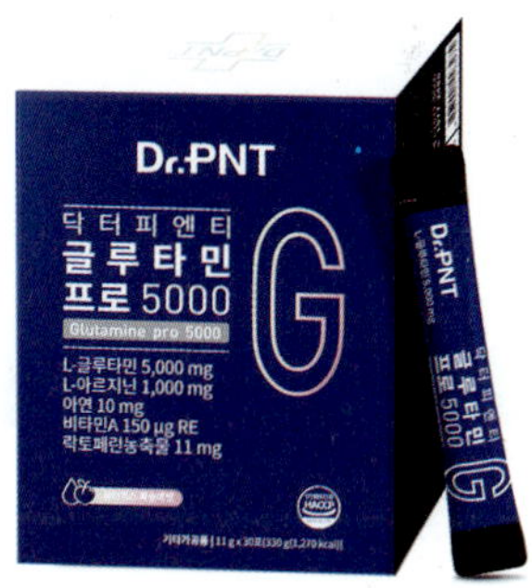

▶글루타민

부티르 산(butyric acid)은 짧은사슬 지방산으로, 장내 세균이 섬유소를 발효시킬 때 생성된다. 부티르 산을 보충하면 손상된 세포 복구에 도움이 된다. 부티르 산이 함유된 천연식품은 버터, 경질 치즈, 우유(특히 염소와 양의 젖), 요거트, 크림, 기타 발효 식품 등이다.

◆ 활성산소(자유 라디컬) 제거제

자유 라디컬 제거제도 해독에 도움이 된다. 자유 라디컬은 신체조직을 구성하는 분자와 단백질에 교차결합하여 손상을 유도한다. 자유 라디컬 제거제에는 비타민 E, 베타 카로틴, 아스코르브산(비티민-C), 아연, 셀레늄, 수퍼옥사이드 디스뮤타제(과산화물 제거효소), 퀘르세틴, 피크노제놀 등이 추천된다.

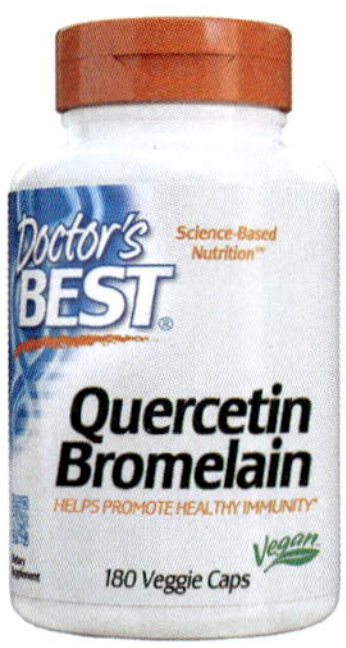

▶ 퀘르세틴

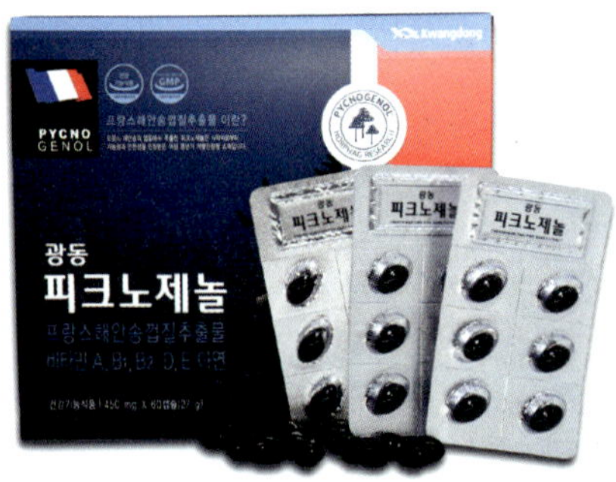

▶ 피크노제놀 함유

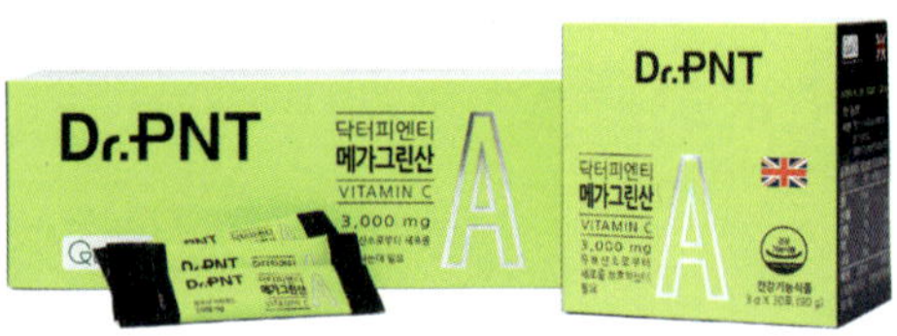

▶ 비타민 C

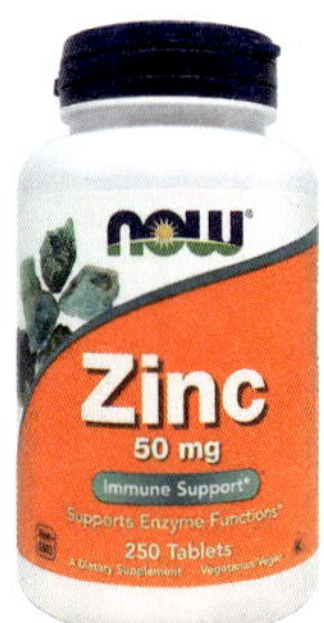

▶ 아연

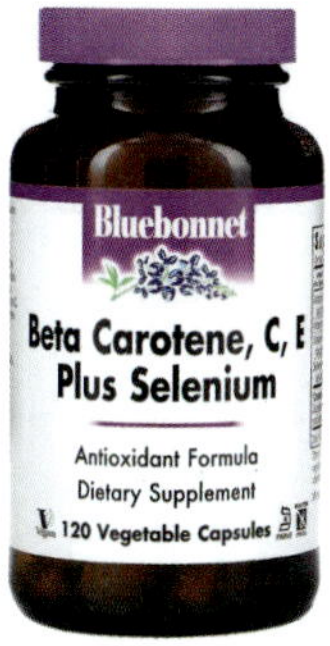

▶ 베타카로틴

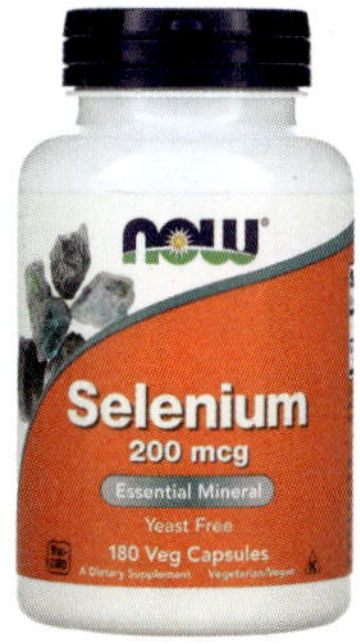

▶ 셀레늄

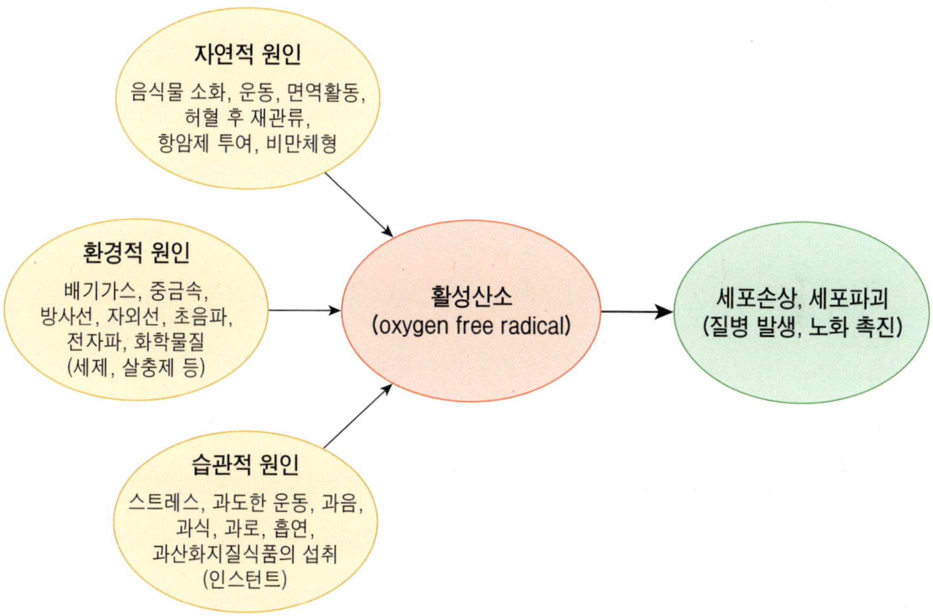

▶ 활성산소의 원인과 작용

활성산소(자유 라디칼)

우리 몸의 세포에는 '세포 내 에너지 공장'이라고 불리는 미토콘드리아가 있다. 미토콘드리아는 생물이 살기 위한 에너지를 만들어내는데, 이것은 산소와 영양을 흡수하여 에너지를 생성한다. 에너지 생산과정 중에서 대사산물로 활성산소를 발생시킨다. 우리가 밥을 먹으면 영양분을 흡수하고 노폐물로 변을 배설하는 것처럼 미토콘드리아는 활성산소를 배출한다. **건강할 때는 우리 몸에서 충분히 소화해 낼 수 있는 양만큼만 활성산소가 발생하는데, 스트레스를 받거나, 고강도 운동, 지속적인 노동, 수면 부족, 피곤한 상태 등 외부적인 압력에 의해 활성산소가 발생하는 양이 증가한다. 즉, 과다한 활성산소로 인하여 노화가 빨라지고 면역력이 떨어진다.**

◆ 해독제

해독 과정은 매일 시행한다. 남은 평생 매일 해독하라. 독성의 맹공격을 피할 길은 없다. 독성을 피할 수 없다면 제거과정에 공을 들여야 한다.

독성은 이미 여러분의 몸에 존재하고 있다. 기존에 축적된 독성을 제거하는 탁월한 방법은 독소 결합제 복용, 관장과 원적외선 사우나이다. 어떤 식으로든 땀을 내면, 피부를 통한 독성 배출량이 증가한다. 땀복을 입고 양지에서 테니스를 치면 땀이 충분히 배출된다. 날씨가 더울 때 실외에 나가 땀을 흘려라.

변형 감귤 펙틴 등의 결합제는 취침 전에 복용한다. 결합제는 여러분의 혈관 속을 순환하는 화학물질 및 금속과 결합하여 제거가능한 형태가 된다. 5~15mg을 섭취하되, 다른 보충제 및 약물과 한 시간 정도 간격을 둔다. 결합제는 다른 약물과 결합하는 힘이 매우 강해서 독소 외 약물까지도 제거하기 때문이다. 독소에 결합하는 만큼 다른 약물에도 강하게 결합하기 때문에 약물과 결합제를 동시에 복용하지 마라. 약을 먼저 복용하고 흡수될 때까지 기다린 후, 결합제를 복용한다. 결합제는 해독과정에서 나타나는 증상(디톡스 증상)을 드라마틱하게 감소시킬 것이다. 또 다른 결합제로는 점토(벤토나이트), 아카시아 섬유소, 활성탄 등이 있다.

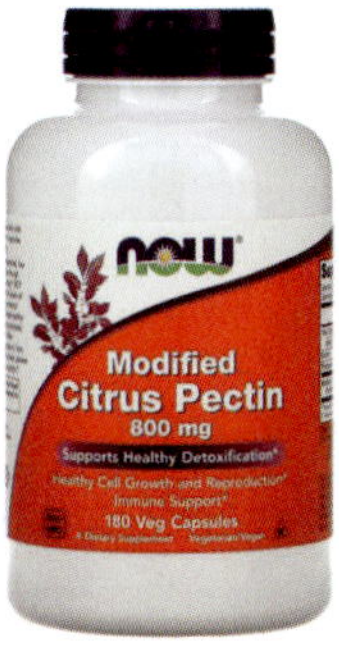

▶ 감귤 펙틴

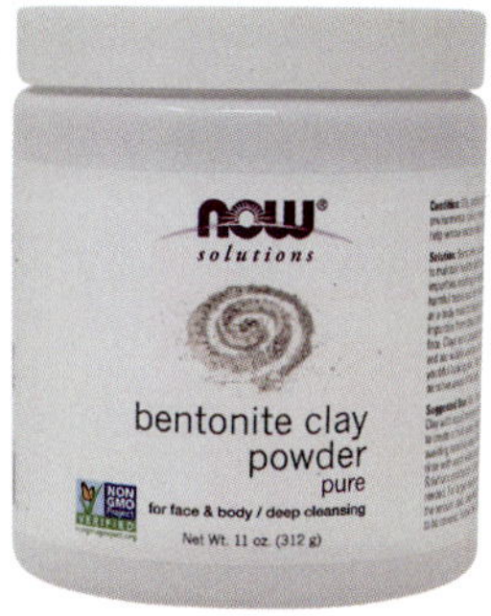

▶ 점토(벤토나이트)

우리는 너무 오랫동안 우리 자신을 학대해 왔다. 영양분이 부족한 음식을 먹고 각종 독소를 섭취해 왔다. 그것은 마치 엄청나게 높은 절벽에서 뛰어내리는 행동과 같다. 뛰어내리고 얼마 동안은 기분이 좋다. 젊음의 바다를 유유히 항해하는 듯하다. 게다가 우리는 지금 날고 있지 않은가! 손해 보는 것 같지 않고 기분이 아주 좋다. 그러다가 점점 바닥이 가까워지면 비로소 '그다지 좋은 생각이 아니었구나'라는 생각이 든다. 갑자기 무시무시한 유해 복부 지방이 모습을 드러내고 점점 늘어난다. 아무리 노력해도 없앨 수가 없다. 몇 주간 열심히 다이어트도 해 보고 운동도 해 보았지만 복부 지방은 끄떡도 하지 않는다. 주위를 둘러보니 우리 같은 사람들이 멀뚱멀뚱 서 있다. 우리는 다이어트하면 괜찮아질 거라고 위로한다. 그러나 효과가 없다.

올바르게 먹고 운동하는 것만으로 이미 손상된 대사 작용을 되돌릴 수 있을까. 호르몬 최적화와 건강한 대사 작용만으로 우리의 건강을 되돌릴 수 있을까. 아마도 일부의 사람들만 성공해서 건강한 몸으로 돌아오지만 대다수는 퇴행성 질환을 앓는 무리에 합류한다. 관절염, 대사 증후군, 제2형 당뇨, 비만, 고혈압, 다리 부종, 피로, 면역계의 만성 기능부전 등이 여러분의 삶과 동행할 수도 있다.

유해 금속은 우리 모두가 직면한 문제이다. 은(silver) 아말감 충전 치료를 받은 적이 있다면 이 말에 공감할 것이다. 은 아말감에는 최강의 독성을 띤 중금속 중 하나인 수은이 50%나 함유되어 있다. 은(silver) 충전재라는 이름을 붙어 있어서 우리는 까맣게 몰랐지만, 이 치료제의 50%는 수은이다. 수은은 우리 뇌의 신경조직을 공격한다.

납(lead)도 문제다. 납은 우리 환경 속에 스며 들어 있다. 납은 오랫동안 페인트와 휘발유에 사용되어 왔다. 병원을 방문하여 모발검사나 혈액 중금속 검사를 받으면, 여러분 몸에 유해 중금속이 얼마나 축적되어 있는지 확인할 수 있다.

메디넥스 코리아에서는 모발검사로 중금속 오염과 영양상태를 검사하여 필요한 해독제나 영양소를 처방해 준다(상담전화: 02-921-2031).

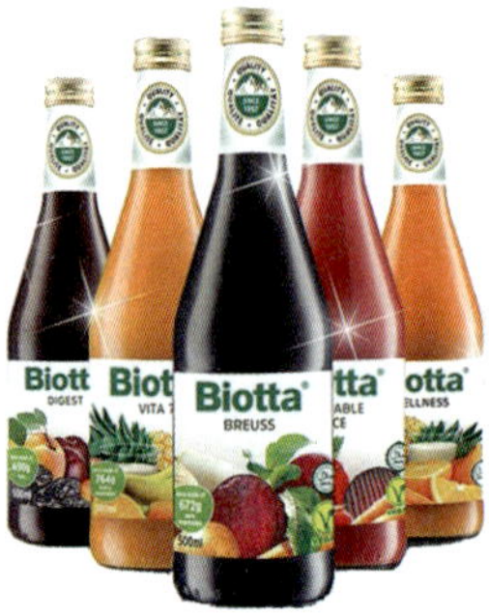

▶ 메디넥스의 바이오타 7일 디톡스 제품

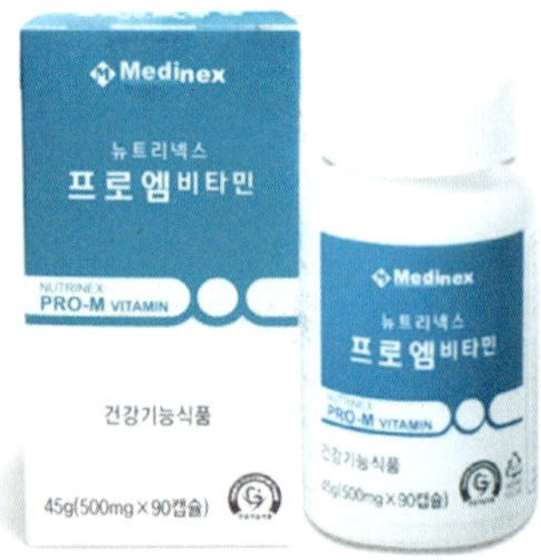

▶ 메디넥스의 프로엠비타민

킬레이트 치료는 의사에게 킬레이트 치료제를 처방받아 경구 또는 정맥으로 치료한다. 킬레이트는 알루미늄을 제거하는 가장 효과적인 방법이다. 알루미늄은 알츠하이머병을 앓는 환자의 뇌 신경섬유 다발 내에서 발견된 바 있다. 알츠하이머병 환자들은 킬레이트 치료로 큰 효과를 얻을 수 있다. 킬레이트 치료를 고려하기 전에 우리 몸의 해독 경로를 미리 뚫어 두어야 한다. 그래야 유해 금속이 몸 밖으로 배출된다.

알루미늄 팬이나 테플론 코팅 팬으로 요리하지 마라. 스테인리스 제품이나 무쇠 제품을 사용하는 것이 좋다.

킬레이트 요법

독성 금속 중독을 치료하기 위해 킬레이트제를 투여하는 것이다. 이러한 킬레이트제는 중금속의 과다복용, 중독 또는 축적된 경우 신체에서 중금속을 제거하는 데 사용된다.

◆ 이외의 다른 방법들

스트레스를 해소하라

스트레스는 독성의 주요 원인이다. 스트레스를 상쇄시키거나 피하거나 제거할 수 있는 방법을 확보하라. 침술, 마사지, 마음을 진정시키는 허브 등을 고려해 볼 수 있다. 컴퓨터 앞에 한 시간 이상 앉아 있지 마라. TV를 멀리하라. 특히 밤에 폭력적인 프로그램을 시청하면, 자고 나도 상쾌하지 않다. 기생충, 효모, 기타 감염 등 몸 내부에서 기인하는 독소를 제거하라.

땀을 흘려라

더운 날에는 밖에 나가 일하거나 운동하도록 한다. 사우나에 앉아 있는 것도 좋다. 매일 수 시간씩 땀을 흘려 피부를 해독시킨다. 습관처럼 실천하라.

움직여라

계속 움직이도록 한다. 해독을 위해서는 움직여야 한다. 하루 수 시간 컴퓨터 앞에 앉아 있었다면, 일어나서 밖으로 나가 걷거나 운동하라.

충분한 수분을 섭취하자

하루 여덟 잔 이상의 물을 마시도록 한다. 차 또는 레몬수도 좋다. 땀을 많이 흘리면 물을 더 많이 마셔야 한다.

독소 청소를 할 때 몸을 보양한다

감기에 걸리거나 발진이 있거나 그 외 디톡스 증상이 나타나면 비타민이나 충분한 휴식, 충분한 수분 섭취 등으로 몸의 해독 작용을 지지해 주어야 한다. 열이 나면 열을 낮추려 하지 말고 그냥 둔다. 약물을 복용하면 해독 효과가 억제될 수 있다.

해독을 위한 사우나

땀을 내는 것은 해독을 위한 매우 효과적인 방법이다. 땀의 독소 농도는 혈액의 2~10배에 달한다. 사우나의 또 다른 장점은 혈청 성장호르몬 농도를 증가시키는 것이다. 핀란드 사우나에 대한 한 연구에서, 사우나 후 성장호르몬이 142% 증가했다. 그러나 한 시간 뒤 사우나 이전의 농도로 떨어졌다.

1주일에 3~4회 원적외선 사우나를 한다. 또 운동할 때마다 땀복을 입어 땀을 충분히 배출시킨다. 원적외선 사우나는 일반 사우나보다 해독 효과가 훨씬 더 좋다. 여러분의 지방 조직에 축적된 독소 제거에 더 도움이 되기 때문이다.

원적외선 사우나를 이용할 때 주의할 점이 있다. 원적외선 사우나는 해독 속도가 매우 빠르지만 처음에는 하루 15분으로 시작하고 각자의 상태에 맞게 조금씩 시간을 늘린다. 어지러울 때까지 사우나에 오래 앉아 있으면 해로울 수도 있다.

다이옥신과 기타 독소 배출을 위해 휴대용 접이식 원적외선 사우나를 활용하는 것도 좋은 방법이다. 이런 방법으로 지방에 축적된 독소를 땀으로 배출할 수 있다. 피부를 통해 독소를 제거시키는 것은 중요하다. 휴대용 원적외선 사우나는 사용하기 쉽다. 사우나 윗부분으로 머리를 내밀 수도 있다. 머리의 열을 식히면 몸의 나머지 부분에 가해지는 열을 수월하게 견딜 수 있어서 충분한 시간 동안 땀을 낼 수 있다. 팔을 넣고 빼는 구멍을 만들면, 책을 읽거나 타이핑을 하면서 몇 시간 동안 사우나에 앉아 있을 수 있다. 원적외선 사우나는 일반 사우나보다 훨씬 더 효과적이다. 원적외선은 축적된 지방에 침투하여 독소를 이동시켜 땀으로 배출시키기 때문이다. 또한, 자신만의 사우나실을 갖는 셈이므로 다른 사용자들의 몸에서 빠져나온 독소에 둘러싸여 호흡하지 않아도 된다는 장점이 있다.

적외선 사우나 후에는 충분히 샤워하여 피부에 남아 있는 독소를 씻어낸다. 매번 깨끗한 수건을 사용하도록 한다.

원적외선 사우나는 세포 복구를 증진시키고 땀을 통한 독성물질 배출을 5~15% 증가시킨다. 또, 혈류를 증가시키고 운동할 수 없는 상황에서도 활용할 수 있다. 땀으로 소실된 미네랄 보충을 위해 보충제를 복용한다. 수분 섭취는 매우 중요하다. 사우나 전과 사우나 후, 땀을 내는 동안에도 물을 많이 마시도록 한다.

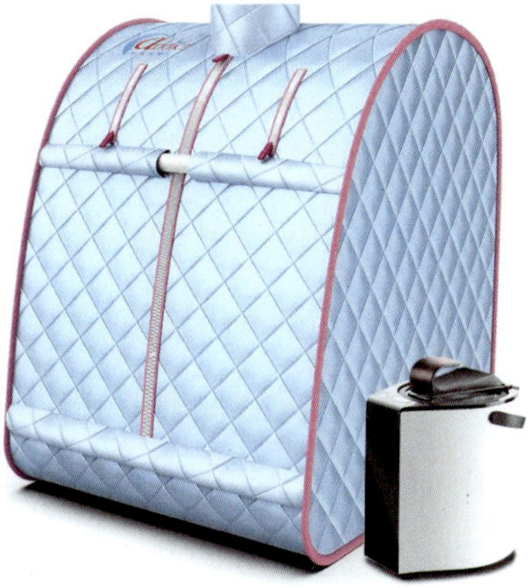

▶휴대용 미니사우나

대장 청소

대장 청소 또는 관장은 해독의 탁월한 수단이다. 중금속도 제거된다. 대장 청소를 하면 대변이 장에 머무는 시간을 줄일 수 있다. 따라서 장내 독성 화합물이 몸에 흡수되는 시간을 줄인다. 커피 관장은 몸의 독소를 제거하는 매우 효과적인 방법이다. 하지만 각성 효과가 있기 때문에 오후에 시행하면 야간 수면을 방해할 수 있다.

대장 청소와 관장은 장의 독성물질 배출을 위해 빼놓을 수 없는 매우 중요한 방법이다. 처음에는 일주일에 2번 시행하고 축적된 찌꺼기를 제거한다. 45분 동안 관장액으로 불리면, 장에 붙어있던 독성물질이 느슨해지면서 떨어져 나온다. 이 과정을 몇 주 지속하면, 본격적으로 독성물질이 배출되기 시작한다. 이 방법은 기생충과 배출물 제거에도 좋다. 장이야말로 기생충이 숨어 있는 장소이기 때문이다. 이 방법을 사용해 본 많은 사람들이 건강상태의 현저한 개선, 체중 감소, 평화와 행복을 경험했다고 보고하였다.

만약 대장 청소가 가능하지 않은 상황이라면, 가정용 관장액으로 시작해 볼 수도 있다. 관장은 수천 년 동안 건강을 위해 사용되어 온 간단한 시술이다. 지금처럼 약이 보편화되기 전, 관장은 가정이나 요양원에서 주기적으로 사용되었다. 지금도 많은 건강센터에서 사람들의 회복을 돕는 방편으로 활용되고 있다. 그냥 실천하면 된다. 우리의 장, 간, 쓸개에 독소가 쌓이도록 둘 수는 없다. 인터넷 검색을 하면 관장하는 방법을 찾을 수 있다.

만약 배변이 규칙적이지 않다면 배변을 촉진시켜야 한다. 대장 청소는 정체된 장 운동성을 회복시킬 수 있다. 장의 운동성을 유지하기 위해서는 물을 많이 마시고(하루 최소 여덟 잔) 채소를 많이 섭취해야 한다. 식사 섭취량의 80%를 채소로 구성한다. 구연산과 마그네슘을 충분히 복용하면 변비를 호전시킬 수 있다. 비피더스 유산균, 차전자피 식이섬유도 변비에 큰 도움이 된다.

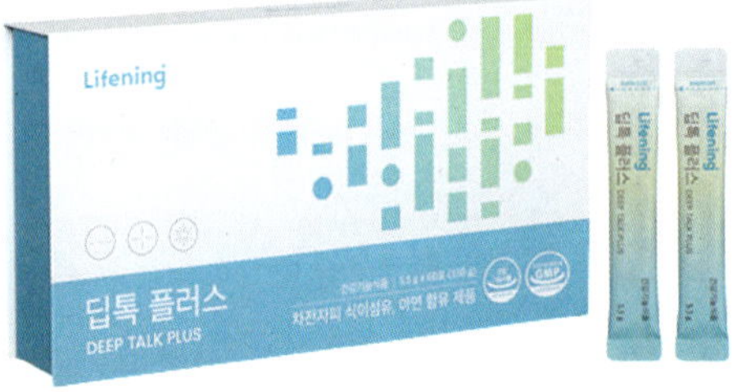

▶ 차전자피 식이섬유

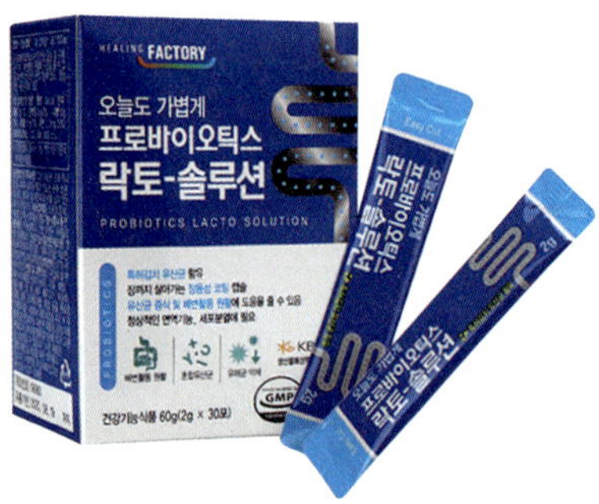

▶ 비피더스 유산균

일단 여러분 몸의 해독 경로들이 열리고 나면, 다른 해독 치료(예: 림프 배액법)도 시도해 볼 수 있다. 독성물질의 양을 줄이면 간의 부담을 줄일 수 있다. 해독 경로가 뚫리고 나면 다른 해독 방법을 사용해도 디톡스 증상이 강하게 나타나지 않을 것이다. 림프 배액법은 부종이 있는 부위에 마사지를 해서 부종을 제거하는 방법이다.

◆ 건강 재생의 3단계

더 높은 수준의 건강에 도달하기 위해서는 조직 재생의 3단계를 거쳐야 한다. 이 3단계는 제거 단계, 이행 단계, 구축 단계이다.

제거 단계

해독을 위해 부지런히 노력하면 1단계에 도달한다. 1단계에서는 독소들이 결합제에 붙어서 피부, 간, 콩팥, 림프계, 창자, 폐 등 제거 통로를 통해 몸에서 제거된다.

이행 단계

오래되고 병든 조직이 새로운 조직으로 대체된다. 이것이 이행 단계이다. 이행 단계가 끝날 무렵, 즉 충분한 건강이 구축되어 질병을 영구히 떨쳐낸 상태가 되면, '회복 위기'라는 것이 올 수 있다. 이 점을 미리 알고 있어야 한다. 다음 단계인 구축 단계에 도달하고 싶다면, 회복 위기가 지나갈 때까지 기다려야 한다. 이 위기를 억누르려고 여타 조치를 취하지 마라. 만약 단식 중에 회복 위기가 발생한다면, 단식을 중단하지 마라. 위기 증상을 완화시키려고 불필요한 약물을 복용하지 마라. 지금 당장은 피할 수 있을지라도 결국 나중에 또 다른 회복 위기를 겪어야 한다. 충분히 휴식하면서 몸이 독성을 배출하도록 가만히 놔두라. 지금까지 여러분이 비축해 둔 에너지 보유량에 따라 회복 위기는 일주일이 될 수도 있고 그 이상 지속될 수도 있다.

구축 단계

회복 위기가 지나고 나면, 몸 상태가 훨씬 나아지기 시작하고 더 많은 에너지를 얻게 된다. 이때부터 여러분은 건강한 상태로 돌아온다.

회복 위기는, 독소로 가득 찬 점액과 분비물을 제거하기 위해 우리 몸이 가장 힘들게 일하고 있을 때 나타나는 현상이다. 장의 독소 배출은 항상 회복 위기를 수반한다. 장 독소 제거는 우리가 상상 못할 정도로 격렬하리라 추정된다. 회복 위기는 통상적으로 3~7일 동안 지속된다. 그리고 회복 위기는 만성질환의 회복을 알리는 전조이다.

회복 위기는 가장된 축복이다. 여러분의 신체 기관 전체가 합심하여 독소 제거를 위해 노력하고 있다. 오래되고 병든 조직들이 새롭고 건강한 조직으로 대체되고 있다. 회복 위기는 오래된 조직이 새로운 조직으로 대체되는 그 순간에 일어난다. 앞 단계에서 식단을 개선하고 생활습관을 변화시켰기 때문에 여러분의 몸은 충분한 힘을 비축할 수 있었고, 그 힘을 이용해서 그동안 쌓였던 독성을 제거할 수 있었던 것이다. 회복 위기와 질병 위기는 둘 다 사전 경고 없이 들이닥치는 경우가 많다. 간혹, 회복 위기의 전조 증상을 알아채는 분도 있을 것이다. 그런 분들은 위기 발생 수일 전, 몸이 평소와 다르다고 느낀다. 그리고 며칠 후, 격렬한 힘으로 장에서 독성이 배출되기 시작한다. 액화된 독성 노폐물이 배출된다. 이제 여러분의 몸이 디톡스 모드로 들어가는 것이다.

2

수면

성장호르몬은 주로 수면 중에 분비되므로, 우리는 매일 밤 숙면을 위해 가능한 모든 방법을 동원해야 한다.

수면을 하지 않으면 성장호르몬 생산에 문제가 생긴다. 성장호르몬이 없으면 신체 조직은 무너지기 시작한다. 수면 패턴의 붕괴는 신경 세포의 회복을 방해하여 우울증을 유발할 수 있다.

◆ 수면 주기

우리는 잠을 잘 때 서서히 잠들어서 깊은 잠에 빠졌다가 아침에 깨어나는 것이 아니라 대략 90분을 주기로 깊은 잠(비렘수면)에 빠졌다가 얕은 잠(렘수면)으로 오고 다시 깊은 잠을 자다가 다시 얕은 잠을 자는 패턴을 아침까지 4~6회 반복한다.

수면

- **렘수면:** 수면의 일종. 전체 수면의 약 20~25%를 차지하며 성인의 경우 하룻밤에 4~6회 반복하는데, 이때 안구운동이 빠르고 뇌의 활동이 깨어 있은 것에 가까운 얕은 수면이다. 꿈을 꾸는 시기.
- **비렘수면:** 렘수면이 아닌 1~4단계 수면을 가리킨다. 안구 운동이 실질적으로 없고, 심박률과 호흡이 두드러지게 감소하며, 근육이 이완된다.

▶ 수면의 종류

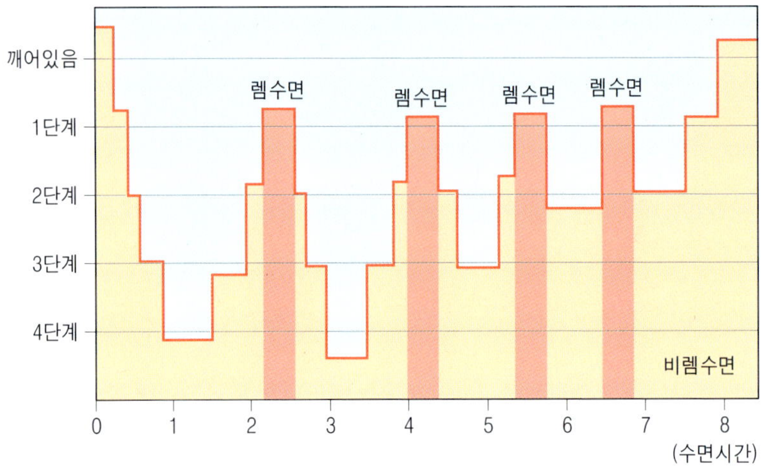

▶수면 주기

성장호르몬은 첫 번째의 깊은 수면(비렘수면) 동안 더 많이 분비된다. 취침 전 과식은 금물이다. 대부분의 성장호르몬은 취침 후 첫 수 시간 동안 분비된다. 탄수화물을 많이 먹고 자면 혈액 내 인슐린 농도가 높아지고, 인슐린은 수면 중 성장호르몬 분비를 억제한다.

적어도 취침 3시간 전에 식사를 마쳐라. 물론 4시간 전이면 더 좋다. 취침과 마지막 식사 사이에 이 정도 시간 여유를 주면 잠들기 전에 음식물이 소화되어 인슐린 농도가 떨어진다. 인슐린 농도가 낮으면, 성장호르몬 생산이 최고로 분비된다. **인슐린 농도가 낮아야 뇌는 비정상적으로 형성된 판(plaque)과 신경반(tangle)을 밤 사이 청소할 수 있다. 그렇지 않으면, 이 불필요한 찌꺼기들이 뇌에 쌓여 알츠하이머병을 유발할 수 있다.** 최근의 연구에 의하면 지속적인 수면 부족은 우울증, 치매, 면역질환을 일으킬 수 있다.

판과 신경반(plaque and tangle)은 알츠하이머 치매(AD)에서 축적되는 죽은 신경세포들의 찌꺼기이다.

Alzheimer's Disease

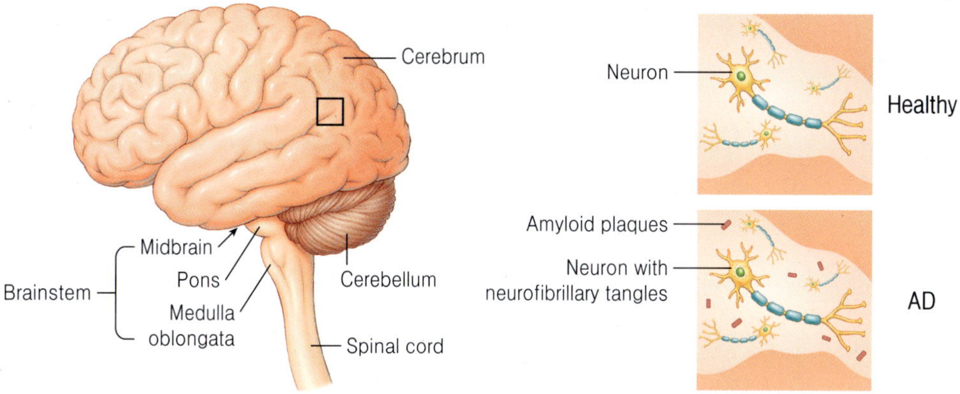

▶정상인과 알츠하이머 치매(AD) 환자의 뇌

근육을 만들고 싶다면 수면을 소홀히 해선 안 된다. 우리 몸은 수면 중에 재생과 치유 작업을 수행하기 때문이다. 저항 운동(근력 운동) 과정에서 분해 또는 파괴된 근육이 수면 중에 재건되고 이전보다 더 강해진다.

근육량을 최대로 키우기 위해서는 수면의 질과 양을 모두 고려해야 한다. 대부분의 경우 7~8시간의 수면으로 충분하다. 수면 시간이 더 필요한 사람들도 있다. 사람들마다 충분히 휴식했다고 느끼는 정도가 다르다. 따라서 자신에게 적합한 수면 시간을 알고 있어야 하고 그만큼의 수면 시간을 확보해야 한다.

아침에 깨어났을 때 푹 쉬었다는 느낌이 들 정도가 되어야 한다. 부신 기능부전이 있으면 적절한 수면을 취할 수 없다. 수면 시간이 아무리 길어도 지친 상태로 깨어난다. 자고 난 후에도 개운치 않고 피곤하다면, 부신 기능 회복에 신경 써야 한다. 우선 스트레스를 받지 않도록 하고 스트레스를 받아도 가능한 빨리 풀어주어야 한다.

수면 부족은 체중 증가, 면역계 손상, 대사증후군과 연관이 있다고 추정된다. 호르몬 균형 치료를 계획할 때, 적절한 수면은 언제나 필수 요소 중 하나이다. 또한 집중력을 떨어뜨린다. 집중력 부족은 내과적 질환, 정신 장애, 교통사고의 가능성을 높인다.

수면 박탈은 타인들에게도 치명적인 해를 가할 수 있다. 수면 박탈은 심각한 교통사고를 유발할 수 있다. 수면 박탈 상태에서 술을 마시면 교통사고 확률이 훨씬 더 높아진다.

◆ 수면에 도움이 되는 방법

① 취침 전 마그네슘 복용을 잊지 마라. 소홀히 여기고 넘어가는 경우가 종종 있다. 마그네슘 결핍은 불면증 원인 중 하나이다. 마그네슘은 신경계에 대한 강력한 이완제이다. 효과가 강력하여 임신부의 발작 조절에도 사용되고 있다.

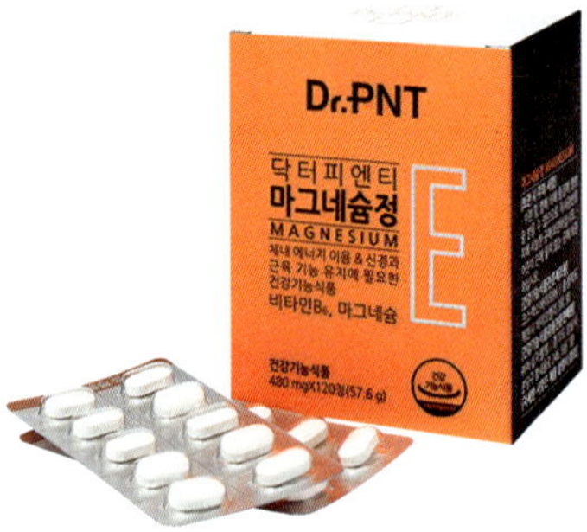

▶ 마그네슘정

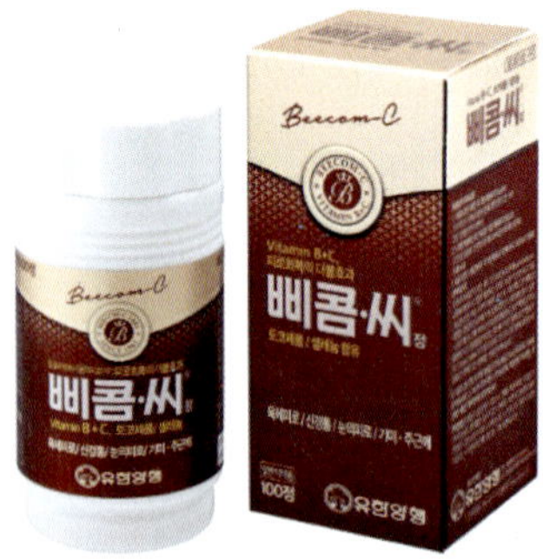

▶ 삐콤씨

② 낮 동안 푹 쉴 수 있는 시간을 확보하라. 이것은 여러분에게 필요한 휴식을 확보하는 중요한 전략이 될 것이다.

파워 낮잠을 취하라. 한낮에 자리에 누워 7~20분 동안 눈을 붙여라. 7~20분은 파워 낮잠에 적당한 시간이다. 낮잠을 너무 오래 자면 야간 수면에 방해가 될 수 있다.

수면은 몸의 피로를 풀어주고 에너지를 충전하며 꿈을 통해 정신적 스트레스를 풀어주어 뇌가 자가-해독하는 시간이므로, 수면이 부족하면 독성 물질이 뇌에 축적될 수 있다. 깨어 있을 때보다 자고 있을 때 뇌의 대사성 노폐물이 더 효과적으로 제거된다. 만성적인 수면 부족은 알츠하이머 치매나 파킨슨병이 발생 또는 악화될 수 있다.

③ **적절한 영양은 세로토닌 생성에 필수적이다. 세로토닌은 수면을 돕는 신경전달물질이다. 충분한 수면을 위해 세로토닌분비를 돕는 영양 공급은 아주 중요하다.** 불충분한 영양 공급은 불면증의 원인이 될 수 있다. 적절한 영양은 세로토닌 생성에 필수적이기 때문이다.

세로토닌

세로토닌은 인체에서 분비되는 화학 물질로 신경 전체에 신호를 전달하는 일종의 신경전달물질이다 주요 기능은 정서적 안정성을 유지해주기 때문에 행복호르몬으로 알려져 있다. 또 세로토닌은 기억력과 집중력, 수면 등에도 영향을 미친다. 낮에 적절히 분비된 세로토닌은 저녁이 되어 멜라토닌으로 변환되는데, 수면 호르몬인 이 멜라토닌 덕분에 깊은 잠을 잘 수가 있다.

세로토닌을 만드는 원료는 트립토판이라는 필수 아미노산이다. 체내에서는 생성되지 않아 음식을 통해서 보충해야 하며 단백질이 풍부한 식품, 즉 소고기, 돼지고기, 닭고기, 연어, 우유, 달걀, 콩, 요구르트, 치즈, 바나나 등을 통해서 섭취할 수 있다. 세로토닌은 햇빛과도 관계가 깊어서 햇빛을 받으면 받을수록 활발하게 분비된다. 하루 15분 이상 가벼운 산책과 함께 햇볕을 쬐면 하루에 필요한 세로토닌이 분비된다.

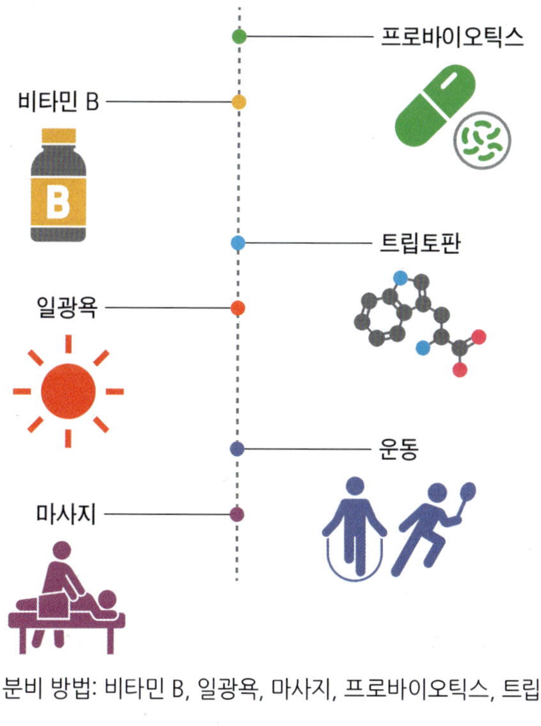

▶ 세로토닌 분비 방법: 비타민 B, 일광욕, 마사지, 프로바이오틱스, 트립토판, 운동

④ 수면에 좋은 허브 복합제로는 시계풀(passionflower), 레몬 밤(lemon balm), 골무꽃(skullcap), 홉(hops), 아쉬와간다(ashwagandha), 5-히드록시트립토판(HTP), 멜라토닌, 비타민 B 복합체 등이 있다.

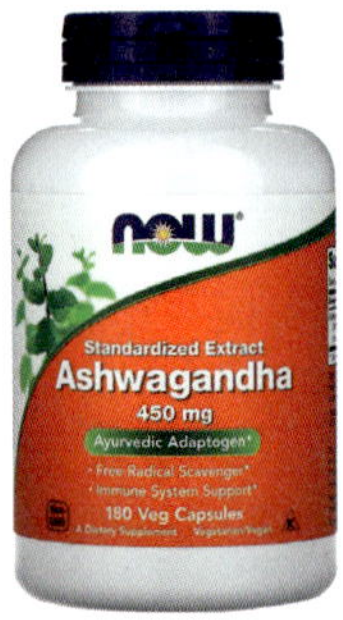

▶ 아쉬와간다

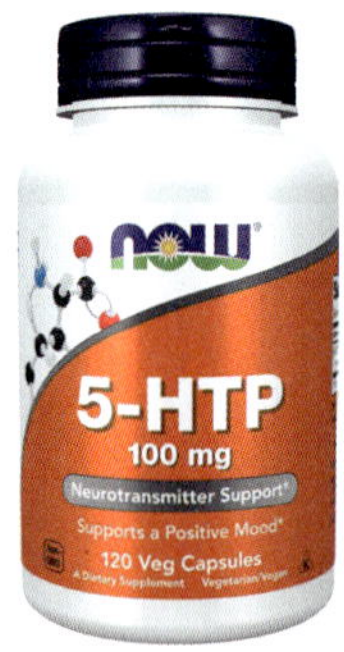

▶ 5-히드록시트립토판

수면은 호르몬 균형과 신체 회복을 위해 가장 중요한 요소이다. 당장 오늘 밤부터 충분한 잠을 청해보자. 늦게까지 안 자고 깨어 있을 때 여러분의 호르몬 균형은 파괴된다. 만약 늦게까지 자지 않거나 밤중에 깨거나 밤샘 작업을 하는 편이라면, 이제 나쁜 수면 습관을 버리고 하루 7~8시간의 야간 수면을 실천하자.

⑤ **침실을 완전히 어둡게 하라.** 어둠은 수면을 돕는 중요한 요소이다. 불빛이 새어 나오는 부위는 절연 테이프로 가려라. 여행 중에는 TV, 시계, 전자레인지 등 모든 전자기기의 코드를 뽑고 자기 전에 안대를 착용하라.

⑥ **침실을 시원하게 유지하라.** 최적의 수면을 위한 이상적인 온도는 15~19℃이다.

⑦ 취침 한 시간 전부터 TV, 컴퓨터, 휴대폰을 포함한 모든 전자기기를 꺼라. 이러한 전자기기들은 블루 라이트(가시광선에 속하는 청색광)를 발산한다. **블루 라이트는 멜라토닌 생산을 방해한다. 멜라토닌은 야간 숙면을 돕는 수면 호르몬이다.**

⑧ 수면제는 여러 가지 방법을 동원해도 효과가 없을 때 전문가와 상담한 후에 처방받아야 한다.

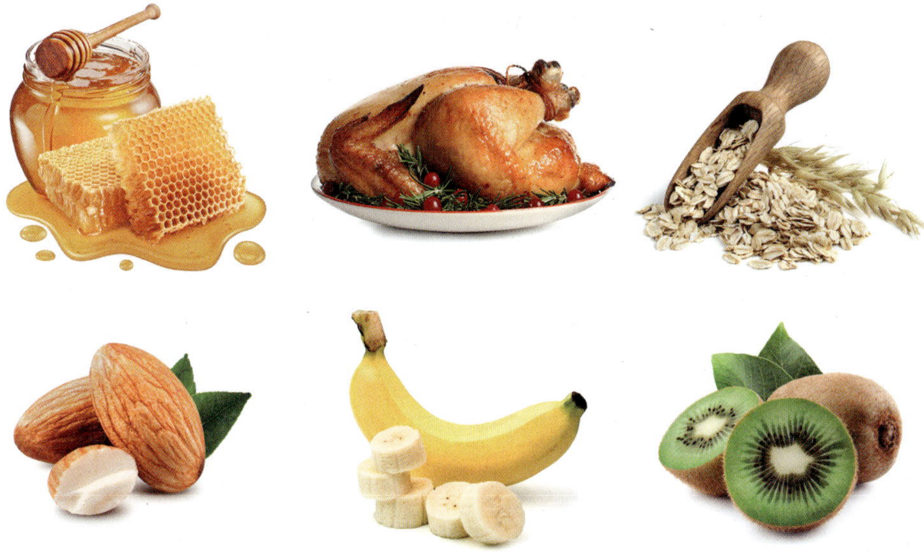

▶수면에 도움이 되는 식품: 꿀, 칠면조, 귀리, 아몬드, 바나나, 키위

◆ 수면의 질을 최적화하기 위한 팁

- 아침에 일어나면 일단 여러분의 눈을 햇빛에 노출시킨다. 일주기 리듬을 설정하는 데 도움이 된다.
- 힘든 작업은 적어도 취침 세 시간 전에 마무리하라.
- 하루 마지막 식사는 적어도 취침 3시간 전에 마쳐라.
- 카페인을 제한한다. 특히 오후에는 마시지 마라.
- 백색소음(넓은 음폭을 가지고 있어 귀에 쉽게 익숙해지는 소음. 파도 소리나 빗소리 등)은 수면에 도움이 된다.
- 전자기기를 침실에 두지 마라.
- 수면 중에는 와이파이를 끄고, 주위의 전자기장 상태를 전체적으로 확인하라. 가장 좋은 방법은 와이파이 대신 유선을 사용하는 것이다. 가능하면 자기 전에 침실의 모든 전원 스위치를 끈다.
- 빠른 입면의 비밀은 체온에 있다. 깨어있을 때 사람의 심부 체온은 피부 온도보다 약 2℃ 정도 높은데, 이 차이를 줄여주면 잠이 잘 오게 된다. 이를 위해 가장 효과적인 방

법은 잠이 들기 90분 전쯤에 목욕을 하는 것이다. 목욕을 하면 심부 체온이 오르고 조금 지나면 그에 대한 피드백 작용으로 목욕을 하기 전보다 심부 체온이 더 떨어지게 된다. 그 과정에서 손과 발로 열을 방출하게 되므로 피부 온도가 올라 심부 체온과 피부 온도의 차이가 2℃ 이하로 줄어든다(목욕이 힘들다면 샤워나 족욕도 좋다). 이처럼 자고 있을 때는 피부로 열을 방출해야 하므로 수면양말을 신고 자면 안 된다. 자기 전에 수면양말로 발을 데웠다가도 잘 때는 벗고 자야 한다. 머리에서도 열을 방출하기 위해 메밀 베개나 플라스틱 알갱이가 들어간 베개를 쓰는 것도 좋은 방법이다(물론 이불, 배게, 매트릭스 등은 본인이 느끼기에 편한 것을 쓰는 것이 제일 좋다.)

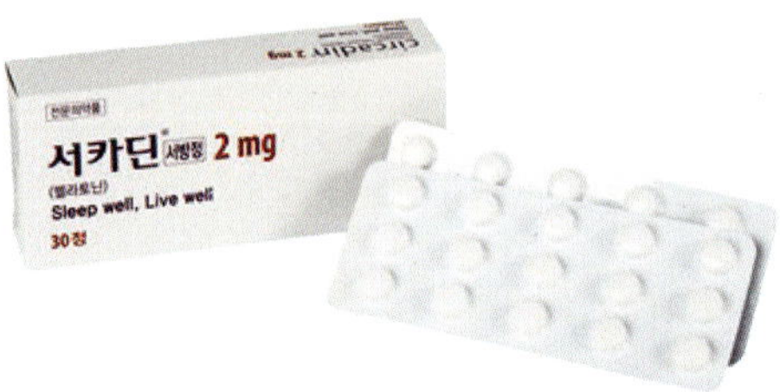

▶멜라토닌

- 멜라토닌 복용: 외국에서는 멜라토닌이 건강기능식품이지만, 국내에서 멜라토닌은 의사의 처방을 받아야하는 전문의약품이다. 불면이 있을 때 멜라토닌은 수면의 질을 개선시킬 수 있다. 일찍 자고 충분한 수면을 확보하도록 노력해 보라.

◆ 불면증을 치료하자

성인의 3/1 정도가 일생동안 어떤 형태이든 수면장애를 경험한다고 한다. 불면증은 잠이 안 들거나 수면 도중에 잠이 깨거나 아침에 너무 일찍 깨는 것 등이 주요 증상이며 불면증의 지속시간에 따라서 일시적인 불면증과 만성 불면증으로 구분된다. 대개 사별이나 이별과 같은 상실 경험, 생활상의 큰 변화, 가족이나 직장에서의 심각한 갈등이 있으면 심한 불안감이나 우울감을 보이며 정상적으로 수면을 이루기 어려운 경우가 많다. 일시적인 불면증은 처음에 불면증을 촉발시켰던 스트레스 요인이 사라지거나 스트레스에 적응하게 되면 자연히 없어지게 된다.

뚜렷한 이유 없이 불면증이 발생하여 1개월 이상 지속되면 불면증의 진단을 내릴 수 있다. 만성적으로 수면이 부족하면 우리 몸에 큰 부담이 되고 집중력과 기억력이 감퇴되며, 정서적으로 불안정해지고 매사에 의욕이 없어진다. 따라서 정확한 진단과 검사를 통해

불면증의 원인을 찾아 치료하는 것이 바람직하다.

흔히 수면제를 장기간 복용하면 치매의 원인이 된다고 생각하는 분들이 많은데 오히려 장기간에 걸친 수면 부족이 우울증, 치매, 암을 유발할 수 있으니 불면증을 개선하거나 치료해야 한다.

◆ 불면증의 치료 원칙

① 잠자기를 포기하라. 책을 읽거나 음악을 듣거나 샤워를 한다.

② 잠을 자야한다고 생각하지 말고 휴식을 취하면 된다고 생각하라.

③ 잠드는 시간과 일어나는 시간을 일정하게 하라. 특히 일어나는 시간을 지켜라. 수면은 습관이다.

④ 따뜻한 물로 샤워한다.

⑤ 벽시계를 치운다.

⑥ 낮잠은 자지 않는다. 단 점심 식사 이후 20~30분의 낮잠은 괜찮다.

⑦ 카페인이 많이 든 음료는 삼가한다.

⑧ 적당한 운동은 좋지만 밤늦게 하는 운동이나 격렬한 운동은 피한다.

⑨ 여러 가지 방법을 동원해도 잠이 안 오면 내성이 적은 수면제를 사용하자.

⑩ 복식호흡, 스트레칭, 명상이 도움이 된다.

⑪ 조명, 소음, 온도, 습도에도 관심을 가지자.

⑫ 초저녁의 흥분을 피하라. TV보다 독서가 좋다.

3

호르몬 균형

호르몬이 부족하면, 우리 몸은 비타민, 미네랄과 같은 영양소들을 효율적으로 이용할 수 없다. 최적의 건강을 위해 성호르몬뿐만 아니라 부신 호르몬(코티솔, 디히드로에피안드로스테론), 갑상샘 호르몬, 비타민 D, 멜라토닌, 성장호르몬의 최적화도 중요하다. **모든 호르몬의 최적화 및 균형을 위해 노력하라. 그러면 운동, 식이, 보충제의 효과를 최고 수준으로 올릴 수 있다.**

◆ 인슐린 농도는 성장호르몬 생산에 매우 중요하다

인슐린은 우리 몸의 혈당을 조절하는 호르몬이다. 인슐린은 식후, 특히 탄수화물 섭취 후 큰 폭으로 상승한다. 인슐린은 근육과 지방 내에 당을 저장하는 역할을 맡고 있다. 우리들 대다수는 대체로 인슐린 농도가 매우 높다. 생활습관이 좋지 않기 때문에 인슐린 농도가 하루 종일 치솟아 있다. 이렇게 되면 인슐린 저항이 나타나고, 더 악화되면 당뇨병이 발생한다.

성장호르몬 분비를 증가시키는 가장 쉬운 방법은 운동과 단식이다. 운동과 단식은 인슐린 농도를 떨어뜨리기 때문이다. 단식할 때 인슐린 농도가 떨어지는 이유는, 음식이 몸에 들어오지 않으면 인슐린이 필요 없기 때문이다. 운동이 인슐린 농도를 떨어뜨리는 기전은 운동 중인 근육이 혈액 내 당을 에너지원으로 사용하여 소모시키기 때문이다. 따라서 인슐린이 필요하지 않다.

인슐린과 성장호르몬은 세포 내로 들어가려고 서로 경쟁하는 관계이다. **성장호르몬은 수면 중에 분비되므로, 취침 전 수 시간 동안 금식하는 것이 중요하다.** 인슐린이 낮으면 성장호르몬 농도가 증가하여 지방을 분해시키고 근육을 강화시킬 수 있다.

성장호르몬 농도를 떨어뜨리고 싶은가? 가장 쉬운 방법은 체중을 늘리거나 뚱뚱해지는 것이다. **비만은 인슐린 농도를 높은 수준으로 밀어 올린다. 고농도의 인슐린은 인슐린 저항을 유발하고 제2형 당뇨병의 원인이 된다.** 이것은 우리가 원하는 바가 아니다. 우리가 원하는 건 성장호르몬의 생산과 호르몬의 효율성을 극대화시키는 것이다.

◆ 당뇨병 치유를 위한 4가지 규칙

① 지나친 과당(fructose)의 섭취를 피한다. 여기에서 과당은, 일반적으로 사용되는 과립 설탕뿐만 아니라 가공식품이나 음료에 함유된 유해한 고(high)과당 식품을 포함한다. 과일에 들어 있는 과당도 마찬가지다. 대다수의 사람들은 과일을 건강식품으로 생각하고 '과일과 채소'를 하나의 범주로 간주하곤 한다. 그러나 과일 섭취를 적당히 조절하여 과당을 제한해야 한다.

② 탄수화물 섭취를 줄이고 몸에 좋은 지방으로 대체한다.

③ 가능한 가공되지 않은 자연식을 섭취한다. 가공식품의 섭취를 자제하라.

④ 간헐적으로 단식하라.

◆ 결핍된 호르몬을 모두 보충해 준다

핵심은, 모든 호르몬을 동시에 검사해야 한다는 것이다. 나이 들면서 감소하는 모든 호르몬들을 확인하면서 성장호르몬 수치도 확인하라. 성장호르몬 감소는 그냥 넘어가기 쉽다. 성장호르몬이 부족한 경우 최상의 조치는 다른 호르몬을 보충할 때 성장호르몬도 함께 보충하는 것이다. 성장호르몬은 수용체를 상향 조절시켜 다른 호르몬의 작용까지 증가시킨다. **성장호르몬은 에스트로겐, 프로게스테론, 프레그네놀론, 테스토스테론 및 다른 모든 호르몬의 수용체를 수적으로 증가시킨다.**

성장호르몬을 보충하면, 다른 호르몬을 보충할 필요성이 사라지거나 투여량을 줄일 수 있다. 에스트로겐과 테스토스테론은 성장호르몬을 증가시키고, 성장호르몬은 에스트로겐과 테스토스테론을 증가시킨다. 만약 성장호르몬이 최적 수준 미만 또는 결핍 상태에서 다른 호르몬을 보충하고 있다면, 해당 호르몬의 효과는 현저히 떨어진다. 다른 호르몬을 보충할 때 성장호르몬을 추가하면, 해당 호르몬의 효과가 높아져서 해당 호르몬의 용량을 줄일 수 있다.

부신 기능부전이 있는 사람들은 성장호르몬 주사 사용을 피해야 한다. 그 대신 부신 치료에 집중해야 한다. 성장호르몬 주사는 코티솔 농도를 낮추기 때문에 부신 피로나 쇠약 증상이 있는 사람들에게 사용해선 안 된다.

◆ 성장호르몬은 다른 호르몬들의 작용을 원활하게 해 준다

성장호르몬은 세포의 문을 여는 문지기와 같아서 다른 호르몬이 세포 내로 들어가 각자의 일을 할 수 있게 해 준다. 성장호르몬은 여러분 몸 곳곳에서 에스트로겐, 프로게스테론, 프레그네놀론과 그 외 모든 호르몬들을 세포 내로 입장시켜 여러분의 건강을 지켜 준다. 성장호르몬은 수용체를 '상향조절'시키고 세포의 수용체 수를 증가시켜 다른 호르몬들의 작용을 원활하게 이끈다.

호르몬은 서로서로 영향을 주고받는다. 상호작용은 양방향으로 일어난다. 성장호르몬을 최적화하면 다른 호르몬을 보충할 필요성이 사라지거나 용량을 줄일 수 있다. 마찬가지로, 다른 호르몬들을 최적화하면 성장호르몬을 보충할 필요성이 사라지거나 용량을 줄일 수 있다. 테스토스테론, 에스트로겐과 그 외 다른 호르몬들은 성장호르몬 분비를 촉진시킨다. 서로 시너지(상승) 효과가 있다. 우리 몸이 인지하는 생동위성(bioidentical, 인간의 호르몬과 구조와 기능이 같은) 호르몬들을 사용하면 다른 여러 호르몬들의 효과가 높아진다.

◆ 여성에서 에스트로겐 및 프로게스테론 최적화는 성장호르몬을 증가시킨다

폐경기 여성에게 생동위성 호르몬(체내의 호르몬과 구조와 기능이 같은 호르몬)인 에스트라디올과 프로게스테론을 먼저 보충해 주면 성장호르몬 농도를 높일 수 있다. 생동위성 호르몬은 우리 몸에서 생산되는 호르몬과 구조와 기능이 동일하다. 생동위성 호르몬은 기억력과 인지능력 보존에 도움을 준다.

에스트라디올은 여성의 가임기 동안 분비되는 형태의 에스트로겐이다. 폐경기에 가까워지면 에스트라디올 생산량이 감소한다. 폐경기 여성들에게 생동위성 에스트라디올을 보충해 주면, 우리 몸의 성장호르몬 생산을 증가시킬 수 있다. 마찬가지로 성장호르몬 보충제는 에스트라디올 농도를 증가시킨다.

에스트라디올이 최적 수준 미만으로 떨어지면 성장호르몬도 덩달아 떨어진다. 이 현상은 폐경기 여성뿐만 아니라 모든 연령의 여성에게 해당된다. 시상하부-뇌하수체 축의 건강은 에스트라디올 농도에 좌우된다. 폐경 후 여성들에게 에스트라디올 보충제를 공급하면 성장호르몬 분비를 상당 수준 증가시킬 수 있다.

프로게스테론은 여성의 뼈조직 성장을 촉진하고 에스트로겐 농도를 균형 있게 조절한다. 에스트로겐 농도가 우세해지면 더부룩함, 경련성 통증, 감정 기복, 우울, 두통 등 원치 않는 증상이 나타날 수 있는데 프로게스테론은 이 증상들을 해소시킨다. **프로게스테론은 갑상샘 호르몬의 작용을 원활하게 이끌고 암을 예방한다. 프로게스테론은 성장호르몬 생산을 자극하고, 성장호르몬은 프로게스테론 생산을 자극한다. 프로게스테론, 에스트라디올, 성장호르몬 치료는 모두 골다공증에 효과적이다.**

항노화의사들의 진료 표준은 아무리 사소한 결핍이라도 절대로 무시하지 않고, 경증 또는 중등도의 호르몬 결핍증도 치료한다는 것이다. 항노화의사들은 인습적인 의사들과 달리, 호르몬 감소에 의한 문제가 심각해지기 훨씬 전부터 치료를 시작한다. 여기에는 에스트로겐, 프로게스테론, 테스토스테론, 갑상샘 호르몬, 부신 호르몬, 성장호르몬의 가벼운 결핍증이 포함된다. 호르몬이 증가된 경우도 마찬가지이다. 특히 많은 질환의 주범인 인슐린에 주의를 기울여 그 수치가 약간 상승한 시점부터 치료를 시작한다. 항노화 의사들은, 에스트로겐 농도가 다른 호르몬들보다 월등히 높아질 때 남성과 여성에게 발생하는 문제들을 잘 알고 있다.

여성의 경우 여성 호르몬인 에스트라디올과 프로게스테론을 노년에 복용하기 시작하면, 삶이 획기적으로 변화될 수 있다. 모든 사람에게 효과가 있지는 않지만, 성호르몬이 부족한 사람에게는 극적인 효과를 볼 수 있다. 어떤 의사들은 호르몬 주사를 맞으면 우리 몸의 호르몬 생산이 중단되기 때문에 호르몬 주사를 피하라고 하지만, 철저한 검사를 시행한 후 호르몬 결핍이 확인된 사람들에게는 호르몬 주사를 추천할 수 있다. 물론 주사제가 아니라 이 책에 나오는 다양한 방법들을 실천해가면서 주사제가 필요한 사람에게만 신중하게 투여한다면 건강한 삶을 유지할 수 있을 것이다. 에스트라디올과 프로게스테론은 처방전을 받아야 사용가능하다.

가임기 젊은 여성의 호르몬 상태와 유사한 수준을 유지할 수 있는 최상의 에스트라디올 사용법은 매달 1회 주기적으로 투여하면서 거기에 균형을 맞춘 적당량의 프로게스테론을 함께 투여하는 것이다.

◆ 테스토스테론 대체를 통해 성장호르몬 최적화하기

최적의 성장호르몬을 확보하려면 남녀 상관없이 테스토스테론 농도를 최적화할 필요가 있다. 테스토스테론은 대표적인 남성호르몬으로, 남녀 모두의 체내에서 자연적으로 생산되는 호르몬이다(안드로겐은 남성 생식계의 성장과 발달에 영향을 미치는 호르몬의 총칭으로 이 중 가장 강력한 남성호르몬이 테스토스테론이다).

여성보다 남성에서 훨씬 많은 양의 테스토스테론이 생산되지만, 결핍증은 남녀 모두에서 나타날 수 있다. 노화에 따른 남성의 테스토스테론 소실을 남성 갱년기(andropause)라고 한다. 미국에서 생식샘 저하증(저농도의 테스토스테론)이 있는 남성들의 수는 4~5백만 명에 달한다. 이 중 테스토스테론 치료를 받는 비율은 5~10%에 불과하다. 테스토스테론 농도가 낮아질 때 나타나는 일반 증상으로는 피로, 우울, 불안, 근육량 감소, 건망증, 성욕 감소 등이 있다.

테스토스테론을 증가시키면 건강상 많은 이득을 얻을 수 있다. 중년을 넘어선 남성들에게 테스토스테론을 보충해 주면 성장호르몬 분비가 증가한다. 성장호르몬을 억제하는 메커니즘이 둔화되기 때문이다. 테스토스테론은 남성의 성 발달을 유도하고 남성의 이차성징을 유발하고 유지시킨다. 남성의 테스토스테론 농도는 여성의 10~40배에 달한다. 테스토스테론은 남녀 모두에서 성욕 증가 및 항우울 작용을 한다.

테스토스테론은 뼈를 강화하는 데 필요하다. 또한, 체지방을 줄이고 근육량을 증가시킨다. 성적인 생각 및 환상을 증가시킨다. 혼자 있고 싶은 갈망, 자기주장, 공격성, 자신감을 증가시키기도 한다. 승부에서 졌을 때, 채식을 하거나 저지방 식사를 할 때, 스트레스가 있을 때 테스토스테론 농도는 낮아진다. 승부에서 이기거나 성에 대해 생각할 때나 성행위, 육식, 운동을 할 때 테스토스테론 농도는 상승된다.

남성의 경우 유리 테스토스테론이 6pg/mL 미만이거나 총 테스토스테론이 300ng/mL 미만이라면, 담당 의사와 상의하여 테스토스테론 농도를 최적화하라. 여성들도 테스토스테론 최적화를 통해 건강상 이득을 얻을 수 있지만 목표 수치는 남성보다 훨씬 낮다.

테스토스테론 수치는 남녀 모두 사춘기에 가장 높다. 중학생 연령대에 공격성이 증가하는 이유는 바로 그 때문이다. 나이가 들면 남녀 모두에서 수치가 감소한다. 30세를 넘어가면 수치가 떨어지기 시작하고, 남성의 경우 60세 이후에는 현저히 감소한다. 60~70대의 미국 남성 30%, 70~80대의 70% 이상에서 테스토스테론의 수치가 낮다. 80세 이후에는 체내 테스토스테론이 거의 없다. 전 세계 모든 연령에서 평균 테스토스테론 농도가 점차적으로 감소하고 있다. 환경오염과 제노에스트로겐 때문이라고 추정하고 있다.

제노에스트로겐

'제노(xeno)'는 '외부의', '외래의'라는 뜻을 가진 그리스어로, 제노에스트로겐은 우리 몸에서 자연적으로 생성된 에스트로겐이 아니라 외부에서 유입되어 우리 몸의 내분비계를 교란시키는 물질을 말한다.

남성 갱년기는 여성의 폐경기에 해당된다

남성들은 본인이 남성성을 잃어간다는 사실을 굳이 떠올리고 싶어 하지 않는다. 남성들이 치료를 받는 경우에 남성 본인의 의사가 아니라 아내의 성화 때문인 경우가 많다. 남성 갱년기는 여성 폐경기보다 천천히 도래하지만, 장기적 결과는 치명적이다. 테스토스테론 농도 감소는 30세부터 시작되고 나이가 들수록 심각하게 감소된다. 남성 갱년기에는 심장과 뇌의 노화가 심해진다. 심장마비 발생률이 높아지고, 기억력과 지능이 떨어진다. 치매와 알츠하이머병의 발생률이 증가한다.

남성 갱년기에 이른 남성은 에너지를 잃고, 제대로 생각할 수도 없으며 근육은 약해지고 관절에 통증을 느낀다. 우울해지고 기분이 가라앉으며 성욕을 잃는다. 남성들은 나이가 들면서 살이 찌는데, 특히 허리 부위에 살이 찌기 시작한다. 증가한 복부 지방은 지방 안에 있는 효소인 방향화효소(aromatase)의 영향으로 테스토스테론이 에스트로겐으로 전환된다. 남성들도 소량의 에스트로겐이 필요하지만 너무 많은 에스트로겐은 건강에 좋지 않다. 즉, 복부 지방은 남성에서 에스트로겐 농도를 높이고 과다한 에스트로겐은 얼마 남지 않은 테스토스테론의 작용을 억제한다. 복부 지방은 에스트로겐을 증가시키고, 증가된 에스트로겐은 우리 몸을 더 살찌게 만든다. 에스트로겐이 과도하게 증가된 남성들은 심장마비와 뇌졸중이 더 많이 발생한다. 증가된 에스트로겐이 혈액 응고 위험을 높이기 때문이다. 남성에서 테스토스테론 농도를 정상 수준으로 보충하면, 만성질환이 개선된다. 관절염, 대장염, 천식, 심장병 등의 염증성 질환이 호전된다.

◆ 남성 갱년기 보충제

남성들은 성욕 감퇴에 대해 의사와 상담하기를 꺼린다. 아내가 재촉해서 마지못해 병원을 찾는다. 남녀 모두에서 테스토스테론 수치가 낮을 때 테스토스테론을 보충하면 도움이 된다. 테스토스테론은 성욕 감소 치료와 여성/남성 갱년기의 호르몬 대치요법(hormone replacement terapy; HRT)에 사용된다. 테스토스테론을 보충하면 기분, 사고력, 근육량, 복부 지방, 얇은 피부, 허약 증상이 개선된다. 테스토스테론 최적화는 콜레스테롤 수치를 낮추고 성욕을 증가시키고 당뇨 발생 위험을 감소시킨다.

남성 여러분들은 운이 좋은 편이다. 의사들은 여성들의 생동위적 호르몬 처방을 꺼리는 데 비해 남성들에겐 별 망설임 없이 테스토스테론을 처방한다. 검사실 검사상 테스토스테론이 낮다는 결과가 나오면 호르몬 처방을 당연하다고까지 생각한다. 하지만 일부 의사들은 연령별 정상범위를 테스토스테론 처방 기준으로 삼는다.

마카(Maca)는 테스토스테론 수치를 높이기 위해 사용되는 약초이다. 페루산 '인삼'이라고 불리는 이 약초의 효과는 매우 극적이다. 여성의 경우, 750mg 캡슐 2개를 하루 2회 복용하고 남성은 그 2배를 복용한다. 테스토스테론 보충 시, 농도가 너무 높아지지 않도록 주의해야 한다. 농도가 너무 높아지면, 한 달 동안은 컨디션이 아주 좋다가 그 뒤엔 바닥을 칠 것이다.

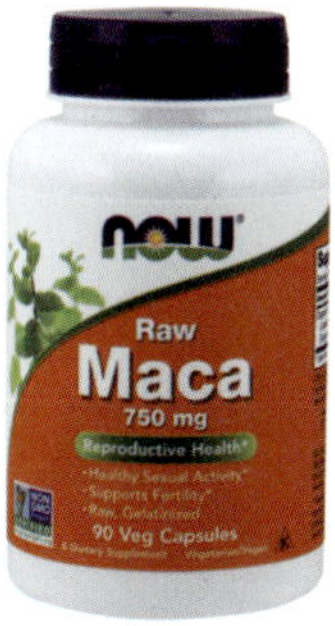

▶ 마카

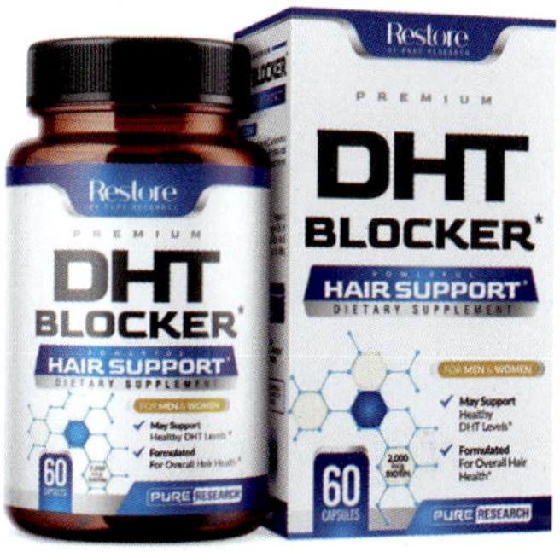

▶ DHT차단제(탈모 방지약)

주의할 점이 있다. 테스토스테론이 너무 높으면 디히드로테스토스테론(DHT) 농도가 높아질 수 있다. 고농도의 DHT는 전립선 비대와 연관이 있어 전립선 비대증과 전립선암을 유발할 수 있다. DHT는 가느다란 머리카락, 여드름, 얼굴의 털, 저음의 목소리, 복부 지방 등의 안드로겐 과다 증상을 일으킨다. DHT는 건강한 모낭을 손상시켜 남녀 모두에서 탈모증을 유발한다. 탈모증은 여성보다 남성에서 더 자주 발생한다. 남성은 여성보다 테스토스테론 양이 많아서 DHT로 전환되는 양도 더 많기 때문이다.

테스토스테론 수치와 효과를 높이려면, 테스토스테론을 DHT로 전환시키는 과정을 차단하는 보충제를 사용하라. 5-알파 환원효소에 결합하는 보충제를 복용하면 DHT 형성 속도가 저하된다. 이 효소는 테스토스테론을 DHT로 전환시키는 효소이다. 피나스테리드(finasteride), 두타스테리드(dutasteride)와 같은 탈모 치료 약물은 5-알파 환원효소의 작용을 억제한다. 그러나 이 약물들은 효과가 꽤 강하므로 보충제를 먼저 사용해 보라. 탈모에 효과가 좋은 모발 영양제로 비비스칼프로가 있다.

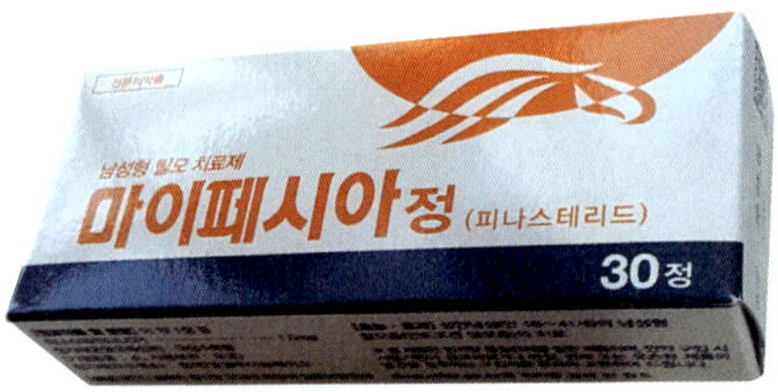

▶마이페시아정(피나스테리드)

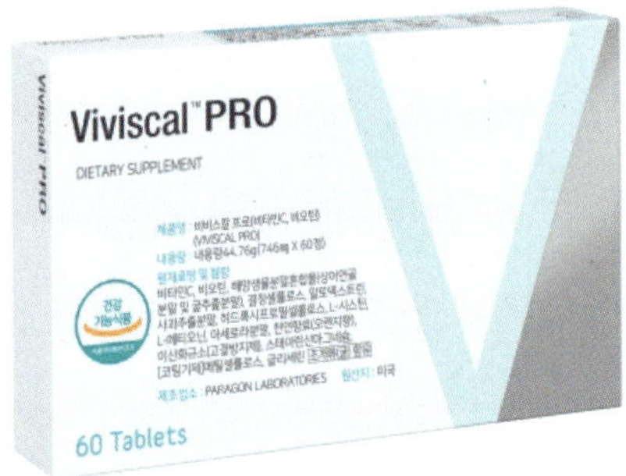

▶두피모발영양제 비비스칼프로

◆ 전립선 질환 및 DHT 과다증을 예방하는 보충제

- 쐐기풀(stinging nettle)
- 톱야자(쏘팔메토)
- 호박씨(pumpkin seed)
- 오메가-3 지방산
- 녹차 추출물
- 포도씨 추출물
- L-리신(L-lysine)
- 셀레늄
- 감마 리놀렌산
- 다양한 항산화제
- 미네랄
- 비타민 E
- 피크노제놀: 프로안토시아니딘 복합제, 프랑스 해안에서 서식하는 소나무의 껍질에서 성분을 추출하여 만든 물질로, 국내 식품의약품안전처에서 인정한 건강기능식품

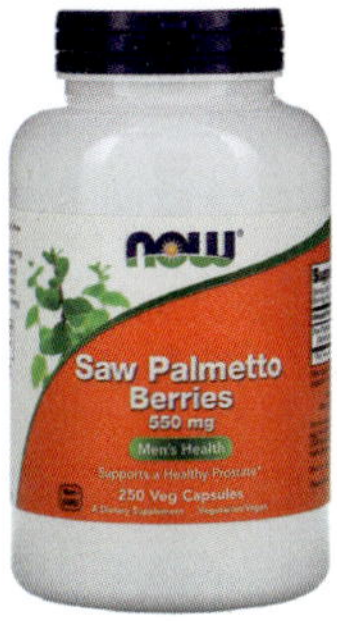

▶쏘팔메토

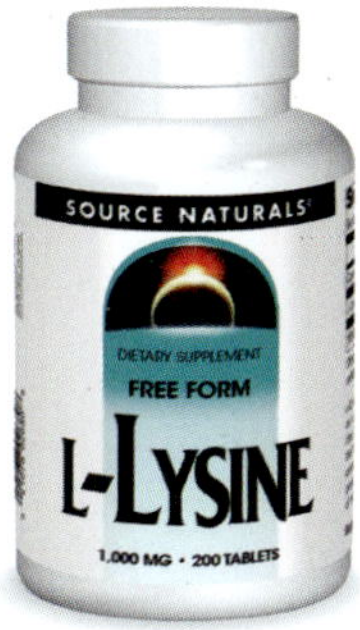

▶L-리신(L-lysine)

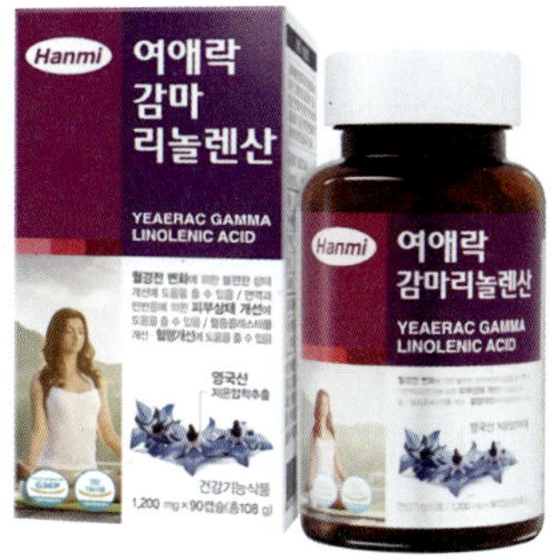

▶감마리놀렌산

◆ 디히드로에피안드로스테론(DHEA)은 성장호르몬 자극제이다

디히드로에피안드로스테론(DHEA)은 부신에서 생산되는 또 다른 남성 성호르몬이다. DHE는 근육 성장을 지원한다. 특히 테스토스테론과 함께 사용하면 효과가 더 강하다.

DHEA는 성장호르몬 자극제이다. DHEA는 부신 호르몬들의 기본 구성요소이면서 동시에 성호르몬인 에스트로겐과 테스토스테론의 기본 구성요소이기도 하다. 남성과 여성의 DHEA를 감소시키는 요인은 나이, 스트레스, 질병이다. DHEA는 인슐린을 조절하고 성장호르몬 분비를 조절한다. DHEA는 면역계 작용을 돕고(자가면역 예방), 뼈를 형성하고 조직 복구를 증진시키며 수면을 개선시키고 스트레스 호르몬인 코티솔을 조절한다. DHEA는 운동 손상으로부터 근육을 보호한다. 불임 치료 중인 여성에서 가임력(임신 가능성)을 높이기도 한다.

명상이 DHEA 농도를 증가시킨다고 입증된 바 있다. DHEA를 증가시키는 다른 방법으로는 근력 운동, 규칙적인 성생활, 충분한 수면, 스트레스 관리 등이 있다.

DHEA의 역할

- 근육 유지
- 성호르몬의 안정된 공급
- 미네날 밸런스 유지
- 혈관내피세포의 기능 유지

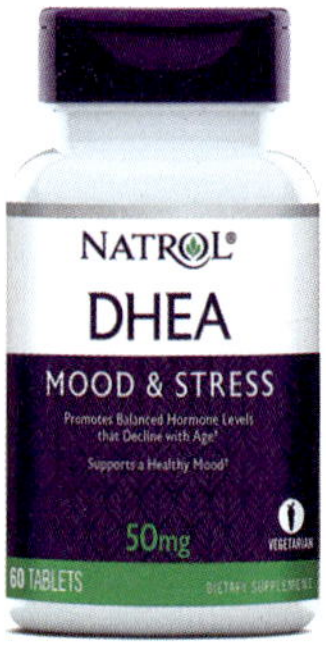

▶ DHEA

◆ 갑상샘 호르몬

갑상샘 호르몬은 대사작용과 체온을 조절하고 모든 세포에 영향을 준다. 갑상샘 호르몬 결핍증은 저체온, 피로, 변비, 감정 기복, 체중 증가, 불규칙한 월경, 건조한 피부 및 모발, 탈모, 무른 손발톱 등의 증상을 보인다.

갑상샘 호르몬 농도가 낮은(갑상샘 기능저하) 사람들은 성장호르몬 분비 수준이 더 낮다. 성장호르몬 수치를 높여 주면 갑상샘 기능의 정상화에 큰 도움이 되고 그 반대의 경우도 마찬가지이다. 갑상샘 호르몬 수치가 충분하면, 우리 몸의 세포는 모든 호르몬에 더 민감하게 반응한다. 따라서 세포 내로 전달되는 호르몬이 증가하고 각 호르몬의 기능이 발휘된다.

TSH, 즉 갑상샘 자극호르몬은 뇌 속의 뇌하수체에서 생산되고 갑상샘의 티록신(T4) 생산을 자극한다. 이렇게 생산된 티록신은 삼요오드티로닌(T3)으로 전환된다. 이 3가지 호르몬이 모두 제대로 작동할 때, 우리의 몸은 지방을 충분히 태울 수 있다.

최적의 에너지, 기분, 소화, 뇌 및 심장의 건강, 체중 감소, 인슐린 농도 조절을 위해서는 충분한 T3가 필요하다. 갑상샘 최적화는 충분한 수면(야간 수면 7.5~9시간), 충분한 운동, 스트레스 회피, 티로신, 셀레늄, 요오드가 충분히 함유된 영양 섭취에 좌우된다. 티로신이 함유된 식품에는 아몬드, 아보카도, 바나나, 유제품, 호박씨, 참깨 등이 있다. 요오드는 해산물, 해조류, 다시마에 함유되어 있다. 셀레늄은 씨앗, 견과류(특히 브라질 너트), 조개류, 마늘, 양파, 버섯, 브로콜리, 토마토, 무에 함유되어 있다.

◆ 갑상샘 기능의 최적화를 위해 부신의 건강을 지키자

갑상샘이 제대로 작용하려면 부신이 적절하게 기능해야 한다. 충분한 수면을 취하고 스트레스를 피한다. 부신 치료를 시도하기 전에 갑상샘 약을 먼저 복용해선 안 된다. 부신 기능이 회복되면 갑상샘 상태가 교정되는 경우가 많다. 부신 기능저하는 우리 몸의 모든 조직에 아주 부정적인 영향을 미친다. 코티솔, 에피네프린, 그 외 다른 부신 호르몬 농도가 최적 수준을 유지하지 못하면, 우리 몸은 스트레스에 반응할 수 없다.

스트레스, 과로, 지나친 운동을 자제하여 부신의 건강을 유지하라. 매 식사마다 단백질을 충분히 섭취하라. 아침에는 탄수화물 섭취를 조금만 하라. 하루 중 마지막 식사 때 탄수화물을 섭취하면 코티솔 분비 곡선을 정상으로 유지하는 도움이 된다.

부신기능을 저하시키는 요인들

- 수면 부족
- 정해진 음식만 먹어야 하는 경우
- 피로
- 부적절한 식습관(편식, 과식 등)
- 과도한 스트레스
- 신체 질환

4

스트레스

'스트레스'란 용어는 원래 물리학에서 '물체에 가해지는 물리적 힘'을 의미하는 말로 사용되지만, 의학적으로는 신체적·심리적 평형상태에 동요를 일으키는 모든 자극을 가리키는 말이다. 적당한 스트레스는 우리에게 적절한 긴장감을 주어 문제해결이나 업무수행능력을 증진시켜 주지만, 스트레스가 너무 강하거나 만성화되면 오히려 수행 능력을 저하시키고 정신건강뿐만 아니라 신체적으로도 유해한 결과를 초래하게 된다.

◆ 스트레스 대처 방법

적극적으로 스트레스를 대처하는 방법은 크게 신체적 접근과 인지적 접근으로 나눌 수 있다. 신체적 접근은 스트레스에 노출될 때의 과도한 각성수치를 감소시키며, 인지적 접근은 스트레스에 대한 사고방식을 변화시키는 방법이다. 신체적 접근은 응급처치에 해당하는데 스트레스에 의해 발생한 비정상적인 신체반응을 풀어서 괴로움을 당장 덜어준다. 점진적 근육이완법과 스트레칭, 바이오피드백 등이 해당된다. 인지적 접근은 원인치료에 해당하는데 자율이완법, 명상, 인지·행동 치료법이 해당한다.

스트레스 상황(인자)을 없애는 것이 궁극적인 원인 치료이나 이는 현실적으로 불가능하다. 그런데 우리가 스트레스를 받는다는 것은 스트레스 상황을 느끼는 것인데, 느낀다는 것은 상황을 지각하여 뇌에서 그 의미를 판단하고 "아! 이것이 조절 불가능한 스트레스구나"하고 인지하는 것이다. 뇌가 이러한 방식으로 작용하기 때문에 똑같은 상황이라도 어떤 사람은 조절 불가능한 상황으로, 또 어떤 사람은 조절 가능한 상황으로 인지할 수 있는 것이다. 즉, 모든 인간사는 개개인의 인지에 따라서 그 의미가 부여되는 것이다. 스트레스도 마찬가지이기 때문에 인지적 접근이 원인치료가 되는 것이다. 인간 인지의 근간은 타고난 성격에 있다. 성격을 자신이 쓰고 있는 선글라스의 색깔 같은 것이다. 동일한 풍경을 다른 색의 선글라스는 다른 색으로 받아들이듯이, 성격에 따라서 동일한 사건을 다르게 받아들일 수 있는 것이다.

적극적인 스트레스 대처법을 이용하여 스트레스의 본질을 꿰뚫어 인지하여 조절 불가능한 스트레스는 없다는 것을 깨달으면, 신체적으로는 물론 정신적으로도 한 단계 위에서 즐거운 인생을 살아갈 수 있다. 스트레스는 괴로움의 대상이 아니라 즐기는 대상이다. 미리 예상하고 대처방법을 강구하면 스트레스는 즐거울 수 있다.

많은 사람들이 과중한 스트레스에 시달리고 있다. 만성 스트레스는 탄수화물 갈망과 폭식으로 이어지고 복부 비만을 초래할 수 있다. 탄수화물 과다섭취는 인슐린 저항을 유발한다. 인슐린 저항이 악화될수록(당뇨 전-단계) 체지방이 증가한다. 특히 복부 지방이 심하게 증가한다. 복부 지방은 몸 전체의 염증을 악화시키고 심하면 대사 작용을 붕괴시킨다.

◆ 스트레스 극복 원칙

- 행동치료: 점진적 근육이완, 이완요법, 명상 등
- 인지전략: 적당한 스트레스는 인생에 오히려 도움이 된다.
- 꾸준한 운동
- 균형 잡힌 영양섭취
- 간단한 간식(대추, 꿀, 견과류, 녹차)
- 휴식

◆ 스트레스에 대한 신체 반응 단계

- 경고기: 스테로이드 호르몬 코티솔 분비, 교감신경 항진

- 저항기: 호흡·맥박·체온의 증가, 흥분, 긴장
- 소진기: 부정적 생각, 포기, 절망, 면역력 저하
- 적응기, 회복기: 적응력, 자신감, 희망, 활력 증진

◆ 스트레스 대응 9가지 방법(by Mayo Clinic)

- 스트레스를 빨리 포착하라.
- 운동하라.
- 잘 먹어라.
- 일의 한계를 정하라.
- 친구를 만나라.
- 여유시간을 활용하라.
- 쉬어라.
- 긍정적으로 생각하라.
- 필요하면 도움을 청하라.

◆ 스트레스가 증가할 때마다 코티솔이 증가한다

스트레스 수준이 높으면 코티솔이 분비되어 혈당을 상승시킨다. 혈당이 높아야 순간적으로 에너지를 발휘하여 위기 상황을 극복해 나가는 데 도움이 되기 때문이다. 여러분이 응급상황에 처한 경우라면, 코티솔의 이 효과는 확실히 도움이 된다. 위험 상황을 극복하거나 사랑하는 사람의 생명을 구해야 하는 상황에서 몸의 모든 시스템이 만반의 경계 태세를 갖추어야 하기 때문에 우리의 혈액순환이 평소보다 빨라지고 고혈당 상태가 된다.

스트레스를 자주 받을 때 우리 몸의 코티솔 농도는 지속적으로 높게 유지된다. 스트레스의 흔한 원인은 열악한 업무 상황, 빠듯한 마감 시한, 비현실적 목표, 힘에 부치는 요구 사항 등이다. 우리의 몸은 정신적, 신체적, 정신적, 물리적 스트레스를 구분하지 않고 모두 위험하다고 생각하고, 위험을 벗어나기 위해 스트레스 호르몬을 분비한다. 지속적인 스트레스는 모두 부신 스트레스를 초래하고 자가면역질환의 원인이 된다.

스트레스가 과도하면 스트레스 호르몬(코티솔)이 증가하고 우리 뇌는 매우 빠른 속도로 노화된다. 스트레스는 뇌 기능과 기억력을 철저히 파괴한다. 뇌의 건강을 위해 스트레스를 줄여야 한다.

◆ 우리가 지닌 신념이 스트레스 수준을 결정한다

삶에 대한 기본 태도와 신념 체계는 자라면서 배우고 익힌 태도와 과거 경험에서 배운 것들을 토대로 한다. 우리의 신념은 현실에 근거할 때도 있지만 그렇지 않을 때도 있다. 신념은 환경에 따라 혹은 상황을 어떻게 받아들이냐에 따라 변할 수 있다.

지각된 위협은 신경계와 부신의 입장에서 실제 위협과 동일하다. 호랑이의 공격을 받고 도망치는 상황과 교통사고가 날 뻔한 상황을 놓고 볼 때, 뇌/부신의 입장에서 이 두 상황은 동일한 위협으로 간주되어 동일한 반응을 일으킨다. **재정적 문제에 대한 걱정은, 그것이 현실적인 걱정이든 지각된 걱정이든 위험 상황으로 간주되어 부신에 스트레스를 가한다. 부신이 구별할 수 있는 것은 특정 상황에 대해 걱정할 것인가 말 것인가에 대한 우리의 선택이다.** 학생들에게 학교에서 치르는 시험은 큰 스트레스가 되지만 자신의 실력을 발휘할 수 있는 좋은 기회로 생각한다면 스트레스가 아니라 즐거운 도전이 될 수 있다.

엄격한 윤리나 강한 신념은 오히려 건강을 해칠 수도 있다. 우리 사회는 '쉬며 회복하는 것'보다 사용해서 '닳아 없애는 것'을 더 유용하게 여긴다. 우리 사회는 완벽하고 성실하게 자신의 책임을 다하는 것을 미덕으로 생각한다. 하지만 모든 일에는 균형이 중요하다. 힘들고 피곤할 때는 휴식이 필요하고 충전해 주어야 한다. 건강을 회복하기 위해 우리는 우선순위를 재고하여 우리 몸이 충분히 누리지 못했던 휴식을 공급하고 회복을 허용해야 한다.

'내 코가 석자다.' 가장 중요한 사람은 나, 자신이다. 내가 즐겁고 행복해야 어떤 스트레스에도 잘 대처하고 가족과 직장과 이웃과 좋은 관계를 지속할 수 있다. 스트레스를 받으면 우선 스트레스를 해결하는 것이 1순위가 되어야 한다. 그날의 스트레스는 그날 바로 푸는 것이 원칙이다.

어떻게 스트레스를 풀어야 할까? 정답은 없다. 사람마다 성격, 환경, 취미 등이 다 다르기 때문에 자신에게 적합한 방법으로 하루에 1시간 이상 시간을 내서 스트레스를 풀자. 시간이 없다는 사람들은 어쩌면 시간이 없는 것이 아니라 여유가 없는 것이다.

◆ 스트레스는 성장호르몬 생산을 저해한다

스트레스는 뇌의 연쇄반응을 일으켜 성장호르몬과 그 외 호르몬들을 모두 감소시킨다. 스트레스를 받을 때 우리 몸에서 일어나는 일은 다음과 같다. 스트레스는 뇌 속에 있는 해마 조직의 퇴행을 유발한다. 해마의 퇴행은 시상하부에 부정적 영향을 미친다. 시상하부의 기능이 최적 수준 미만이 되면, 연이어 뇌하수체 기능이 손상되고 그로 인해 내분비계 전체(성장호르몬, 갑상샘, 부신, 성호르몬)의 기능이 손상된다. 뿐만 아니라, 해마 퇴행은 기억력 저하와 연관이 있다.

스트레스가 지속되면 상태가 심각한 수준은 아니더라도, 뼈의 미네랄이 빠져나가고 복부 지방이 축적되며 그 외 수많은 부정적인 결과가 나타난다. 스트레스는 노화 속도를 결정한다. 강렬한 스트레스가 해소되지 않은 채 오래 지속될 경우, 만성질환에 걸리기 쉽고 조기 사망의 위험이 높다.

스트레스를 받으면 부신에서 코티솔이 분비된다. 코티솔은 이화작용(생물이 체내에서 더 간단한 저분자유기물이나 무기물로 분해하는 과정)을 하는 호르몬이다. 코티졸은 몸을 분해시킨다. 장기간 고농도 코티솔에 노출되면 일찍 늙는다. 장기간 고농도로 지속되는 코티솔의 이화작용을 막기 위해 우리는 스트레스 수준을 낮출 필요가 있다.

◆ 건강한 대처 방법을 삶 속에 도입하라

- 여기에는 명상, 마음 챙김 명상, 건강 식이, 운동 등이 포함된다.
- 스케줄을 간소화하라.
- 명상과 이완을 위한 시간을 하루 일정에 포함시켜라.
- 최소 7.5시간의 야간 수면을 확보하라.
- 자기 전에 목욕을 하고 차를 마시고 편안한 책을 읽자. 수면에 도움이 된다.

- 취침 전 최소 2시간 동안, TV나 컴퓨터 화면을 피하고 밝은 조명에 노출되지 않도록 한다.
- 움직여라. 쉬운 것부터 해 보자. 야외로 나가 자연 속에서 잠깐이라도 산책하라.
- 몸을 유연하게 해주는 스트레칭이나 필라테스도 좋다.
- 명상하라. 숨을 들이쉬고 내쉴 때 호흡에 주의를 기울여 보자. 명상 CD를 들으면서 안내에 따라 명상하는 방법도 좋다. 명상 또는 요가 수업을 들어보자.
- 과거 외상 및 외상후 스트레스장애(PTSD)가 있으면 이에 대한 치료를 받도록 한다. 모든 것을 떠나보낼 수 있도록 도움을 구하라. 즐겁고 행복한 순간을 자주 가지면 과거의 상처는 점점 잊혀지고 치유된다. 현재를 즐겨라. 왜냐하면 이 순간은 결코 다시 오지 않기 때문에 가치가 있고 소중하기 때문에 고민하고 걱정할 시간이 없다.
- 운동은 스트레스의 부정적 영향에 대항하고 성장호르몬과 뇌-유래 신경영양인자를 분비시킨다. 운동을 할 때 뇌세포들이 재성장하고 있는 것이다. 중간 강도의 운동만으로도 뇌파 활성과 뇌-유래 신경영양인자(BDNF)가 증가한다. 뇌-유래 신경영양인자는 여러분 뇌의 퇴행을 막아준다. 뇌-유래 신경영양인자(brain-derived neurotropic factor; BDNF)는 신경세포에 영양을 공급하는 인자라는 뜻으로, 뇌세포에서 분비되어 신경세포를 새로이 형성하고 성장시키며 시냅스 형성을 돕는 물질이다.

◆ 스트레스 해소법: 자신만의 방법을 선택하고 실천하자!

- 스트레스를 푸는 가장 좋은 방법은 감사하는 것이다.
- 여행하는 습관을 기르자.
- 웃음은 만병통치약이다.
- 음악을 즐기자, 신나는 노래방!
- 일의 우선순위를 정하자.
- 추억에 젖어보아라.
- 마음을 비우자.
- 헤어 스타일이나 패션을 바꾸자.
- 목욕을 즐기자(반신욕).

- 춤, 요가
- 스트레칭
- 복식호흡, 호흡명상, 단전호흡
- 지압, 마사지(양쪽 눈 사이, 관자놀이, 목뒤, 뭉친 부위)
- 일기를 쓰자.
- 충분한 수면
- 요리를 만들자.
- 급할수록 돌아가라.
- 의연하게 대처하라.
- 다른 사람의 도움을 받아라. 고민은 상의하자.
- 아로마테라피(향치료)
- 항상 좋은 생각만 하자.
- 돈이 세상의 전부가 아니다. 돈은 정말 중요하다. 그러나 가장 중요한 건 아니다.
- 충분한 물 섭취(하루 6~8잔)
- 스킨십
- 정원 가꾸기
- 애완동물 기르기
- 과거는 과거일 뿐, 현재가 최고, 지금 이 순간을 즐겨라.
- 신나게 일하자(나는 프로다).
- 운동은 선택과목이 아니라 필수과목이다.

◆ 스트레스를 낮추는 다른 방법들

- 탄수화물 과다섭취를 피한다. 인슐린 농도가 급증할 수 있기 때문이다.
- 의도를 지니고 천천히 호흡하라. 불안하거나 머리가 잘 안 돌아가고 멍해져서 산소가 필요할 때는 호흡 명상을 하라.
- 스트레스 호르몬을 감소시키려면 매일 운동하는 것이 중요하다. 운동 강습에 참여하면

소속감을 느낄 수 있고 뜻 맞는 사람들을 만날 수 있어서 의무감을 갖고 운동을 지속하는 데 도움이 된다.

- 이완을 위한 오디오 자료나 마음을 진정시키는 명상 음악을 들어라.
- 기도나 요가를 통해 여러분의 걱정을 흘려보내라.
- 자연과 소통하라. 숲속이나 해변, 공원을 산책하라. 밖으로 나가라.
- 책임감에 짓눌릴 때 '아니오'라고 말하는 법을 배워라.
- TV를 많이 보지 마라.
- 이완할 수 있는 시간을 가져라.
- 전자기장을 피하라. 휴대폰은 특히 수면 중에 몸에서 먼 곳에 둔다. 전원을 꺼라. 특히 수면 중에는 무선 장치를 꺼라.
- 독소를 피하라.
- 민감한 반응을 일으키는 식품 섭취를 피하라.
- 점진적 이완요법: 몸의 근육군을 한 번에 강하게 수축시켰다가 이완시킨다. 모든 근육군에 대해 돌아가며 시행한다(발, 무릎, 허벅지, 엉덩이, 배, 등, 가슴, 손, 팔꿈치, 어깨, 목, 얼굴, 몸 전체의 근육을 차례대로 7~8초 동안 수축시켰다가 10~12초 정도 이완시킨다).
- 심상 유도법: 마음에 위안을 주는 풍경, 장소, 경험을 마음속에 떠올리고 그 장면을 바라보면서 이완한다. 이 방법에 대한 설명은 무료 앱이나 유튜브 동영상에서 쉽게 찾아볼 수 있다.
- 마음 챙김 명상: 불교의 전통적 수행방법인 사티의 위파사나를 현대 심리학/정신의학과 결합해서 만든 치료법이다. 호흡 명상, 걷기 명상, 건포도 명상, 보디스캔 명상 등이 있다.
- 기도문을 반복한다: 짧은 기도문이나 문구의 뜻을 음미하면서 마음속으로 또는 큰 소리로 반복한다.
- 나는 항상 승리자라고 생각한다.

호흡 명상

- 편안한 자세를 취한다.
- 우선 숨을 깊이 들어 마셨다가 천천히 내쉰다.
- 가능하면 숨을 크게 들이마셨다가 크게 내쉰다.
- 숨을 깊게 들어 마셨다가 잠깐 멈춘 다음 다시 천천히 내쉰다.
- 이와 같은 과정을 몇 번 더 반복한다.
- 숨을 들어 마시면서 편안한 느낌이 내 몸 속으로 들어오고, 숨을 내쉬면서 내몸 속의 불안, 걱정, 근심이 다 빠져나간다고 상상하면서 천천히 숨을 쉰다.
- 점점 편안해지고 기분이 좋아진다.
- 잡념이 있어도 무시하고 다시 호흡에 집중한다.
- 숨을 깊이 들어 마셨다가 천천히 내쉰다.
- 이제 나의 아랫배에 커다란 풍선이 하나 있다고 생각한다.
- 숨을 들어 마실 때는 풍선이 부풀어 올라 배가 커지고, 숨을 내쉴 때는 풍선에 바람이 빠지면서 배가 쑥 들어간다고 상상한다.
- 계속 숨을 쉬면서 아랫배가 부풀어 올랐다가 천천히 내려가면서 온몸에 긴장이 풀리고 점점 편안해진다고 상상한다.
- 내 몸이 점점 따뜻해지고 편안해진다고 상상하면서 천천히 숨을 들이마셨다가 천천히 내쉰다.

아랫배에서 숨을 들이쉬는 전 과정과 내쉬는 전 과정, 그리고 한 번 들이쉬고 내쉬는 사이의 잠깐 멈추는 순간과 내쉬고 들이쉬는 사이 호흡이 멈추는 순간의 신체감각의 변화를 자각한다. 어떤 방식으로든 호흡을 통제할 필요는 없다. 단지 숨 쉬는 대로 호흡을 그냥 두어라. 가능한 한 최선을 다해 다른 경험에 대해서도 그대로 두어라. 교정해야 하거나 특별히 어떤 목표에 도달해야 할 필요도 없다. 가능한 최선을 다해 경험한 것을 바꾸려하지 말고 그대로 두고 자각하고 관찰하라.

조만간 당신의 마음은 아랫배의 호흡에서 벗어나 생각이나 계획, 백일몽 같은 것으로 떠돌아다닐 것이다. 이런 것은 모두 다 괜찮다. 그것은 단지 마음이 그렇게 하는 것이며 실수나 실패한 것이 아니다. 주의가 더 이상 호흡에 있지 않다는 것을 알게 되었을 때 조용히 자신에게 축하를 보내라. 당신은 이제 돌아왔고 떠오르는 경험을 다시 한 번 자각하게 된 것이다. 그리고 아랫배의 신체감각이 변화하는 패턴을 부드럽게 자각하고 계속되는 들숨과 날숨에 주의를 기울여라. 매 순간을 자각하려는 의도를 때때로 환기하면서 마음이 더 이상 배나 호흡에 머물지 않고 돌아다니는 것을 느껴 보아라. 나의 몸과 마음이 점점 편안하고 기분이 좋아질 것이다.

☞ 피로와 만성피로의 차이

피로	만성피로
- 과로하여 정신적, 육체적으로 지친 상태 -전반적으로 활동능력 감소	- 신체적, 육체적 과로와 스트레스로 인해 체력 저하됨 - 과로뿐 아니라 바이러스 감염, 신경성 질환, 호르몬 이상 등 피로 자체가 질병임 - 아무런 원인 없이 6개월 이상 지속하여 피로한 상태
- 일시적으로 기운이 없어지거나 몸이 처짐, 피로에 의해 졸릴 수 있음	- 기억력, 집중력, 성욕 등이 감소됨 - 두통, 우울증, 관절통, 근육통 등과 같은 통증이 나타남 - 미열과 고름이 없는 염증이 동반됨
- 휴식을 취하면 회복됨	- 휴식을 취하더라도 호전되지 않음

◆ 부신 기능부전의 4단계

1단계

1단계는 놀랄 만큼 흔하다. 이 단계에서 부신은 코티솔(스테로이드 호르몬), 아드레날린(에피네프린과 노르에피네프린)을 고농도로 생산해 낸다. 이 호르몬들은 투쟁하거나 도피할 때 분비된다. 1단계는 우리가 사는 현대 세상에서 흔히 일어나고 있다. 우리가 받는 스트레스는 내외적으로 반복되고 있기 때문이다. 교통사고가 날 뻔했다거나 직장 상사가 소리치는 사건은 일상적으로 겪는 외적 스트레스의 다른 예이다. 이런 일을 당하면 부신은 고농도의 스트레스 호르몬을 쏟아낸다. 부신 호르몬은 스트레스 사건 발생 후 20분 내에 정상 수준으로 돌아와야 한다. 그러나 일부는 한두 시간이 지나도 여전히 높은 농도를 보인다.

내적 스트레스는 대부분 우리의 생활양식 때문에 생긴다. 무분별한 생활양식의 예를 들어보면 시간에 쫓기는 행동, 소화할 여유를 주지 않고 계속 먹는 행동, 카페인과 같은 각성제를 섭취하는 행동 등이 있다. 이런 상황에서 우리의 몸은 현 상황을 비상사태로 받아들여 스트레스 호르몬을 분비하고 혈압, 맥박, 호흡, 체온을 상승시켜 우리의 몸이 위기를 잘 헤쳐 나갈 수 있는 상태로 만든다. 그러나 고농도의 코티솔과 아드레날린은 심장을 끊임없이 혹사시키기 때문에, 심장은 흠씬 두들겨 맞는 꼴이 된다. 이 호르몬들이 증가하면 뇌의 긴장이 지속되면서 피로해지고 부분적으로 퇴행된다. 이러한 뇌의 퇴행은 눈덩이 굴러가듯 그 영역을 확장하는 것으로 밝혀져 있다.

1단계에서 특히 문제가 되는 2가지 현상이 있다.

첫째, 스트레스 호르몬이 야간에 상승함으로써 수면 중 몸과 뇌의 재생 기회가 박탈된다는 것이다. 우리 몸은 잠을 자지 말고 스트레스를 해결하라고 명령을 내린다. 당연히 수면이 불안정해진다. 잠을 자도 몸이 쉽게 회복되지 않는다. 수면이 적절하지 못하면 적절한 성장호르몬 분비가 불가능하다.

둘째, 이런 일이 장기간 지속되면 부신은 탈진(번아웃)하기 시작한다. 이제 두 번째 단계로 들어선다.

2단계

부신 기능부전에서 부신은 여전히 오전 8시 최고량 분비 패턴을 유지한다. 이것은 부신의 통상적인 분비 패턴으로, 주간 업무를 활동적으로 시작하는 데 중요하다. 그러나 정오가 지나면 부신 기능이 약해지고 정상 농도의 코티솔을 공급하지 못하여 오후가 되면 여러분은 피곤해지기 시작한다.

2단계에서는 야간에도 스트레스 호르몬이 나온다. 그 결과, **전형적인 부신 증후군 증상이 나타난다. 즉, 숙면을 취하지 못하고 깨어 있어도 피곤하며 하루 종일 지쳐 있고, 그러다가 코티솔이 증가하는 저녁이 되어서야 몸 상태가 좋아지기 시작한다.** 그러나 저녁에 증가한 코티솔은 수면을 방해한다. 야간에 우리 몸은 재생 작용을 수행하지 못하고 심지어 휴식을 취하지도 못한다. 그래서 지친 채로 기상하게 되고 이 과정이 반복된다. 결국 몸 상태는 내리막길로 굴러 내려가 3단계에 도달한다.

3단계

부신의 탈진(번아웃) 증상이 실제로 드러나기 시작하는 단계이다. 오전 8시에 최고량을 분비하는 패턴은 여전하지만 그 수치는 이전 단계보다 낮다. 우리 몸은 코티솔을 분비해 내려고 안간힘을 쓴다. 그렇게 안 하면 여러분이 죽을지 모른다고 생각하기 때문이다. 호르몬 창고에 저장돼 있던 DHEA를 꺼내 쓴다. 성호르몬 저장고가 바닥을 드러낸다.

코티솔 증가로 인해 깨진 균형을 바로잡는 데 아주 중요한 DHEA가 부족해진다. 이 시점에 이르면 피로, 수면장애가 매우 심각해진다. 몸 전체에 그 영향이 나타난다. 특히 면역계 기능부전이 뚜렷해진다. 정서적 스트레스, 신체적 스트레스, 정신적 스트레스 등 종류를 막론하고 스트레스에 대응할 만한 여력이 거의 소멸되거나 완전히 사라진다. 이제 4단계로 넘어간다.

4단계

부신은 완전 탈진 상태이다. 전통적 의사들이 통상적으로 애디슨 병(Addison's disease)이라고 진단하는 상태보다 약간 더 나은 수준에서 겨우 기능하고 있는 것이다. 애디슨 병은 부신 기능이 완전히 사라진 상태이기 때문에 치료하지 않으면 사망한다. 여러분의 코티솔 농도는 하루 종일 결핍되어 있고 조금도 호전되지 않는다.

하루에 우리 몸이 필요로 하는 기본적인 호르몬 양이 있는데, 4단계가 되면 충분한 양을 생산하지 못한다. 여러분 몸의 모든 기관들이 손상을 입지만 그 중에서도 뇌, 심장, 면역계의 기능 손상이 가장 심각하다. 여러분의 건강은 추락하고 있고 도움을 필요로 한다. 이 단계에서 생리학적 용량의 히드로코르티손(생동위성 호르몬)을 투여하면 몸 상태 회복에 큰 도움이 되지만, 부신 자체를 치유하지는 못한다.

◆ 부신기능의 회복

여러분의 생활양식 문제를 뜯어고치지 않는 한 부신을 회복시킬 수 없다. 이 원칙은 모든 단계에 해당된다. 합병증이 없는 단순한 부신 기능부전은 기능부전의 단계 및 그 외 관련된 호르몬/내과적 문제에 따라 다른 치료법을 적용한다. 부신 기능부전 치료의 기조는, 부신에 해로운 생활양식을 없애는 것이다.

가장 중요한 것은 삶의 스트레스를 제거하는 것이다. 하지만 스트레스 요인을 제거할 수 없는 상황이 종종 있다. 그런 경우에는 스트레스 요인에 대한 생각이나 반응을 바꾸어야 한다. 걱정하는 마음을 감사의 마음으로 바꾸어야 한다. 삶 속에서 걱정하지 말고 축복을 해보자. 질병이나 가난처럼 주어진 상황 자체를 못 바꾸는 경우도 있다. 자신의 힘으로 바꿀 수 있는 한 가지는 태도이다. 우리는 우리 자신의 태도를 바꿀 수 있다.

1단계의 기능부전을 경험하고 있는 사람들은 불규칙하게 식사하거나 급하게 먹는 습관이 있다. 만약 패스트푸드를 사 먹는 지경에 이르렀다면, 정말 큰 문제다. 이는 몸이 방부제나 산패된 기름, 고도로 가공되어 영양소라곤 찾아볼 수 없는 해로운 음식에 중독되고 있기 때문이다. 패스트푸드에는 중독성 화학물질이 첨가되어 있기 때문에 자꾸만 손이 가게 되어 있다.

◆ 부신의 기능 회복을 위한 방법

- 영양성분의 비율이 이상적인 식사를 한다.
- 일상생활 속에서 기도 및 명상할 수 있는 장소를 마련하라.
- 운동하라. 단, 무리하지 않도록 각별히 주의한다.
- 오후의 피로는 각성 음료 대신 운동으로 풀어라.
- 적절한 수면 위생을 실천하라. 수면과 기상 시간은 될 수 있으면 일몰과 일출 시간에 맞추어라. 취침 한두 시간 전에는 심신을 안정시키는 조용한 활동만 한다. 어두워지면 취침하라. 가능하면 오래 수면하라.
- 침실의 모든 조명을 꺼라. 우리가 거의 지각하지 못할 정도로 약한 LED 불빛도 꺼라. 침대는 수면과 성 활동을 위해서만 사용하라. 그 외 업무는 침대에서 수행하지 마라.
- 야간 코티솔 농도가 높은 경우에는 심신을 안정시키는 차를 마셔라.
- 각성제 사용을 피하고 각성제 대신 몸에 좋은 다른 물질로 대체하라. 아침을 시작하는 음료는 커피 대신 녹차로 바꾼다.
- **아답토젠(스트레스에 대한 적응력을 향상시켜주는 항스트레스성 물질)을 복용하라.** 현

재까지 아답토젠의 유효성이 확인된 식물은 다음과 같다.

- 홀리바질(Holy basil): 스트레스와 불안 해소에 좋다.
- 동충하초(Cordyceps)
- 홍경천(Rhodiola)
- 오미자(Schisandra)
- 인삼(Ginseng)
- 영지버섯(Reishi)
- 감초(Licorice)
- 더덕(Dang shen)
- 마카(Maca)
- 뻐꾹채(Rhaponticum)
- 가시오갈피(Eleuthero)
- 차가버섯(Chaga mushroom)
- 아슈와간다(Ashwagandha): 수면에도 도움이 된다.
- 실라짓(Shilajit): 스테미너와 활력에 도움이 된다.
- 구두치(Guduchi)
- 자오굴란(Jiaogulan)

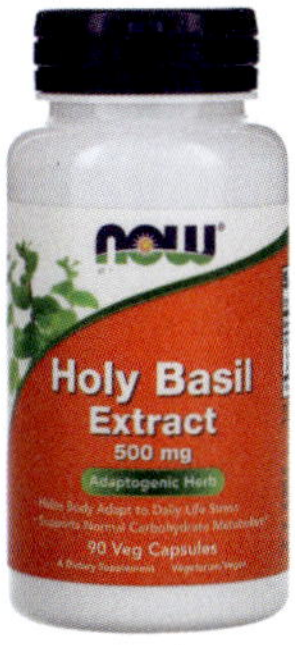

▶홀리바질

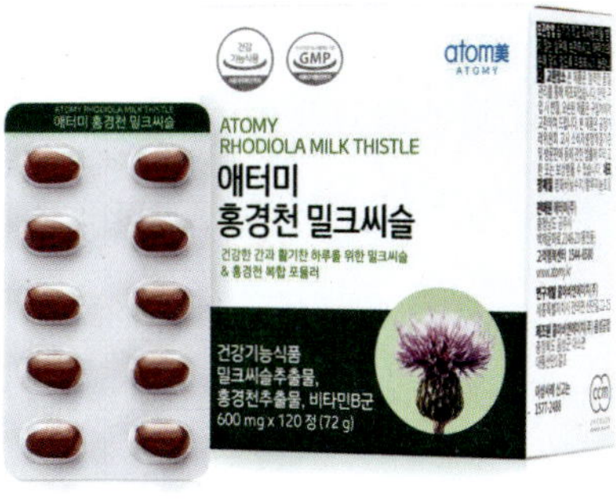

▶홍경천

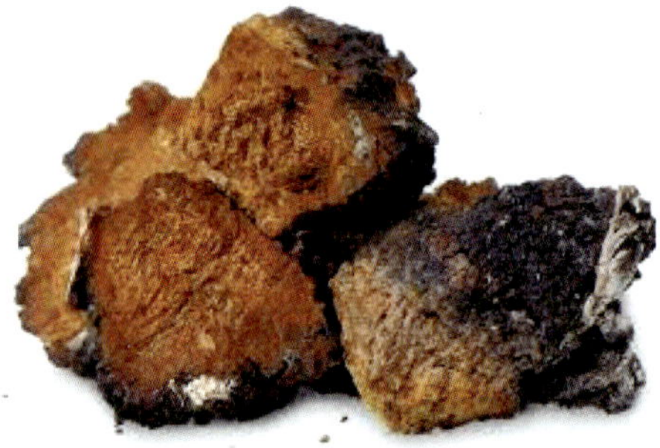

▶ 차가버섯

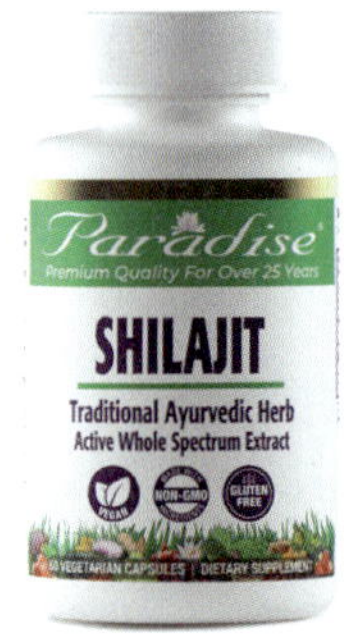

▶ 실라짓(Shilajit)

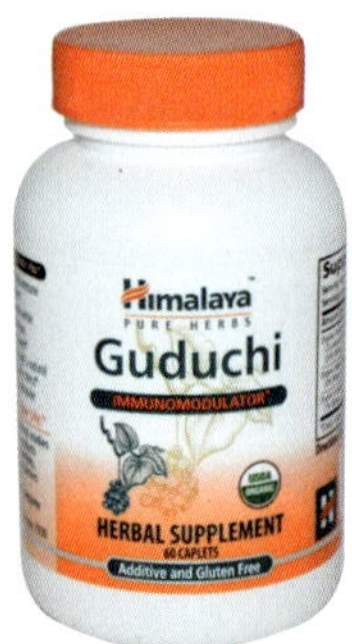

▶ 구두치(Guduchi)

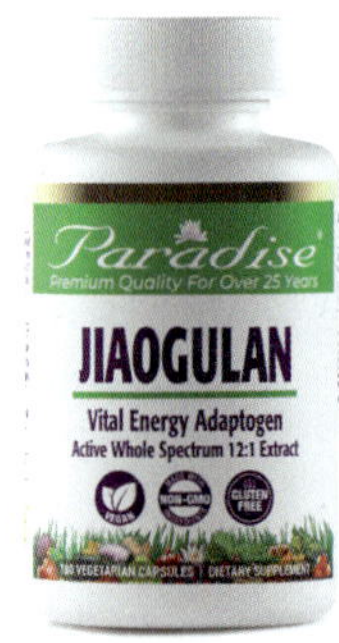

▶ 자오굴란(Jiaogulan)

아답토젠은 부신 기능부전의 모든 단계에서 부신을 치유하는데 도움이 될 뿐만 아니라 부신 기능부전으로 손상된 기관(심장, 뇌, 콩팥)을 치유하는 데에도 도움이 된다. 아답토젠은 부신을 회복시키고 1단계의 호르몬 과다 및 2~4단계의 호르몬 결핍으로 손상된 신체 기관의 회복을 돕는 데 사용될 수 있다.

부신에 대한 지식을 갖춘 의사에게 도움을 받아 전체적인 치료계획을 세우면서, 손상된 말단-장기를 회복시킬 수 있는 아답토젠(adaptogen)을 선택하라. **경험에 따르면 아쉬와간다는 최고의 아답토젠이다. 아쉬와간다(가지과 식물)는 부신 기능부전 치료계획의 최상위에 있다.**

부신 기능부전 2~3단계의 치료는 위에서 언급한 모든 권고지침을 따른다. 또, 피로 및 2~3단계에 해당되는 건강 문제에 주의를 기울인다. 호르몬 최적화는 중요한 사안이지만,

반드시 의사의 지시에 따라 신중을 기해야 한다. 관련된 질병 상태도 의사의 지시에 따라 치료를 진행해야 한다.

부신 기능부전 4단계에서 생리학적 용량의 히드로코르티손을 사용하면 거의 대부분 효과를 얻을 수 있다. 이 약물은 스테로이드 호르몬으로 체내 생산이 저하된 호르몬을 공급해 주는 약물이다. 저용량으로 사용하면 부작용이 없다. 우리가 익히 들어 알고 있는 스테로이드의 부작용은 히드로코르티손보다 40~80배 강한 합성 스테로이드를 사용할 때에만 발생한다.

우리의 몸은 하루 40~80mg의 히드로코르티손을 생산하여 일상의 최소 스트레스에 맞서 여러분의 건강을 지켜준다. 만약 급성 바이러스 질환으로 스트레스를 받는다면 기본적으로 우리의 몸은 하루 160mg의 코티솔을 생산하게 될 것이다.

히드로코르티손의 생리학적 용량은 하루 5~15mg이다. 이 용량은 부신에서 생산하지 못하는 부족량을 대체하기에 충분하다. 아답토젠 및 생활양식 변화를 통해 부신 건강이 개선되면 히드로코르티손 양을 점차적으로 줄여 중단하면 된다. 뇌하수체 문제 때문에 부신 기능부전이 발생한 환자들은 평생 동안 히드로코르티손을 복용해야 할 것이다.

부신호르몬 결핍이 있는 상태에서 갑상샘 호르몬을 보충해주면 위험을 초래할 수 있다. 부신의 기능만 교정해주어도 갑상샘 호르몬의 기능이 정상으로 돌아오기 때문에 갑상샘 호르몬을 보충해주면 오히려 위험할 수 있다. 부신의 기능부전을 교정해주면 갑상샘 호르몬과 성호르몬의 농도가 개선된다.

코티솔 농도가 낮으면 감초(licorice)를 사용하여 부신 기능을 북돋운다. 코티솔 농도가 높으면 감초 대신 포스파티딜세린을 복용하라. 아쉬와간다, 가시오갈피(eleuthero), 홀리바질(holy basil) 등은 증가 혹은 감소된 코티솔 농도를 정상화시켜 준다.

◆ 다른 방법

- 컴퓨터나 TV 시청 시간을 줄여 여러분의 뇌가 자극을 받지 않도록 하라. 밖에 나가 운동하라. 친구와 함께 시간을 보내라. 독서를 하고 지적인 자극을 받을 수 있는 일을 계획하라.

- 혈당 불균형 문제를 해결하라.
- 관점을 바꾸고 스트레스를 받지 마라. 지금까지 언급한 이유들 때문에, 만성 스트레스를 피하고 코티솔 농도를 낮추어야 한다. 그것은 삶에 대한 우리의 관점을 바꾸면 가능하다.
- 스트레스 뒤에 숨은 불안을 알아차려라. 무엇이 두려운가? 자신을 잘 살펴보라. 일이 너무 많은가? 그렇다면, 어떻게 일을 줄일 수 있을까? 돈 쓸 일이 많기 때문에 일을 많이 하는가? 실제로 필요 없는 물건을 사느라 과소비하는 건 아닌가? 예를 들어 자주 타고 다니지도 않는 스포츠카를 사고 신상품 옷과 신발과 가방을 사야 하는가? 더 큰 집으로 옮기려 하는가? 어떻게 하면 지출 규모를 축소하여 일을 줄이고 긴장을 풀 수 있을까? 코티솔 농도를 만성적으로 증가시키는 스트레스성 업무를 어떻게 하면 멈출 수 있을까? 정답은 없다. 그러나 해결책은 있다. 자신에게 적절한 방법을 찾아서 하나씩 실천해 보라.
- 웃음은 성장호르몬 분비를 자극한다. 재밌는 코미디 프로그램을 즐기고 인생의 기쁜 면을 보라.
- **휴식 및 소화 시스템을 활성화시켜라. 정신없이 바쁜 '빨리빨리'의 세상에서 우리 대다수는 높은 수준의 스트레스를 지속적으로 경험한다. 따라서 밤에 충분한 수면을 취하기 어려워진다.** 우리의 모든 호르몬이 위태로운 지경에 이른다. 성장호르몬도 여기에 포함된다.
- **느리게 가라. 천천히 하라. 식탁에 앉아서 식사를 하고 천천히 씹어 먹어라.**
- TV나 컴퓨터, 휴대폰을 보면서 식사하지 마라. 그것은 식사의 즐거움을 방해한다. 명상 음악을 들으며 식사하는 것도 좋다. 고요한 상태에서 식사하면 휴식 시스템과 소화 시스템(부교감 신경계)이 활성화되고 과도한 교감 신경계 활성(도피 아니면 투쟁 시 활성화되는 말초 신경계)은 안정된다.
- 스트레스 때문에 한밤중에 깨면, 명상을 해보라.
- 신경계를 진정시켜라. 통상적으로, 코티솔 농도는 아침에 일어났을 때 가장 높다. 커피와 운동은 코티솔 농도를 더 높인다. 신경계를 안정시키면서 하루를 시작하면 근력, 근

육 증가, 수명 연장에 큰 도움을 준다. **일어나자마자 커피를 마시거나 강도 높은 운동을 하기 전에, 햇빛 아래에서 맨발로 걷는다거나 스트레칭, 요가 등 부드러운 신체 운동으로 편안하게 하루를 시작하는 건 어떨까?**

- 마음 챙김 명상은 신경계를 안정시키고 강도 높은 하루 일과를 감당할 수 있도록 몸을 준비시킨다.
- 여러 종류의 명상 훈련을 알아보고 스스로에게 맞는 방법을 찾아보라. 그런 다음 규칙적으로 선택한 명상을 수행하라. 기상 시간과 취침 직전은 명상하기 좋은 시간이다. 5분만 해도 충분한 효과가 있다. 15분까지 늘려보도록 한다. 이를 습관화하여 스트레스 수준을 낮추어라.

◆ 어떤 선택을 할 것인가?

누구나 거의 매일 스트레스를 받는다. 이 세상에 스트레스를 받지 않고 사는 사람이 어디 있겠나? 스트레스에는 여러분을 긴장시키는 생각이나 교통 체증만 포함되는 것이 아니다. 시간에 쫓기는 것, 안 먹는 것, 과식하는 것, 패스트푸드 섭취, 감염성 질환, 새는 장(장누수) 증후군 등이 모두 스트레스를 준다.

스트레스를 직장 상사나 자녀 탓으로 돌리지 마라. 어느 누구도 여러분을 화나게 하거나 흥분하게 하거나 스트레스를 받게 하거나 불행하게 만들지 못한다. 우리는 어릴 때부터 자신을 스스로 보호해야 한다고 배운다. 외부의 공격에 방어해야 한다고 배운다. 우리가 속한 집단을 통해 우리는 그것을 배웠다. 나 자신을 방어하며 산다는 것은, 불안을 안고 살아야 한다는 뜻이다. 내가 사는 세상이 위협적이라 생각하는 것은 굉장한 스트레스이다.

불안(스트레스) 없이 사는 유일한 방법은 방어를 내려놓는 것이다. 그것은 세상 모든 투쟁의 원천인 여러분의 자아(에고)를 통제한다는 뜻이다. 여러분의 머릿속에서 공격적 사고를 중단하라. 그러면 아름다운 세상에서 살게 될 것이다.

모든 것을 잠깐 멈추고 지금 이 순간을 바라보라. 지금(NOW)은 자애롭다. 항상 그래왔다. 화를 내고 불안을 느끼는 것은 우리의 생각이다. 세상이 불안한 게 아니다. **세상은 옛**

날에도 편안했고 지금도 그렇고 앞으로도 그럴 것이다. 내가 편안하면 세상도 편안하고 내가 긍정적이면 세상도 긍정적이다. 여러분은 평화로움을 선택할 수도 있고 공격적인 사고를 선택할 수도 있다. 어떤 선택을 할 것인지는 나 자신에게 달려 있다.

5

식이요법

나이에 관계없이 건강을 원한다면 제대로 먹는 일에 신경을 써야 한다. 더 나아가 건강을 파괴하는 나쁜 습관을 버려야 한다. 탄수화물 섭취를 줄이고 몸에 좋은 지방을 더 많이 섭취하는 것은 다른 어떤 일보다 건강을 현저하게 개선시킨다. 충분한 양의 단백질 섭취는 근육량을 유지해 주거나 증가시킨다.

심장질환, 당뇨병, 비만 발생 연령이 점점 더 낮아지고 있다. 잘못된 식습관 때문이다. 패스트푸드, 가공식품, 탄수화물 과다섭취, 단백질 및 좋은 지방 섭취 부족으로 인해 비만 유병률이 증가하고 있다. 우리나라 성인의 1일 탄수화물 섭취량은 감소 추세이긴 하지만 권장섭취량의 2배에 달하는 데다가 대부분 혈당지수가 높은 탄수화물류이다. 만약 식품 가공업체에서 생산되는 식품을 무분별하게 먹는다면 병에 걸리고 비만해질 것이다. 일반적으로 식품 가공업체는 사람들의 건강을 염려하지 않는다. 그곳에서 생산된 식품 대부분은 칼로리가 높고 영양분이 낮은 유전자 조작 식품이다. 대부분의 거대 식품 업체들은 회사의 이익만 걱정할 뿐이다. 대부분의 가공식품에는 설탕, 정제 탄수화물, 트랜스 지방, 염분이 기본으로 들어 있다. '간편식'은 더욱 심각하다. 1회 분량은 점점 많아져서 '수퍼사이즈'화 되었고 덩달아 '가격'도 올라가고 있다. 식품 가공업체는 호르몬, 항생제, 방부제, 제초제를 제품 속에 점점 더 많이 집어넣고 있다. 그들은 영양가 없는 정크푸드를 적극적으로 광고하고 판매한다. 제품의 유통기한을 늘리려고 소화에 필요한 효소는 제거하고 유해한 방부제를 첨가하고 있다.

◆ 바람직한 식이요법

항염증 식이는 우리 몸의 지방을 낮추어 준다. 항염증 식품에는 풍부한 필수 지방산(essential fatty acids; EFA)이 함유되어 있다. 필수 지방산에는 트랜스 지방이나 경화유(고체 상태의 지방)는 함유되어 있지 않다. 매 끼니마다 단백질과 여러 색깔의 채소와 푸른잎 채소를 섭취하라. 염증을 유발하고 유해한 세균·기생충·진균이 증식하는 체내 환경을 조장하는 식품을 식단에서 제거하라. 글리포세이트(제초제의 일종)로 처리한 토양에서 키운 채소, 가공식품, 트랜스 지방, 설탕, 고(high)과당 옥수수시럽, 곡물, 옥살산염(oxalate), 알코올, 산패한 채소와 종자유, 그리고 가공식품이나 패스트푸드점의 음식에 들어 있는 독소들을 섭취하지 않는다면 대부분의 건강 문제는 사라질 것이다. 오메가-6 오일을 너무 많이 섭취하거나 항산화제 섭취가 부족하면 염증이 악화된다(단, 감마리놀렌산은 많이 섭취해도 된다. 이 물질은 보리지꽃과 달맞이꽃 종자유에 많이 함유되어 있다).

옥살산염

식물들도 동물과 마찬가지로 포식자에게 먹히길 원치 않기 때문에 적을 공격하기 위한 일종의 화학무기를 가지고 있는데, 그 중 하나가 옥살산(oxalic acid) 또는 옥살산염(oxalates)이라고 불리는 물질이다. 날카로운 크리스탈 결정 구조를 가진 옥살산염은 혈액을 따라 이동하면서 신체의 거의 모든 기관에 축적될 수 있다. 특히 작은 옥살산염 결정은 세포막을 통과할 수 있기 때문에 장기의 기능을 방해할 수 있으며, 옥살산이 배출되는 과정에서도 장기에 손상을 입힐 수 있다.

자연산 생선을 일주일에 한두 번 섭취하면 심장질환과 알츠하이머병의 위험이 감소한다. 염증을 감소시키는 식품 및 허브는 콩, 블루베리, 브로콜리, 오렌지, 호박, 자연산 연어, 시금치, 녹차나 홍차, 토마토, 칠면조, 호두, 양파, 사과, 울금, 로즈마리, 고추, 생강, 피버퓨(feverfew, 화란 국화), 보스웰리아 등이 있다. 도넛이나 흰 빵, 탄산음료, 마가린, 국수, 영화관 팝콘, 런천미트, 설탕 입힌 시리얼 등은 먹지 않는 것이 좋다.

식단을 변화시키면 근육 형성 및 유지에 좋은 영양소 섭취를 증가시킬 수 있다. 다양한 식품군을 선택하면 건강이 차곡차곡 쌓일 것이다. 양질의 유기농 제품과 방목 사육한 가축을 재료로 만든 식품을 섭취하면 근육 형성에 큰 도움이 된다. 다양한 식품군을 섭취하면 병에 걸리거나 다칠 확률도 감소한다.

여러 가지 종류의 식품들을 식단에 포함시켜라. 단, 주요 식품군을 빼먹지 않도록 주의하라. 대부분의 사람들은 몸에 좋은 지방과 기름에 대해 오해하고 식단에서 좋은 지방을 빼버리는 실수를 범한다. 이렇게 하는 것이 건강에 좋다고 생각하지만 사실은 건강에 해롭다. 식단에서 제거해야 하는 것은 몸에 나쁜 지방이다. 몸에 좋은 지방은 자유롭게 섭취해도 좋다. **하루 식사 중 지방이 많이 포함된 식사를 할 때는 섬유소를 충분하게 섭취하라. 섬유소는 과다한 에스트로겐과 독성을 제거해 준다.**

알레르기 항원을 찾아서 식단에서 제거하라. 알레르기 항원을 식단에서 뺐을 때, 꽃가루 등의 환경 항원에 대한 민감도도 덩달아 낮아지는 경우가 많다. 밀(글루텐) 알레르기가 있는데도 계속 밀을 섭취하면 (아무리 소량이라도) 고초열(hay fever) 증상과 염증반응이 더 심해질 수 있다. 알레르기가 의심되는 식품을 수개월 동안 식단에서 빼고, 그 이후 여러분의 건강이 개선되는지 관찰해 보라. 알레르기를 일으키는 가장 흔한 식품은 글루텐, 밀, 유제품, 달걀, 콩, 조개류, 견과류 등이다. 다양한 식품들을 교대로 먹고 단백질은 4시간마다 한 번씩 섭취하되 그 이상은 먹지 마라.

◆ 근감소증(Sarcopenia)을 성공적으로 치료하자

프리바이오틱스(prebiotics), 프로바이오틱스, L-글루타민을 복용하여 장내 미생물군의 균형을 유지하라. 사골 육수를 만들어 먹어라.

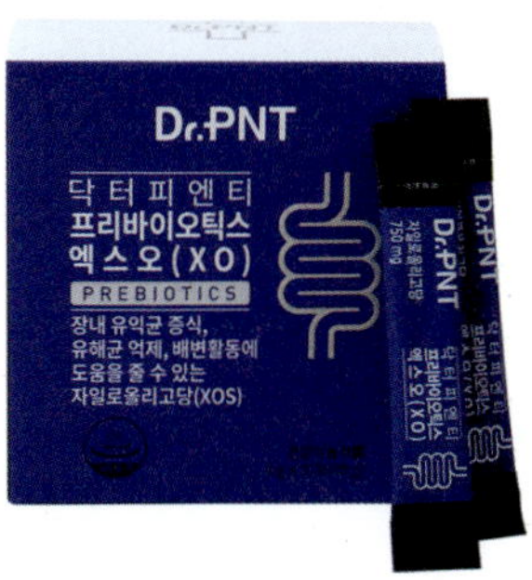

▶ 프리바이오틱스

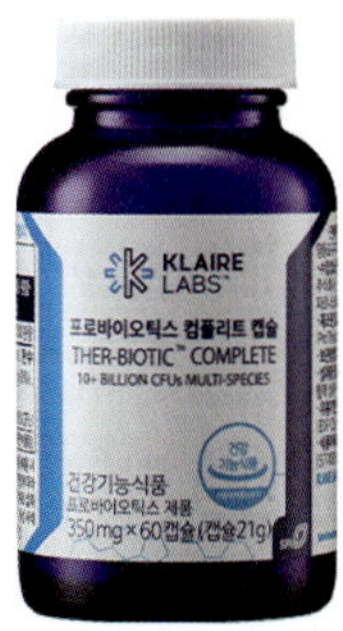

▶ 프로바이오틱스

프리바이오틱스

위와 소장에서 소화 효소로 분해되지 않는 저분자 섬유소로 장내 유익한 박테리아의 생장을 도와 장내 환경을 개선하는 데 도움을 주는 물질이다. 프리바이오틱스를 선택적으로 섭취하는 세균을 프로바이오틱스라고 하며 비피더스균과 젖산균이 대표적이다.

호르몬 최적화, 근력 운동, 적절한 영양 섭취는 근감소증의 성공적인 치료를 위해 매우 중요한 항목들이다. 운동, 식이 요법, 호르몬 치료 등으로 근감소증을 치료하라.

보충제는 근감소증 예방 및 회복에 중요한 요소이다. 류신이 풍부한 필수 아미노산, 히드록시메틸부티르산(HMB), 비타민 D3를 보충하라.

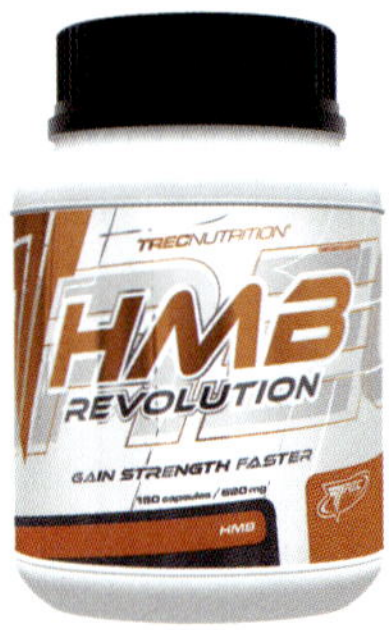

▶ 히드록시메틸부티르산(HMB)

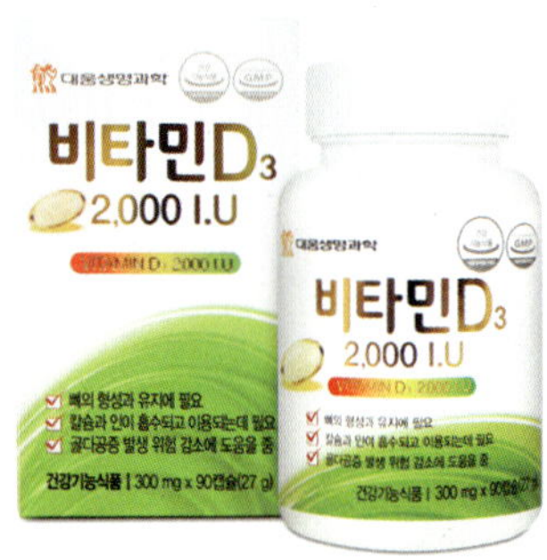

▶ 비타민 D3

근감소증 예방과 회복에 도움이 되는 또 다른 보충제에는 유청 단백질, 크레아틴 모노하이드레이트, 어유(fish oil), 펩신이 함유된 베타인 염산염, 마그네슘 등이 있다. 영양 결핍이 없는 근감소증 노인들을 대상으로 비타민 D, 칼슘, 류신이 풍부한 유청 단백질 보충제를 13주간 공급했을 때, 25(OH) 비타민D 농도가 증가했고 부갑상샘 호르몬이 억제되었으며 골 무기질 밀도(뼈 건강 개선의 지표)가 증가하였다. 가지사슬 아미노산(branched chain amino acid; BCAAs)은 완전 단백질이 함유된 식품으로 이 제품의 섭취와 운동을 병행할 때 근감소증 치료에 도움이 된다.

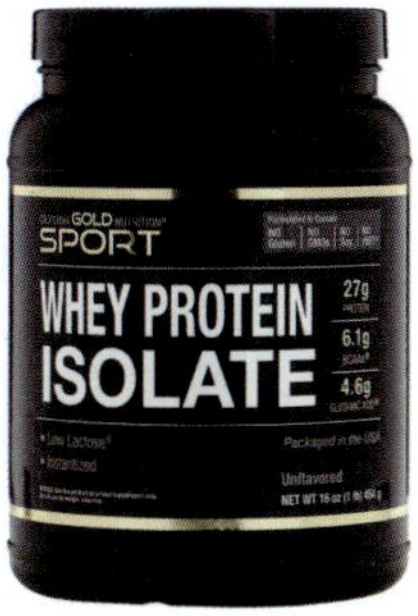

▶유청단백질

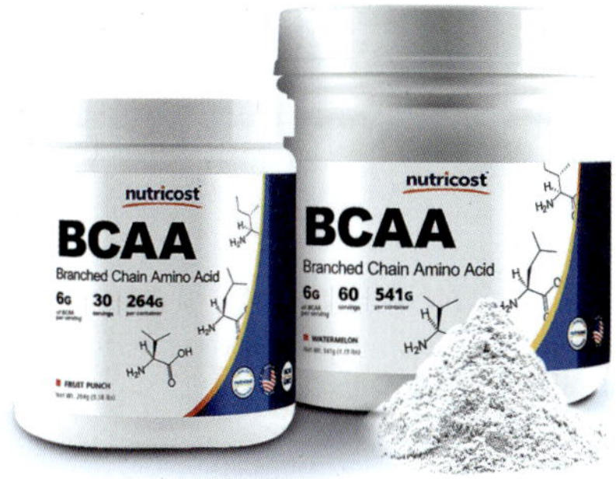

▶가지사슬 아미노산

근감소증의 근본 원인

- 호르몬 불균형: 특히 인슐린 증가, 성장호르몬 감소, DHEA 감소, 테스토스테론 감소, 코티솔 증가
- 영양결핍(특히 단백질): 성장호르몬은 소화관의 영양분 흡수를 돕는다. 성장호르몬과 함께 L-글루타민을 보충해 주면 영양분 흡수가 훨씬 더 증가한다.
- 소화 기능장애(특히 위산 부족): 베타인 염산염을 복용하면 단백질 소화 및 흡수가 개선된다.
- 새는 장 증후군: 대부분의 약물, 특히 진통제(비스테로이드성 소염제)와 제산제는 창자 점막 세포에 손상을 줄 수 있다. 유능한 항노화 의사는 여러분의 새는 장 치료를 도와줄 것이다.
- 소모 증후군 또는 카켁시아(cachexia, 악액질): 악액질은 암, 자가면역질환, 감염병 등의 질환에서 근육 상태가 나빠지고 몸이 쇠약해지는 일종의 대사장애. 성장호르몬이 상태를 호전시킨다. 성장호르몬은 근육세포의 아미노산 흡수를 증가시켜 소모성 질환 환자들의 상태를 호전시킨다. 또, 성장호르몬은 수술, 화상, 손상 후 환자들의 회복을 증진시킨다.
- 신경퇴행성 질환: 근육으로 이어지는 신경의 흐름은 근육량 유지에 매우 중요한 요소이다. 도수 치료나 스포츠 마사지는 신경 흐름 회복에 도움이 될 수 있다.
- 노화

- 산화 스트레스 증가: 산화는 내분비샘의 능력을 손상시켜 건강한 양의 호르몬 생산을 방해한다. **유해한 산화 작용을 막을 수 있는 물질을 항산화제라고 한다. 항산화제인 비타민 C, E, 레스베라트롤, CoQ(코엔자임Q)-10, 알파 리포산, NAC(N 아세틸시스테인) 등을 보충하여 항산화 능력을 높이자.**
- 저체중 또는 과체중: 근육량 소실을 막기 위해 건강한 체중을 유지하라.
- 활동 감소: 일주일에 2~3회 저항 운동 또는 저항 훈련을 한다(저항 훈련은 웨이트 장비, 볼, 도수저항, 물 등 저항을 줄 수 있는 물체를 이용하여 저항에 견디는 힘을 이용하여 운동의 효과를 유도하는 훈련법이다). 저항 운동 또는 저항 훈련을 하면 근육량 증가에 도움이 된다. 일주일 동안 모든 주요 근육군을 돌아가면서 단련한다.
- 유전
- 인종과 성별: 근감소증은 아시아인에서 훨씬 더 흔하고 아프리카계 인구에서 빈도가 가장 낮다. 남성보다 여성의 위험도가 더 높다. 그러나 호르몬 치료 효과는 여성에서 더 높다.

단백질 섭취

단백질은 신체 조직을 만드는 필수 단위이다. 단백질은 머리, 손·발톱, 효소, 골격근, 심장근육, 뇌를 구성하는 주요 성분이다. 단백질은 면역계 기능을 적절히 유지하는 데 필수적이다. 호르몬을 방출하도록 신호를 보내는 것도 단백질이다. 적절한 단백질은 신체 조직의 형성 및 복구, 강한 근육을 키우는 데 필요하다. 단백질 결핍이 심각할 때 콰시오르코르(kwashiorkor, 단백열량 부족증)라는 질환이 발생한다. 이 질환의 특징적인 증상은 복부 둘레 증가와 얇은 팔다리이다.

적절한 단백질 섭취는 근육을 키우고 근육량을 유지시킨다. **근육량을 증가 및 유지시키기 위해서는 반드시 충분한 단백질을 섭취해야 한다. 근육량이 풍부하면 인슐린-민감성을 보존할 수 있다. 근육량은 지구력이 필요한 운동선수, 역도선수, 노인, 만성 질환자에게 매우 중요하다.** 만약 근육량이 많고 운동도 열심히 한다면, 단백질 필요량은 더 높아질 것이다. 중량 운동을 한다면, 근육 형성을 위해 반드시 충분한 양의 단백질을 섭취해야 한다. **고강도 운동이나 근력 향상 운동을 정기적으로 할 때는 단백질을 더 많이 섭취해야 한다.**

단백질은 운동 직후에 섭취하는 것이 좋다. 운동 직후 단백질을 섭취하면 근력과 근육량 증가 효과를 최고로 높일 수 있다.

◆ 노년의 근육량 유지하기

적절한 양의 단백질 섭취는 노년의 근육량 유지를 위해 중요하다. 노인의 경우, 충분한 단백질을 섭취하지 않으면 근감소증이 더 쉽게 발생한다. 노화에 따른 근 소실, 즉 근감소증이 발생하면 의자에서 일어나지 못한다. 심하면 일어서 있지도 못한다. 근력이 소실되면 낙상하기 쉽고 골절이 발생할 수 있으며 타인의 도움 없이는 일상 활동을 수행하지 못하게 된다.

65세 이상에서 단백질 섭취 부족은 엄청난 근 손실을 초래한다. 근감소증 예방을 위해 운동이 중요하다는 점은 말할 필요가 없다. 노인들이 단백질을 충분히 섭취하지 않으면 신체 조직의 복구보다 파괴가 더 많이 일어난다. 그래서 노인들은 더 많은 단백질을 섭취해야 한다.

유청 단백질(whey protein, 유청은 우유가 엉겨서 응고된 뒤 남은 액체이며 치즈나 카세인 제조과정에서 부산물로 생성된다)은 이런 상황을 예방하는 데 도움이 될 수 있다. 유청 단백질은 성장-촉진 효과가 있기 때문이다. 유청 단백질에는 황 함유 아미노산, 즉 시

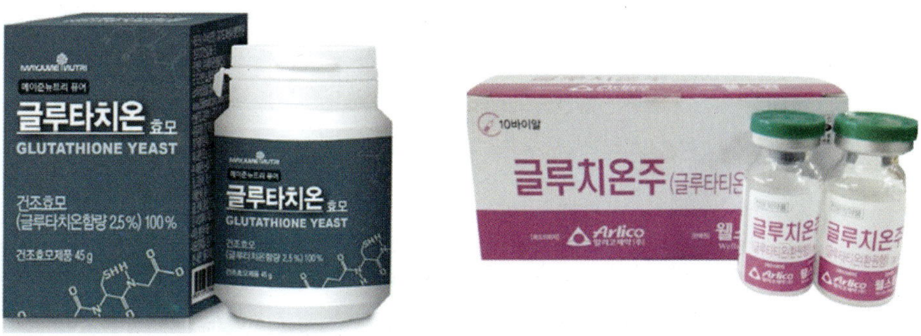

▶글루타치온: 간에서 합성되어 활성산소를 제거한다.

스테인이 다량 함유되어 있는데, 이 아미노산은 산화 스트레스를 예방하는 글루타치온 생산에 필수적인 성분이다. 글루타치온은 노인들에게 특히 중요하다. 글루타치온은 산화 스트레스를 예방하기 때문이다.

성장호르몬 분비 촉진 보충제를 복용하면서 강도 높은 운동을 병행하고 있다면, 단백질 필요량은 더 높아질 것이다. 만약 단백질을 충분히 섭취하지 않으면, 우리의 몸은 필요한 단백질을 충당하기 위해 자신의 근육을 소화시킬 것이다. 이것을 **근육-소모**라고 한다. 이것은 우리가 바라는 바가 아니다. **그래서 단백질 섭취량과 운동량, 운동 강도를 잘 조절해야 한다.**

우리가 원하는 것은 이화(catabolic) 상태가 아니라 동화(anabolic, 근력 향상) 상태이고, 근육을 파괴하는 것이 아니라 만드는 것이다.

◆ 단백질은 호르몬을 만든다

단백질은 호르몬 생산에 필수적이다. 따라서 단백질을 충분히 섭취하라. 충분한 단백질 섭취는 여성에게 특히 중요하다. 생식 주기를 지탱할 만큼 충분한 단백질을 섭취하지 않으면 무월경(월경주기 중단)이 발생할 수 있다. 충분한 단백질 섭취는 임신과 월경, 여성의 건강에 필수적이다. 월경 중인 여성이라면 규칙적인 주기를 유지하기 위해 충분한 단백질을 섭취해야 한다.

모유 수유 중인 여성도 단백질을 충분히 섭취해야 한다. 그래야 아기를 위한 양질의 모유가 형성된다. 임신 중이거나 수유 중인 여성들은 비-임신, 비-수유모들보다 훨씬 더 많은 단백질이 필요하다.

건강상의 이유로 붉은 육류 섭취를 금할 필요는 없다. 붉은 육류는 중요한 단백질 공급원으로, 호르몬 균형을 잡아준다. 붉은 육류에는 아연이 풍부하게 들어 있다. 아연은 남녀 모두에서 건강한 호르몬 균형을 위한 테스토스테론 생산에 필요한 미네랄이다. 육류에 들어 있는 아미노산인 아르기닌과 시트룰린은 성장호르몬 분비의 효과적인 촉진제이다.

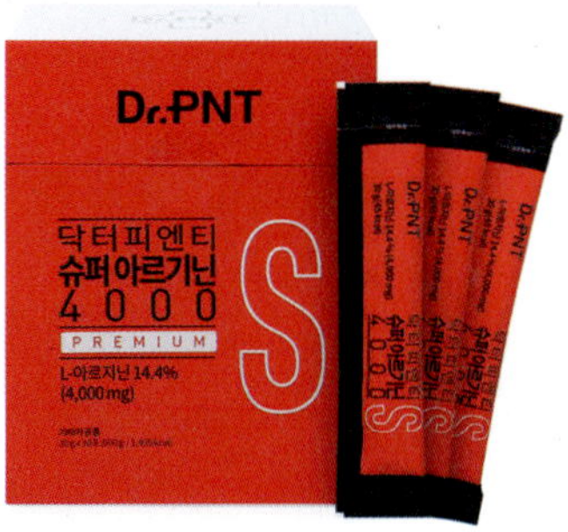

▶ 아르기닌

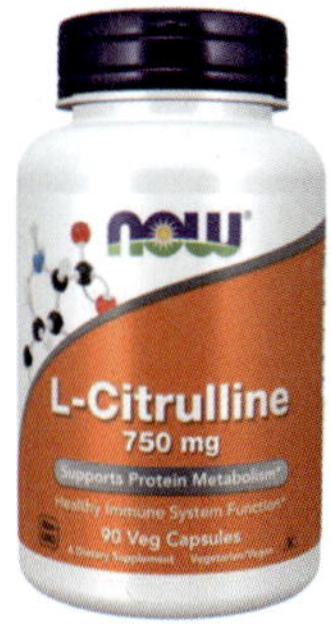

▶ 시트룰린

동물성 단백질에는 모든 종류의 필수 아미노산이 함유되어 있고, 식물성 단백질보다 생체이용률이 더 뛰어나다. 동물성 단백질은 류신이 가장 풍부하게 들어 있는 식품군이다. 류신은 근육 성장과 복구를 촉진한다. 동물성 단백질에는 크레아틴이라는 고-에너지 단백 성분도 들어 있다. 류신과 크레아틴은 지방이 없는 근육량을 증가시키는 데 매우 중요하다.

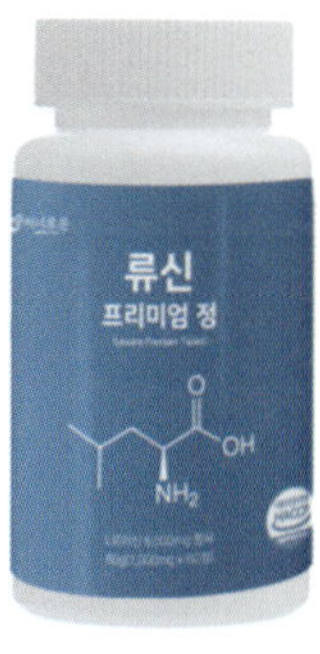

▶ 류신: 근력의 향상과 유지에 도움을 준다.

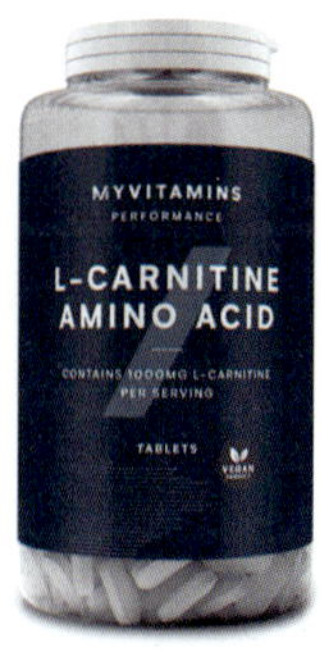

▶ 크레아틴: 근육량 증가, 운동기능 개선

목초 사육 및 최소한의 가공 처리만 거친 육류를 여러분의 식단에 주로 포함시키고 햄버거, 핫도그 등 가공 처리된 패스트푸드와 공장육을 제한하라. 목초 사육한 가축의 붉은 육류에는 비타민, 미네랄 등의 영양분이 놀랄 만큼 풍부하다. 특히 미네랄 중에는 흡수율이 높은 철분도 포함되어 있다. 붉은 육류에는 카르니틴도 함유되어 있다. 카르니틴은 여러분의 대사 작용을 증진시켜 근육을 만들고 체지방을 태운다.

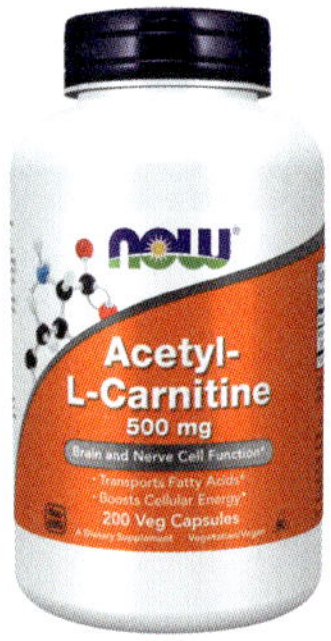

▶L-카르니틴: 지방을 연소하고 근육을 만드는 데 도움이 된다.

목초 사육 육류 섭취량을 늘리면 필수 미세영양분 섭취가 증가된다. 필수 미세영양분은 혈압을 조절하고 심장과 뼈 건강을 증진시킨다.

우리의 건강을 해치는 것은 가공 처리된 육류이므로, 인스턴트 식품을 되도록 멀리하라. 천연식품에 함유된 단백질을 더 많이 섭취할수록 건강 전반이 증진된다는 사실은 연구를 통해 입증되었다.

가장 좋은 동물성 단백질 공급원은 유제품, 달걀, 자연산 생선, 조개, 목초 사육소의 육류, 내장육, 방목 사육한 닭과 오리고기 등이다. 알레르기가 없다면, 이 단백질 공급원들을 매 끼니마다 교대로 포함시켜 골고루 섭취하라. 우리는 우리가 먹고 있는 고기가 뭘 먹고 자랐는지도 모른 채 섭취하고 있다. 만약 가축이 곡물사료를 먹었다면 여러분은 고기를 먹고 있지만 사실은 그 가축이 섭취한 곡물을 먹고 있는 셈이다. 이로 인해 식품 민감성과 알레르기 반응이 촉발될 수 있다.

식물성 단백질은 미세영양소, 고함량 섬유소, 항산화제 등 많은 성분을 공급한다. 식물성 단백질에는 필수 아미노산 몇 가지가 부족하다. 따라서 동물성 단백질을 먹지 않고 식물성 단백질을 선택한다면 여러 종류의 식물성 단백질을 골고루 섞어 먹는 것이 중요하다. 콩류와 함께 곡류, 견과류, 씨앗류를 먹도록 한다.

목초 사육을 한 소, 돼지, 닭, 양의 고기로부터 단백질을 섭취하라. 자연산 해산물, 특히 크기가 작은 차가운 물에 사는 어류(cold water fish)를 골라서 섭취하라. 원산지를 확인하여 오염된 바다에서 어획한 해산물은 피한다. 지방 제거육과 내장육은 훌륭한 단백질 공급원이다. 양질의 단백질을 섭취하는 것은 건강에 매우 중요하다.

건강한 사람의 경우 콩팥에 대한 단백질의 유해성은 걱정하지 않아도 된다. 그러나 만약 여러분에게 콩팥 질환이 있다면, 단백질 섭취를 제한하는 것이 좋다.

◆ 탄수화물 과다 섭취를 피하라

인슐린 농도가 증가하면 성장호르몬 생산이 감소될 수 있다. 따라서 다량의 당 및 정제 탄수화물의 섭취를 제한해야 한다. 혈당지수가 낮은 탄수화물의 비율을 높임으로써 여러분의 혈당이 치솟는 것을 막고 인슐린이 급증하는 것을 막아야 한다. 인슐린의 급증을 막기 위해서는 전분(녹말)이 함유되지 않은 채소와 과일(레몬, 베리류)이 좋다. 곡물과 전분(빵, 시리얼, 감자, 쌀, 파스타) 섭취를 줄여라. 이 식품들은 인슐린을 올리고 지방 축적을 증가시킨다.

전분이 함유되지 않은 유기농 채소를 다량 섭취하라. 영양분이 풍부한 유기농 푸른잎 채소와 십자화과 채소(브로콜리, 콜리플라워 등)를 다량 섭취하라. 지역 농산물을 판매하는 푸드마켓, 건강식품 판매점, 식품매장 등에서 전분이 함유되지 않은 유기농 채소들을 찾아서 이것저것 먹어보라. 상추, 청경채, 콜라드 그린(케일류) 등의 푸른잎 채소는 제한하지 말고 마음껏 섭취하라. 무, 양파, 마늘, 생강, 부추, 리크 또는 대파, 쪽파, 양배추도 좋다.

건강한 탄수화물 섭취를 위한 팁

- 매 식사마다 과일을 섭취하라.
- 점심과 저녁식사 때 채소를 먹어라.
- 간식으로 견과류, 건과일을 섭취하라.
- 가능하다면 정제된 곡물을 쓰지 말고 무정제 곡물을 섭취하라(쌀보다 현미).
- 일주일에 몇 번은 콩과식물로부터 탄수화물 및 단백질을 섭취하라.

☞ 당뇨병의 기준 수치

	정상	당뇨 전단계	당뇨관리 필요
공복(mg/dL)	100 미만	100~125	126 이상
식후 2시간(mg/dL)	140 미만	140~199	200 이상
당화혈색소(%)	5.7 미만	5.8~6.4	6.5 이상

◆ 인슐린 농도를 낮추어 성장호르몬을 증가시키자

인슐린과 인슐린유사성장인자-I(IGF-1)은 세포막 위의 수용체를 공용으로 사용한다. **인슐린과 IGF-1은 구조적으로 비슷하다. 만약 인슐린이 세포 내로 들어가는 문을 사용하고 있다면, IGF-1은 그 문을 사용할 수 없다. 따라서 인슈린 농도가 높으면 근육을 만들고 지방을 태우고 젊음을 유지키시는 IGF-1 본래의 역할을 수행할 수 없다.** 지방을 태우고 싶고 근육을 만들고 싶고 노화과정을 되돌리고 싶다면, IGF-1이 세포 내로 들어갈 수 있도록 해 주어야 한다. 그렇게 하기 위해선 우리는 인슐린 농도를 낮추어야 한다.

우리 몸 자체의 성장호르몬 생산을 증가시키기 위해, 인슐린 농도를 낮추어야 한다. **인슐린 농도를 낮추는 방법은, 탄수화물(특히 혈당지수가 높은 탄수화물) 섭취량을 줄이고 열심히 운동하는 것이다. 체지방이 줄어들고 근육량이 증가하면 췌장의 인슐린 분비가 줄어들 것이다.** 탄수화물을 줄이고 운동을 시작하면 며칠 지나지 않아 피로가 감소하고 배고픔과 갈망이 감소된다. 이어서 집중력, 지구력, 근력, 체중이 개선될 것이다.

과도한 탄수화물 섭취는 우리 문명사회의 수많은 질병을 양산하는 주요 근본 원인이다. 우리는 지방, 특히 포화지방이 질병을 유발시키는 것으로 알고 있다. 그러나 실제로 포화지방 섭취를 크게 걱정할 필요는 없다. 연구에 따르면, 포화지방은 여러분의 심장에 해롭지 않다. 탄수화물을 많이 먹고 포화지방을 적게 먹으면 인슐린 저항성과 당뇨병 등 대사 문제가 오히려 더 악화된다. 실제로 심혈관질환의 위험을 증가시키는 것은 바로 이 때문이다.

탄수화물 섭취량을 되도록 줄여라. 가공된 식품, 당, 곡물을 피하라. 만약 여러분이 과일을 먹어야 한다면, 베리류 과일을 적당히 섭취하라. 탄수화물이 적은 레몬과 크랜베리도 가능하다. 탄수화물 양을 그램(g)으로 계산하면 섭취량을 결정하는 데 도움이 될 수 있겠지만, 채소를 구입할 때 전분이 함유되지 않은 채소만 고른다면 굳이 채소와 과일에 함유된 탄수화물의 양까지 계산할 필요가 없다.

매일 아침 식사나 음료를 마시기 전 혈당을 측정하라. 그 결과를 보면 탄수화물 섭취량을 더 줄여야 할지 확인할 수 있다. **혈당이 100 이상이면, 탄수화물을 줄여야 한다.** 만약 100~125 범위에 있다면 당뇨 전단계이거나 인슐린 저항 상태에 있다. **공복 혈당 수치가 70~90으로 떨어질 때까지 탄수화물 섭취를 줄여야 한다. 즉시 탄수화물 섭취를 줄이고 운동량을 늘려라.** 지금 조치를 취하지 않으면 나중에 당뇨병 환자가 될 수도 있다.

공복 혈당 수치가 한 번이라도 126을 초과하면, 당뇨병 구역에 들어선 것이다. 그 전에 조치를 취하여 이 상황을 피하도록 하자. 이미 이 구역에 들어와 있다면 어떻게 할까? 지금까지 듣던 것과 달리 탄수화물 제한과 단식을 성실히 수행하면 상황을 되돌릴 수 있다.

공복 혈당 수치를 낮추려면, 당과 전분을 식단에서 줄여야 한다. 특히 빵, 곡물, 흰 감자, 당도가 높은 과일 섭취를 피하라. 전분이 들어 있는 고구마, 호박 등도 너무 많이 먹으면 혈당이 높아질 수 있다. **전분 없는 채소, 육류, 생선을 주로 섭취하라. 이렇게 하면 공복 혈당 수치가 떨어지는 걸 목격하게 될 것이다.**

◆ 인슐린 농도와 그 외 표지자(marker)를 검사하자

인슐린-저항 상태라고 해도 이를 심각하게 여기고 경고해 주는 의사는 거의 없다. 인슐린 저항은 질병에 해당되지만, 의사들이 주목하는 질병은 아니다. 인슐린 상태를 알아보는 가장 포괄적인 검사는 경구 포도당 부하검사와 당화혈색소(HbA1c) 검사이다.

- 경구 포도당 부하검사: 당뇨병의 확진 또는 정밀한 당 대사 능력을 평가하기 위하여 75g의 포도당을 먹은 후 30분 간격(30분, 60분, 90분, 120분)으로 2시간 동안 혈당을 측정하는 검사이다.
- 당화혈색소(HbA1c): 적혈구 내에는 혈색소(헤모글로빈)라고 하는 중요한 단백질이 들어 있다. 혈당이 높아지면 포도당이 혈색소 일부와 결합하게 되는데, 이렇게 혈색소에 포도당이 결합된 형태를 당화혈색소라고 부른다. 당화혈색소는 혈당이 높은 정도와 적

혈구가 포도당에 노출된 기간에 비례해 증가하며, 지난 2~3개월 동안의 평균적인 혈당 조절 상태를 알려주는 수치이다. 정상인의 당화혈색소 범위는 4~6%이고 당뇨인의 당화혈색소 조절 목표는 6.5% 이하로 유지하는 것이다.

◆ 대사 작용의 유연성을 조성하라

대사 작용의 유연성은 몸을 탄수화물 의존 상태에서 지방(체지방과 식이 지방 모두)을 연료로 사용하는 상태(탄수화물에 의존하지 않는 상태)로 바꾸어 준다. 앞서 기술한 방식으로 섭취하면 근육을 더 크게 키울 수 있고 원치 않는 지방을 뺄 수 있다. 운동선수들이나 아주 활동적인 사람들은 때에 따라 많은 양의 탄수화물에도 내성을 보인다. **한계치보다 많은 양의 탄수화물을 먹을 예정이라면, 식사 전에 물만 먹으며 굶거나 식사 전에 운동을 하는 것이 좋다. 그러면 탄수화물이 지방으로 저장되지 않고 근육으로 바로 들어갈 수 있다.**

가끔은 걱정하지 말고 탄수화물 먹는 날을 즐겨라. 만약 너무 피곤하고 스트레스를 많이 받고 있다면 진짜 필요한 건 탄수화물을 맘껏 먹는 일일 것이다. 오랜 기간 저탄수화물 식이를 유지하여 지방 저장량이 매우 감소되었을 때, 1주일에 한 번쯤은 탄수화물을 마음껏 섭취하고 다음 날부터 다시 저탄수화물 식이로 돌아가면 된다.

탄수화물 섭취량을 주기적으로 변화시켜라. 주기는 다음과 같이 정할 수 있다.

- 하루 단위로 탄수화물 섭취량을 변화시킬 수 있다. 이 경우, 운동이 끝난 후 탄수화물을 섭취하라. 이 방식은 상대적으로 많은 양의 탄수화물을 먹는 경우에 적용된다. 일주일에 거의 매일 고강도 운동을 한다면, 탄수화물 섭취량을 하루 단위로 변화시키는 것이 이상적이다.
- 주 단위로 탄수화물 섭취량을 변화시킬 수 있다. 이 경우, 수일 간격으로 탄수화물 섭취량을 변화시킨다. 일주일에 2~3일은 고지방, 저탄수화물, 중간량의 단백질을 포함한 케톤 식단으로 구성한다. 주간 식단계획표에 탄수화물을 많이 먹는 날을 하루나 이틀 포함시키고 단식하는 날도 하루 포함시켜라. 이와 같은 주 단위 변동 계획은, 월요일~금요일 동안 규칙적으로 운동하고 주말에 쉬는 사람에게 효과가 좋다.

- 한 달 단위로 변화시킬 수 있다. 이 경우, 3주 동안 케톤 식단을 적용하고 나머지 한 주 동안 탄수화물 양을 조금 더 높인 식단을 섭취한다. 월경주기를 겪는 여성들은 대체로 이 방식을 선호한다. 월경 기간이 시작되기 전 일주일 동안 탄수화물 양이 많은 식단을 적용하고 그 이후 3주 동안 케톤 식단을 적용한다.

할당된 탄수화물은 주로 하루의 마지막 식사 때 먹는 것이 가장 효과가 좋다. 늦은 시간에 탄수화물을 섭취하면, 수면에 도움이 되고 체중과 대사작용을 조절하는 호르몬들이 최적화된다.

케톤 식단

저탄수화물 고지방(저탄고지) 다이어트 또는 키토제닉(ketogenic) 다이어트는 식이요법의 일종으로, 단순히 지방을 많이 먹는 것이 아니라 열량의 총 섭취량은 유지하면서 섭취 비중 가운데 탄수화물(당질)이 들어간 음식을 줄이고 지방이 들어간 음식을 늘려, 체내 인슐린 저항성을 낮추는 것을 목표로 한다.

◆ 몸에 좋은 지방을 섭취하라

적절한 종류의 지방을 충분히 섭취하지 않으면 호르몬은 제대로 기능할 수 없다. 호르몬은 뇌와 신경계에 작용하고 수많은 신체 기능에 영향을 미친다. 호르몬 기능이 적절히 발휘되려면 건강한 세포막과 세포막 위의 수용체들이 필요하다. 몸에 좋은 지방과 영양분들은 바로 이 세포막 구조를 생성하는 데 필요하다.

우리 몸의 호르몬 균형을 위해 인슐린 감소는 매우 중요하다. 탄수화물 섭취량 감소만으로는 인슐린 저항을 되돌리기에 충분치 않다. 포화지방과 단일 불포화지방을 섭취하도록 신경을 쓰고 가공식품, 패스트푸드에 들어 있는 몸에 나쁜 다가 불포화지방과 트랜스 지방을 먹지 않도록 신경 써야 한다. 대부분의 다가 불포화지방과 트랜스 지방은 우리 몸의 미토콘드리아에서 사용되지 못하고 인슐린 저항의 원인이 된다.

인슐린 저항

정상적인 인슐린의 작용에 대해 세포가 반응하지 않는 상태를 말한다. 췌장에서 분비한 인슐린에 대해 저항성을 갖게 되면 우리 몸에서 인슐린을 효율적으로 사용하지 못하게 되고 고혈당증이 발생하게 된다.

남성의 호르몬 상태는 탄수화물 섭취를 줄이고 몸에 좋은 지방 섭취를 늘리면 개선된다. 남성에서 인슐린 저항이 회복되면 뱃살과 여성 같은 가슴이 사라지기 시작한다. 인슐린 조절이 개선되면 유해 복부 지방이 사라지고, 테스토스테론의 에스트로겐 전환이 중단되며 남자다운 외모를 되찾고 남자답다는 느낌이 들기 시작한다. 여성에서도 탄수화물 섭취를 줄이고 몸에 좋은 지방 섭취를 증가시키면 호르몬 상태가 개선된다.

고품질 지방 및 양질의 지방 공급원

- 추출 정제한 어유(fish oil): 2~4g의 어유를 첨가하면 염증 저하에 도움이 된다.
- 올리브 및 올리브 오일
- 자연산 알래스카 연어
- 정어리, 멸치, 고등어, 그 외 기름기가 많은 작은 생선
- 아보카도 및 아보카도 오일
- 유기농, 목초 사육 고기
- 코코넛 오일

고지혈증의 식사관리

- 소고기, 돼지고기 등은 살코기만을 사용하며 눈에 보이는 기름 부분은 모두 제거한다.
- 가공된 육류(베이컨, 소시지, 햄, 핫도그 등)는 지방이 많으므로 먹지 않도록 한다.
- 닭, 칠면조 등은 껍질과 지방층을 제거한 후 섭취한다. 단, 조리 시 튀김은 피하고 기름이 많은 양념은 하지 않는다.
- 생선은 콜레스테롤을 함유하고 있으나 포화지방산이 적으므로 고기류보다 생선을 자주 섭취하도록 한다.

- 조개 및 갑각류의 콜레스테롤 함량은 식품 종류에 따라 다양하다. 그러나 콜레스테롤이 많은 새우, 가재 등도 포화지방량은 적기 때문에 가끔 섭취하는 것이 좋다.
- 저지방 우유는 가능하면 지방함량이 1% 이하인 탈지우유를 사용한다. 고형 요구르트도 탈지 또는 저지방 우유로 만든 것을 사용한다.
- 기름을 사용할 때는 버터나 라드(돼지의 지방) 같은 포화지방산이 많은 식품은 피하고 불포화지방이 많은 식물성 기름을 사용한다. 그러나 식물성 기름 중 코코넛유나 야자유, 팜유 등은 포화지방이 많으므로 주의해야 한다. 코코넛유와 야자유 등은 제과 및 가공식품, 라면, 팝콘, 커피 크림 등에 많이 이용되므로 주의 깊게 표시를 읽어보고 섭취하도록 한다.
- 달걀은 콜레스테롤이 많으므로 되도록 제한하되 노른자 대신에 달걀흰자의 사용은 가능하다.
- 과일과 채소에는 비타민, 섬유질, 미네랄 등이 풍부하므로 식사 때마다 충분히 사용하도록 한다. 다만 혈중 중성지방 수치가 높은 사람의 경우는 과일도 지나치게 많이 섭취하지 않도록 주의할 필요가 있다.
- 밥, 빵, 감자, 고구마 등의 곡류와 콩 등은 당질과 단백질이 풍부하면서 지방은 적으므로 제한할 필요는 없다. 다만 지나친 섭취로 칼로리 섭취가 늘어날 수 있으므로 주의한다. 곡류 및 콩에 들어 있는 섬유질은 혈중 지질을 떨어뜨리는 효과가 있으므로 도정이 덜된 곡류나 콩의 섭취를 권한다.
- 견과류(땅콩, 호두, 아몬드 등)에는 불포화지방은 많으나 칼로리가 높으므로 섭취 시 주의 하는 것이 좋다.
- 대부분 상업적으로 가공된 식품(크래커, 감자칩, 쿠키, 케이크, 파이 등)에는 동물성 기름 및 라드 사용이 많아 포화지방 함량이 놓다. 통밀빵(토스트), 과일, 채소 등을 간식으로 섭취하는 것이 좋다.

◆ 바람직한 식생활 지침

- 다양한 음식을 골고루 제 시간에 먹는다.

- 활동적인 생활 습관으로 식욕과 적당한 체중을 유지한다. 활동량과 섭취량의 균형을 유지하도록 한다.
- 콩류와 우유 및 유제품의 섭취를 늘린다. 콩류와 우유, 유제품은 뼈의 건강에 중요한 칼슘을 공급해 주는데, 우유 및 유제품의 섭취는 리보플라빈의 좋은 급원이다. 콩류는 소화되기 쉬운 형태로 조리하여 섭취하고 우유 및 유제품의 섭취는 단계적으로 늘린다.
- 신선한 녹황색 채소와 과일을 충분히 섭취한다. 신선한 채소는 비타민 A를 비롯한 여러 비타민과 미네랄의 좋은 공급원이며, 채소와 과일은 섬유소의 좋은 급원으로 배변에도 도움을 주고 소화가 잘되므로 충분히 섭취한다.
- 동물성 식품은 생선과 육류, 가금류를 골고루 섭취한다. 철분의 좋은 급원인 육류를 소화하기 쉽고 많이 씹지 않아도 되는 형태로 조리하여 섭취하도록 한다. 일부 고지혈증이 있는 경우에도 기름기가 적은 육류와 가금류를 섭취하도록 한다. 한편 생선은 소화가 잘 되고, 생선에 포함된 지방은 심혈관질환에도 좋은 효과가 있다.
- 음주량을 제한하고 충분한 양의 물과 음료를 마신다. 알코올은 식욕을 저하시킬 뿐만 아니라 복용하는 약물과 상호작용을 일으킬 수 있다. 과다한 음주는 여러 가지 면에서 건강에 해로우며, 하루 두 잔 이상의 반주는 영양상태나 병의 치료 등에 나쁜 영향을 미친다. 하루 6~8 잔의 충분한 양의 물 또는 다른 음료를 마시도록 하여 탈수를 방지하도록 한다.
- 간식을 자주 먹으면 성장호르몬 분비가 방해되어 좋지 않다. 간식을 먹으면 혈당이 증가하고 혈당의 증가는 성장호르몬 분비를 낮춘다.
- 가능한 천천히 식사하라. 식사를 서두르면 교감신경이 긴장하여 맥박이 빨라지고 스트레스 상태가 된다.
- 아침에 일어나면 운동을 하고 배가 고파지면 식사를 하라.
- 식사시간은 가장 즐거운 시간이다. 식사시간에는 즐거운 이야기만 하자.

6

운동

◆ 운동은 성장호르몬 생산을 자극한다

운동은 성장호르몬 농도를 높여 신체 구성 요소를 개선시킨다. 더 많은 근육을 생성하고 과다한 지방을 제거한다. 스포츠 의학 연구에 따르면, 노인들이 운동을 할 때, 젊고 건강한 성인 수준으로 성장호르몬 분비를 회복시킬 순 없지만 운동은 성장호르몬의 강한 자극제이다.

걷는 것부터 시작하라. 매일 최소 30분씩 유산소 운동을 하라. 한 시간이면 더 좋다. 만성 통증을 앓고 있지 않다면, **근력 운동을 일주일에 2~3회 추가하라.** 만성 통증이 있어도 가벼운 요가와 코어 강화 운동은 가능하다. 여러분이 즐기며 매일 할 수 있는 운동을 찾아라. 달리기, 걷기, 자전거, 수영, 그 외 유산소 운동을 시작하여 규칙적으로 수행하고 운동 시간을 늘릴 수 있도록 체력을 증진시켜라. **한 시간 이상의 운동을 일주일에 3일 이상 하라.** 운동 시간이 늘어나기 시작하면, 여러분은 더 오래 운동하고 싶은 마음이 생길 것이고 그렇게 되면 더 많은 성장호르몬이 여러분의 혈류 속으로 분비될 것이다.

운동 없이 성장호르몬 농도는 올라가지 않는다. 저항 운동을 병행하면, 몸에서 자연 생산되는 성장호르몬의 효과뿐만 아니라 성장호르몬을 증가시키는 다른 보충제의 효과도 상승한다.

저항 운동

기구나 맨손 운동으로 근력을 향상시키는 운동이며 운동부하는 너무 크게 하지 않는 것이 좋다. 근력운동은 한 번 운동할 때 8~12회 반복하고 1~2분 정도 휴식을 취한 후에 다시 8~12회 반복하면 도움이 된다. 근육의 크기와 근력을 증가시키는 중요한 열쇠는 점진적인 과부하 방식으로, 이를 통해 근육의 능력이 서서히 증가한다.

성장호르몬 농도가 증가하면, 더 많은 운동을 할 수 있게 되고, 이에 따라 성장호르몬 농도가 더 올라간다. 이것은 윈-윈 게임이다. 꾸준히 운동하는 선수 대부분은 50대, 60대, 70대, 그 이상이 되어도 젊은 시절의 성장호르몬 수준을 유지할 수 있다.

중간 강도의 운동은 나이가 많든 적든 성장호르몬 농도를 증가시킨다. 운동은 뇌하수체를 자극하여 성장호르몬을 분비시킨다. 우리가 할 일은 그저 중간 강도의 운동을 하는 것뿐이다. 그러다가 마침내 고강도 운동에 돌입하게 되면, 성장호르몬은 더 많이 분비될 것이다.

운동의 작용 방식은 다음과 같다. 운동은 시상하부의 성장호르몬 방출호르몬(GHRH) 분비를 자극한다. GHRH는 뇌하수체를 자극하여 성장호르몬을 분비시킨다. 성장호르몬은 인슐린-유사 성장인자(IGF)-1의 분비를 촉진하고 IGF-1은 우리 몸의 합성대사, 즉 단백동화를 촉진한다.

운동에는 많은 이점이 있다. 림프계를 청소하고 복용 중인 보충제의 작용 효과를 높이며 소화 기능을 돕는다. **운동이 부족하면 노화가 가속화된다. 만약 여러분이 운동하지 않는다면, 심장질환, 당뇨병, 관절염, 골다공증 등 각종 만성질환의 위험성이 증가한다.**

운동은 언제 어디서나 할 수 있다. 1~2분부터 시작하여 여러분의 체력이 좋아지면 시간을 더 늘려라. 책상 앞에서 자주 일어나 움직여라. 필자는 진료실 책상 옆에 스테퍼를 갖다 놓고 시간이 날 때마다 스테퍼에 올라가서 운동을 한다. 어떤 종류의 운동이라도 좋다. 매일 시행하라. 마당에서 산책을 하거나 짧게 운동하는 것만으로도 좋다. 운동을 하자마자 머리가 더 맑아지고 기분이 나아지는 걸 느낄 것이다. 계속 활동하는 것이 건강의 핵심이다. 자리에 계속 앉아 있거나 **한 번에 오래 운동하는 것보다, 짧게 자주 하는 것이**

더 좋다.

가장 좋은 운동은 여러분이 좋아하는 운동을 하는 것이다. 좋아하는 일을 하면 동기부여가 되어 그 일을 규칙적으로 하게 될 확률이 높다. 집 근처 헬스장이나 살고 있는 지역의 운동 동호회에 참여해 보라. 요가와 필라테스를 해 보고 이런 동작이 적합한지 살펴보라. 요가는 스트레스 수준을 낮추어 뇌에 좋은 영향을 준다. 심호흡은 휴식과 몸의 회복을 제공한다. 장기간 운영되는 댄스 프로그램은 새로운 동작을 꾸준히 익혀야 하기 때문에 노인들의 뇌를 자극한다.

기회가 있을 때마다 실외에서 운동하라. 비타민 D 합성을 위해서는 햇빛을 쬐어야 한다. 비타민 D는 뇌 건강에 필수적이다. 여러분의 피부는 비타민 D를 만드는 공장이다. 그러나 오래 쬔다고 좋은 건 아니다. 10~15분으로 충분하다. 일광 화상을 피하기 위해 이른 아침이나 오후 늦은 시간을 이용하는 것이 좋다. 햇볕에 화상을 입지 않도록 조심하라. 견딜 수 있는 시간과 일광의 강도를 확인하려면 전반적인 건강 상태와 피부색의 변화를 살펴보면 된다. 복용하는 약물이 있다면, 약물의 종류에 따라 햇볕에 더 취약해질 수 있다.

저강도 운동과 고강도 운동 모두 성장호르몬 농도를 유의하게 증가시킨다. 대사 증후군이 있는 비만 성인들에게도 운동의 효과는 동일하게 나타난다. 여러분이 과체중이라면, 성장호르몬 농도를 최적화하기 위해 무엇을 할 수 있을까. 핵심은 이것이다. '그냥 하면 된다. 시작하라!'

◆ 성장호르몬을 증가시키기 위한 저항 운동

저항 운동(resistance exercise)이란 근육을 강화하는 운동으로 흔히 무산소 운동으로 알려져 있다. 유산소 운동과는 다르게 고강도 운동으로 이루어져 신체가 긴급하게 에너지 공급을 받아야 하므로 에너지 생산효율이 가장 좋은 탄수화물을 에너지화해서 사용하게 된다.

성장호르몬 증가를 위한 가장 좋은 운동은 저항 운동이다. 헬스장에 가서 여러 종류의 중량 기구를 사용해 보라. 저항 운동과 성장호르몬 방출 보충제를 병행하면 환상적인 결과를 얻을 수 있다.

근육량, 근력, 운동기능을 향상시키면 모든 사람의 건강을 개선시킨다. 적절한 근육량은 근력, 이동, 골밀도, 면역, 체온 유지, 혈당 조절, 균형 잡기 등에 필수적이다. 근육을 키우면 우리의 몸은 일종의 지방을 태우는 기계가 된다. 지방 빼기의 핵심은 근육을 키우는 것이다. 만약 체지방을 빼고 건강하게 오래 살고 싶다면 근육을 키우고 유지하는 것이 중요하다.

근육 성장을 최대화할 수 있도록 충분한 무게의 중량으로 자주 운동하라. 한 문헌에서 연구에서는 '근육 성장을 최대화하려면, 일주일에 최소 2회 주요 근육군 운동을 시행해야 한다'고 하였다.

나이가 들수록 중량 운동을 해야 한다. 중년 여성들의 성장호르몬 농도 증가를 조사한 한 연구에서는 유산소 운동과 걷기 운동만 하는 것보다 저항 운동과 걷기 운동을 병행할 때 효과가 더 높다고 밝혔다. 나이 들었다고 중량 운동을 못 하는 건 아니다. 헬스장에 가라. 일주일에 2번도 좋다. 3번은 더 좋다. 4번은 훨씬 더 좋다. 할 수 있는 한 자주 중량 기구를 들어 올려라.

중량 운동에 앞서, 걷기, 사이클, 스테퍼, 로잉 기구로 몸을 풀어준다. 운동 초보라면 중량 기구를 종류별로 한 번씩 운동하라. 처음에는 중량을 올리지 않고 각 기구당 12번씩 3세트로 시작한다. 점차적으로 중량을 올려라. 일주일에 하루나 이틀은 휴식하라.

트레이너에게 올바른 방법을 가르쳐 달라고 요청하라. 그렇게 하면, 부상을 줄이고 최대 효과를 얻을 수 있다. 일단 운동 방법을 익히고 나면 규칙적인 계획을 세우고 일정을 빼먹지 마라.

근육을 키우면 날씬한 몸매를 유지할 수 있다. 근육이 지방을 태우기 때문이다. 근육을 키우면, 더 활동적으로 생활할 수 있고 노년에 발생하는 장애를 미리 막을 수 있다. **골다공증을 예방할 수 있다. 우리의 근육량과 골밀도는 50세 이후 서서히 감소한다. 유산소 운동을 매일 하면서 일주일에 최소 3회 저항 운동을 병행하면 여러분의 근육과 뼈를 튼튼하게 지키고 맑은 정신을 유지할 수 있다.**

운동 사이의 휴식 시간이 더 단축될수록 (약 30초 정도) 성장호르몬의 박동성 분비가 최대화된다. 세트와 세트 사이에 충분한 휴식 시간을 가지고 몸을 회복시키면, 다음 세트

에서 계속 무거운 중량을 들어 올릴 수 있다. 운동 사이의 휴식 시간은 개개인에 따라 다르기 때문에 자신에게 적합하게 운동 계획을 세워 나가면 된다. 필요하면 코치나 트레이너와 상의할 수 있다.

다음과 같은 프로토콜을 따른다면, 성장호르몬을 상승시키는 중량 운동의 효과를 확실히 얻을 수 있다. 중량을 무겁게 할수록(강도는 중간 내지 고강도로) 휴식 간격은 짧게, 큰 근육군에 스트레스를 가하는 프로토콜은 단시간에 최대량의 성장호르몬을 생산할 수 있게 해 준다. 세트와 세트 간 휴식 시간을 30초 내지 1분으로 줄이면 더 많은 양의 성장호르몬을 분비시킬 수 있다. 이 과정에서 자신의 체력과 여건에 맞게 운동량과 시간을 여유 있게 조금씩 조절하면 된다.

◆ 유산소 운동은 성장호르몬 농도를 증가 혹은 감소시킨다

유산소 운동은 성장호르몬을 분비시키는 강력한 자극제이다. 단, 짧게 운동했을 때 해당되는 말이다. 지구력 운동은 무산소 운동계가 아니라 유산소 운동계와 관련이 있다. 그러나 **장시간의 지구력 운동을 오랜 기간 동안 수행하면 코티솔 농도가 증가한다. 코티솔은 부신에서 생산되는 스트레스 호르몬이다.** 장시간의 지구력 운동은 가끔 하고 무리하지 않도록 한다. 그러나 너무 과하게 하면 역효과가 나서 부신 피로, 체력 소진, 건강 악화를 초래할 수 있다.

운동은 많이 한다고 좋은 게 아니다. 과체중을 줄이고 지방을 태우고 젊어 보이려는 노력을 시작할 때 우리에게 필요한 건 짧은 운동으로 충분하다. 운동은 항상 코티솔 생산을 수반한다. 운동 시 생산되는 코티솔은 우리 몸에 좋을 수도 있고 해로울 수도 있다. 그것은 운동 시간에 달려 있다.

장시간의 운동은 성장호르몬 및 다른 근육형성(동화작용의, anabolic) 호르몬들의 수치를 낮춘다. 장시간의 운동은 여러분의 몸을 강하게 만드는 대신 건강을 악화시킨다. 장시간의 운동은 몸에 스트레스를 가하고 코티솔 농도를 만성적으로 높인다. 만성적으로 증가된 코티솔은 산화 스트레스와 염증을 초래하고 성장호르몬 농도를 감소시킨다. **신체 기관과 조직에 영향을 주어 스트레스를 차곡차곡 쌓아 올리고(build up) 근육량을 증가시키**

는(anabolic) 호르몬의 생산량을 감소시킨다.

마라톤과 같은 장시간의 지구력 운동은 염증 표지자(marker)를 증가시키고 급성 심장사의 위험도 증가시킨다. 달리기 시간이 80분을 넘어가면 호르몬 환경이 분해되는(이화작용, catabolic) 방향으로 전환된다. 너무 오래 운동하면 심박수가 계속 높게 유지된다. 그렇게 되면 우리는 정말로 늙는다. 마라톤을 뛸 필요는 없다. 과도한 운동은 역효과가 나고 위험하다. 유산소 운동을 몇 시간씩 할 필요는 없다. 운동을 좋아하는 아마추어라면 몇 분으로 충분하다. 편안한다고 느끼는 정도만 걷거나 가볍게 뛰어라.

◆ 성장호르몬 농도를 높이는 인터벌 트레이닝

모든 운동은 어느 정도 성장호르몬 농도를 높인다. 그러나 인터벌 트레이닝은 성장호르몬 농도를 증가시키는 가장 빠른 방법이다. 수 주 또는 수개월 동안 유산소 운동으로 기초를 쌓은 후, 인터벌 트레이닝을 시작하면 된다. 인터벌 트레이닝은 30~60초 동안 전력을 다해 운동하고, 그 직후 1~3분 동안 아주 낮은 강도의 운동을 지속하거나 휴식하는 방법이다.

인터벌 트레이닝은 성장호르몬과 그 외 근육 형성(anabolic) 호르몬 농도를 증가시키고 저장된 포도당을 태워 체중을 줄이고 더 젊어 보이게 만들며 더 빨리 날씬한 몸매에 도달하게 해 준다.

만약 지방을 빨리 빼고 싶다면, 일정 간격(인터벌) 동안 강도 높게 운동하고 그 후 잠깐 휴식하여 몸을 회복시켜라. 인터벌 트레이닝은 표준 유산소 운동보다 훨씬 더 많은 양의 지방을 태운다. 인터벌 트레이닝에 규칙적으로 전념하게 되면, 유산소 체력과 무산소 체력이 증가될 것이고 신체 조성이 최적화될 것이며 장기적으로 건강에 도움이 될 것이다.

저강도 운동은 운동 후에 신진대사를 회복하는 데 많은 에너지가 필요하지 않다. 대부분의 운동 프로그램은 조깅 한 시간 정도에 해당되는 중간 강도의 유산소 운동 위주로 구성되어 있다. 대체로 이런 프로그램은 체중과 지방 감소폭이 제한적이다.

인터벌 트레이닝은 무산소 운동이다. '무산소(anaerobic)'란 '산소 없이'라는 뜻이다. 운동할 때 우리 몸은 산소를 사용해 에너지를 공급한다. 즉, 산소라는 비용을 지불해야 한다. 그런데 무산소 운동을 할 때에는 산소라는 비용을 지불하지 않은 채 운동을 하게 되고, 이때 지불하지 않은 비용(산소)은 나중에 갚아야 하는데 이것이 산소 부채(debt)이다. 열심히 운동할수록 부채는 더 커진다. 이 빚을 갚는 시점이 바로 휴식기이다. 우리의 목표는 숨쉬기 힘들어 말도 못 할 정도에 이를 때까지 심박수를 높이는 것이다.

인터벌 트레이닝은 특별한 장비 없이도 언제 어디서나 할 수 있다. 헬스장에 있든 집이나 호텔에 있든 야외에 있든 상관없이 여러분은 단시간의 인터벌 트레이닝을 수행할 수 있다. 집에서 나가지 않고도 계단 뛰어 올라갔다 내려오기, 제자리 뛰기, 줄넘기, 팔굽혀펴기, 앉았다 일어나기, 스쿼트 등을 30~60초 동안 실시한 후 1분 또는 편한 시간만큼 휴식하면 된다. 건강상 이득을 얻기 위해 필요한 인터벌 트레이닝 횟수와 시간은 한 회기에 10~15분, 일주일에 2~4회기로 충분하다. 일주일을 통틀어도 총 운동 시간은 한 시간 미만이다.

10분의 인터벌 트레이닝만으로도 성장호르몬의 박동성 분비를 증가시킬 수 있다. 인터벌 트레이닝은 젖산 농도를 증가시킴으로써 성장호르몬을 분비시킨다. 강도 높은 운동을 하면 근육이 '불타는' 느낌을 받는다. 바로 그 순간이, 근육 내 젖산 농도가 증가하는 순간이다. 성장호르몬 분비는 운동 강도에 직접 비례하는데, 성장호르몬 분비를 자극하는 운동 강도는 최소 10분 동안의 운동 후 젖산이 근육을 불타게 만드는 그 지점의 운동 강도이다.

다음 단계에서 우리 몸은 힘든 운동으로 인해 붕괴된 상태를 자체적으로 복구한다. 복구과정은 수 시간 지속된다. 강도 높은 운동 후에는 수일 동안 지속되기도 한다. 복구과정에는 많은 에너지가 필요하다. 따라서 성장호르몬(복구 호르몬)이 증가한다. 증가한 성장호르몬은 원치 않는 지방을 없애면서 근육을 복구시키고 이전보다 더 튼튼하게 만든다.

이와 같은 성장호르몬 증가는 24~36시간 동안 지속된다. 우리가 휴식하는 동안에도 효과는 지속된다. 젊은 여성들이 젖산 역치를 넘어서는 강도의 유산소 운동을 장기적으로 수행했을 때 24시간 성장호르몬 분비량이 2배 증가했다. 성장호르몬과 테스토스테론과 같은 anabolic(근육을 만들어주는) 호르몬들의 농도는 운동 후 최대 36시간까지 증가하여 지방을 태우고 근육을 키운다. 허리둘레의 군살과 보기 흉한 지방 저장소에 축적되어 있던 지방이 분해되어 나온다.

젖산 역치

운동 시 운동강도가 높아져 심장과 폐가 더 이상 운동을 하기에 필요한 산소를 더 이상 공급해주지 못하면 근육은 산소부족에 빠지게 되고 이때 근육은 무산소 시스템에 빠지게 되어 무산소 시스템의 대사산물로 젖산이 나오게 된다. 간의 역량을 넘어서 젖산이 생성되면 젖산이 점점 축적되다가 어느 순간 젖산 농도가 급증하는 순간이 생기는데, 이때의 젖산 농도를 젖산 역치라고 한다. 훈련을 통해 젖산 역치를 높일 수 있으며 운동선수들은 일반인보다 젖산 역치가 높다.

인터벌 트레이닝 세트의 예를 들어보면, 30초 동안 전력질주한 후 적극적 회복을 위해 4분의 휴식을 취한다. 이 과정을 총 4회 반복한다. 적극적 회복이란 운동을 지속하되 심박수와 호흡을 천천히 회복시키는 것을 뜻한다. 지금 예로 든 인터벌 트레이닝의 소요 시간을 계산하면 총 18분이다.

여러분에게 편안하게 느껴지는 짧은 시간부터 시작하라. 운동 강도나 시간을 너무 빨리 증가시키면 부상당하기 쉽다. 심장도 힘을 키울 시간이 필요하다. 인터벌 트레이닝은 심장을 건강하게 만들어준다. 그러나 심장질환이 있다면 의사와 먼저 상담을 하기 바란다.

첫 시작은 한 번 내지 두 번의 전력질주와 그 사이 긴 휴식으로 구성하라. 점진적으로, 전력 운동 횟수를 늘리고 그 사이 휴식 시간은 줄여라. 인터벌 트레이닝 회기를 너무 자주 갖지 마라. 고강도 운동은 일주일에 1~2회기로 충분하다. 그 이상이면 근육이 분해되기 시작할 것이고 과도한 운동으로 몸이 부대낄 것이다.

인터벌 트레이닝이 다른 이름으로 불리는 걸 들어본 적 있을 것이다. 그러나 인터벌 트레이닝은 새로운 개념이 아니다. 일부 사람들에게는 생소할 수 있다. 아주 오랜 옛날부터 운동선수들은 속도와 지구력을 키우기 위해 인터벌 트레이닝을 활용해왔다. 1930년대 올림픽에 참가한 독일 육상경기 주자들도 이미 인터벌 트레이닝을 활용하고 있었다. 동굴에 살던 선사시대 혈거인들도 위험이 닥치면 전력질주로 도망쳤을 것이다.

뭐라고 불러도 상관없다. Burst 트레이닝, 타바타, 인터벌 트레이닝, 고강도 인터벌 트레이닝(high intensity interval training; HIIT), 이름에 상관 없이 그냥 하면 된다. 인터벌 트레이닝을 할 때마다 여러분은 행복감을 느끼고 머리가 더 맑아질 것이다. 여러분의 1주일 운동계획에 1~2회기의 짧은(20분 정도의) 인터벌 트레이닝을 포함시켜 보자.

여러분의 체력에 따라 반복 횟수, 전력질주 시간, 적극적 회복 시간을 조정할 수 있다. 인터벌(전력 질주 시간)이 긴 경우와 짧은 경우 각각 다른 에너지 체계가 단련되기 때문에 혼합하여 계획을 짜도록 한다. 인터벌 트레이닝의 패턴은 주 단위나 월 단위, 또는 계절별로 변화시킬 수 있다.

걷기, 자전거 타기, 수영, 로잉, 달리기를 할 때에도 인터벌 트레이닝 형식을 적용할 수 있다. 처음 시작할 때에는 헬스장의 여러 운동 기구들 중 임의로 하나를 선택하라. 트레드밀(넓은 벨트로 된 바닥을 모터로 회전시키고, 그 위를 걷거나 뛰도록 만든 장치)도 좋고 스테퍼, 로잉 머신, 고정 사이클도 좋다. 대부분의 헬스장은 인터벌 프로그램을 제공하고 있으므로 그것을 이용해도 좋다. 아니면 직접 타이머를 맞추어 전력 질주 30초와 숨고르기 좋은 편한 운동 4분, 이 과정을 4회 반복하도록 설정하면 된다. 그것도 아니면 좋아하는 산책로를 선택해서 전봇대 사이를 전력 질주한 후 다음 전봇대까지 걸어가는 방식으로 수행해도 된다. 상상력을 발휘하여 자신에게 맞는 인터벌 트레이닝 전략을 만들어보라.

스스로가 더 건강해지고 자신감이 늘면, 인터벌 트레이닝 그룹에 들어가고 싶은 생각이 들 것이다. 정말로 체력을 늘리고 싶다면 코치가 지도하는 그룹에 들어갈 수 있다. 강한 동기를 지닌 사람들과 인터벌 트레이닝을 함께 하면 얼마나 신날까! 훌륭한 코치는 유산소 및 무산소 체력을 최대화시키기 위해 시즌별로 운동 프로그램을 준비해 올 것이다.

근처에 수영장이 있으면 자신이 들어갈 수 있는 마스터 그룹이 있는지 물어보라. 다른 사람들과 함께 수영하면 여러분 혼자 하는 것보다 전력 질주 속도를 훨씬 더 높일 수 있을 것이다.

그룹 인터벌 트레이닝을 할 수 있는 또 다른 멋진 방법은 헬스장에서 제공하는 스피닝 강습에 참가하는 것이다. 음악 소리에 귀가 멍할 수 있으니 귀마개를 준비하라. 스피닝 강사들은 전력 질주 구간과 경사 구간 내내 더 많은 힘을 내도록 끊임없이 독려해 줄 것이다.

걷기, 달리기, 자전거 타기, 수영, 조깅 등을 다음과 같이 해 보라.

- 30초 동안 전력 질주하라.
- 1분 동안 휴식 또는 편한 운동을 하라.
- 위 과정을 4~5회 반복하라. 가능하다면 전력 질주 속도를 높여라.

◆ 인터벌 트레이닝과 지구력 운동의 비교

몸을 만드는 데 있어서 인터벌 트레이닝이 지구력 운동보다 더 빠르고 더 효과적이다. 인터벌 트레이닝은 항노화, 지방 태우기, 체중 감량을 위한 최상의 방법이다. 인터벌 트레이닝이 지구력 운동보다 성장호르몬을 더 증가시키기 때문이다. 여러분의 목표가 복부 지방 빼기라면 인터벌 트레이닝은 특히 도움이 된다.

인터벌 트레이닝은 장시간의 유산소 운동보다 성장호르몬을 더 많이 분비시킨다. 인터벌 트레이닝의 장점은 성장호르몬 농도를 상당 수준 증가시킬 뿐만 아니라 신체 조성 개선, 뇌 기능 향상, 테스토스테론 농도 증가, 우울증 예방 등의 효과가 있다. 운동 패턴에 변화를 주지 않고 안정적으로 하는 것보다 인터벌 트레이닝을 하는 것이 뇌 혈류를 훨씬 더 큰 폭으로 증가시킨다. 전력 운동은 뇌의 성장호르몬과 뇌-유래 신경영양인자(brain-derived neurotropic factor; BDNF)를 증가시키고 뇌의 해마에 부과되는 산화 스트레스를 낮추어 염증을 감소시킨다.

장거리 육상선수는 단거리 육상선수에 비해 더 빨리 노화한다. 지구력이 필요한 종목의 운동선수들이 산화 스트레스를 더 많이 받기 때문이다. 마라톤 선수와 단거리 주자를 비교해 보라. 장거리 육상선수가 더 나이 들어 보인다. 지구력을 요하는 종목의 선수들은 항상 산화 스트레스에 시달리기 때문이다. 마라톤과 같이 장시간의 힘든 지구력 운동은 염증 표지자를 증가시키고 급성 심장사 위험을 증가시키기까지 한다.

모든 종류의 운동은 코티솔을 생산하지만, 코티솔이 몸에 좋은 영향을 줄지 나쁜 영향을 줄지는 운동의 종류에 따라 결정된다. 인터벌 트레이닝은 짧은 시간 동안 코티솔을 증가시킨다. 반면, 지구력 운동은 만성적으로 코티솔을 증가시키는 데다가 성장호르몬 생산을 촉발시킬 만한 강도로 몸을 몰아붙이는 법이 없다. 따라서 지방 태우기 및 항노화와 같은 성장호르몬의 이득을 얻을 수 없다. 만성적으로 상승된 코티솔은 산화스트레스, 염증 반응을 초래하고 성장호르몬을 감소시키며, 신체 기관 및 조직을 '강화'하고 근육량을 증가시키는 동화작용(anabolic) 호르몬의 생산을 낮춘다.

◆ 스트레스를 가한 후 휴식하라

성장호르몬 생산을 최적화함에 있어서 휴식 시간은 운동 시간만큼 중요하다. 최상의 결과를 얻기 위해 운동과 운동 사이에 적절한 휴식 시간을 가져야 한다. 운동을 하면서 스트레스를 받은 신체 조직이 성장호르몬에 의해 회복되는 시점이 바로 휴식 시간이다.

체력단련의 최적화를 위해 신체적 한계까지 몸을 몰아붙인 후(스트레스를 주고), 몸의 시스템이 회복할 시간을 충분히 주어야 한다(휴식). 휴식 시간은 운동 시간만큼이나 중요하다. 스트레스를 받았던 몸이 원래대로 돌아오면서 이전보다 더 강해지는 시점이 바로 휴식기이다.

휴식하는 날은 중요하다. 만약 여러분이 피로를 느끼거나 졸리거나 수행 능력이 떨어지거나 운동에 흥미를 잃게 된다면, 그때가 휴식해야 할 시점이다. 과운동의 또 다른 단서는 성 활동에 흥미가 떨어지거나 탈모, 관절의 통증, 근육 소실, 골다공증, 우울감, 장시간 수면 후에도 피로감이 느껴지는 것이다.

여러분의 느낌을 존중하고 느낌에 따라 운동 일정을 조율하라. 수일 내지 수 주 동안 휴식을 취하면서 몸이 회복할 수 있는 시간을 확보하라. 장시간 달리기 같은 과도한 유산소 운동을 피하라. 저칼로리 식단을 피하라. 적절한 양의 단백질을 섭취하라. 장거리 달리기, 자전거, 수영으로 근육을 분해시키지 말고 몸을 만들고 강화시키는 중량 운동으로 바꾸어라. 인터벌 트레이닝 중에는 탄수화물을 충분히 섭취해도 된다.

◆ 무리하게 운동하지 마라

대부분의 운동선수들은 과도하게 운동하는 경향이 있다. 충분한 휴식을 취하는 것과 너무 많이 쉬는 것 사이에 적절한 중도(中道)가 있다. 충분히 휴식하지 않는다면, 부상과 체력 소모 가능성이 높다. 몸이 만들어지기는커녕 파괴될 것이다.

스스로의 느낌에 주의를 기울여라. 과운동의 뚜렷한 징후는 인후통, 운동수행 능력 저하, 휴식 시 맥박수 증가 등이다. 이런 증상이 나타난다면, 휴식하고 회복할 시간이 필요하다는 뜻이다. 며칠 또는 몇 주 쉰다고 나쁠 것 없다.

무리한 운동의 징후

- 충분히 먹지 않는다. 식욕이 떨어지고 체중이 감소한다.
- 인후통, 긴장, 통증
- 과사용으로 부상
- 피로
- 불안과 초조, 흥분
- 수행 능력 저하

◆ 최상의 이익을 위해 운동 방법에 변화를 주라

다른 종목으로 교차 훈련을 한다. 매주 모든 주요 근육군(등, 가슴, 복부, 팔, 다리, 어깨)을 전부 사용하여 운동하라.

휴식 시간 길이와 들어 올리는 중량에 변화를 주면 여러 가지 이득을 얻을 수 있다. 저강도 운동과 짧은 휴식 시간의 조합은 근육을 크게 키우는 최상의 방법이다. 반면, 고강도 운동과 긴 휴식 시간을 조합하면 근력을 키우는 데 아주 좋다.

우리 몸에는 빠르게 연축하는 근섬유(속근)와 천천히 연축하는 근섬유(지근)가 있다. 빠른 연축 근섬유의 단련을 목표로 한다면, 전력 질주와 중량 운동을 폭발적인 방식으로 수행하라. 느린 연축 근섬유를 활성화시키려면, 더 오래 뛰고 더 느린 움직임을 활용하라.

폭발적이고 빠른 움직임으로 빠른 연축 근섬유를 단련시키는 방식은 지방 태우기에 매우 효과적이다. 빠른 연축 근섬유를 훈련시키기 위해 사용할 수 있는 방법은 단거리 전력 질주, 줄넘기, 인터벌 트레이닝, 파워 리프팅(웨이트 트레이닝의 종목 둘 기본적이고 높은 무게를 취급하는 종목인 스쿼트, 벤치 프레스, 데드리프트 3종목 등 힘을 키우는 운동) 등이다. 장거리 운동은 특히 나이가 들수록 하지 않는 것이 좋다. 마라톤 정도의 지구력 운동은 근육을 붕괴시키고 부신에 스트레스를 준다.

충분히 휴식하라. 나이 들수록 운동과 운동 사이의 휴식이 꼭 필요하다. 전력 질주의 반복 수를 제한하라. 요가, 필라테스, 스트레칭, 명상을 운동 일정에 포함시켜라.

◆ 근육을 더 크게 키워주는 호르메틱(hormetic) 스트레스

'호르메시스(hormesis)'란 신체에 가벼운 스트레스를 가할 때 신체가 스트레스에 적응하면서 점진적으로 강해지는 현상을 말한다. 여러분이 헬스장에서 중량이나 반복 횟수를 점진적으로 늘리는 것, 즉 운동을 종류별로 바꿔 가면서 시간과 강도를 늘리는 것은 바로 호르메시스 효과를 얻기 위해서이다. 운동을 하는 동안, 몸은 온도, 대사, 저산소, 산화, 기계적 스트레스에 노출된다. 이 관점에서 우리의 몸은 서서히 적응해 나간다.

호르메시스 효과의 비결은 호르메틱 스트레스를 조정하는 것이다. 점진적으로 중량과 반복 횟수, 운동 시간과 빈도를 늘려간다. 버티지 못할 정도로 무리해선 안 된다. 그렇다고 너무 약한 강도로 운동하는 것도 좋지 않다. 최상의 건강을 위해서 규칙적으로 운동해야 하며 아주 조금씩 서서히 강도를 높여나가면 된다.

냉수 샤워를 하는 것도 호르메시스의 일종이다. 차가운 물로 약간의 불편감을 주면, 우리의 몸은 병들지 않는 상태에서 더 많은 스트레스를 견딜 수 있도록 길들여진다. 효과를 높이기 위해 물 온도를 점차적으로 낮추고 시간을 늘린다.

열 스트레스는 건강에 매우 유익한 또 다른 형태의 호르메시스이다. 열 스트레스를 해독 일정에 포함시켜라. 땀은 몸의 독소를 제거하는 주요 수단이다. 사우나를 하거나 온욕을 하라. 열 충격 호메르시스는 근육 크기를 키운다. 한 차례의 열 스트레스만으로도 근육량과 단백질 합성이 증가하고 근육섬유의 크기를 유지하는 데 효과가 있다. 자주 감당할 만한 뜨거운 물로 샤워하라.

집에서 실천할 수 있는 코어 운동

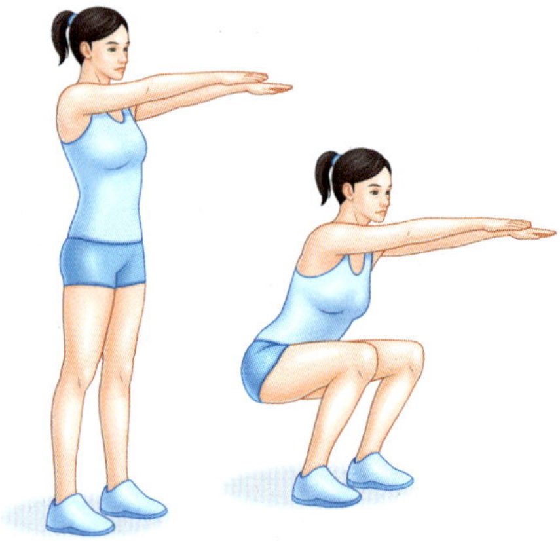

▶ 스쿼트

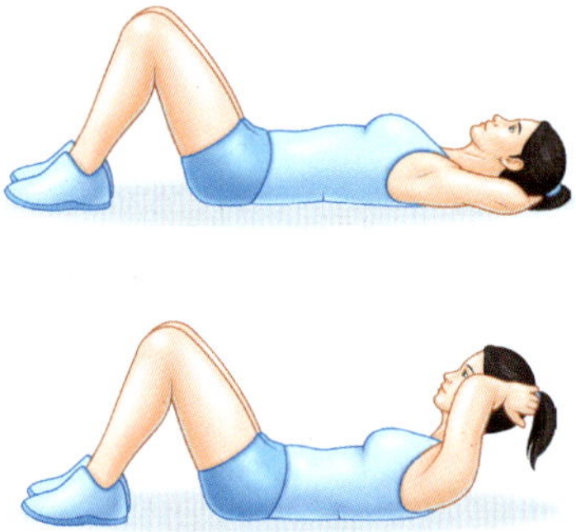

▶ 크런치

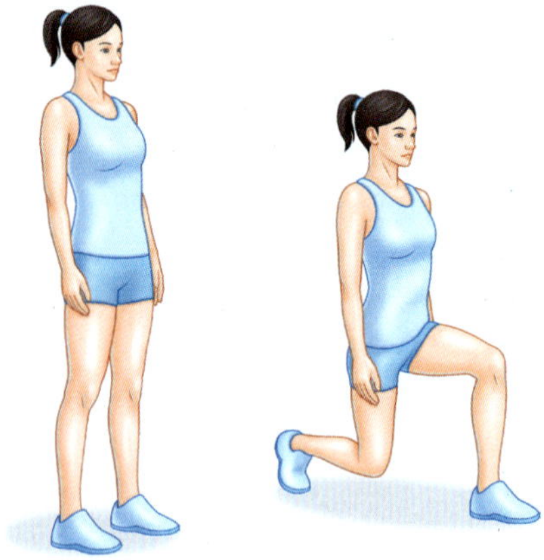

▶ 런지

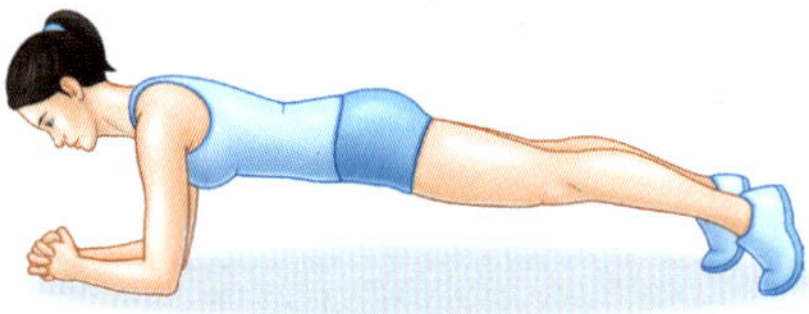

▶ 플랭크

7

단식

단식은 성장호르몬 분비를 유도하는 가장 강력한 방법 중 하나이다. 단식은 성장호르몬의 박동성 분비 횟수와 분비량을 증가시킨다. 간헐적 단식과 장기간 단식이 IGF-1을 현저히 증가시킨다는 사실이 입증되었다. IGF-1은 근육 성장을 촉진시키고 수명을 연장시키는 성장인자이다. 인슐린 저항을 극복하면 성장호르몬 분비를 증가시킬 수 있다.

단식은 건강 증진을 위해 우리가 할 수 있는 가장 중요한 방법 중 하나이다. 인류의 조상은 이미 단식을 실천하고 있었다. 불행히도, 대부분은 인류의 유산인 그 건강 원리를 망각해 버렸다.

◆ 단식의 효과

단식은 우리의 몸에 휴식과 치유의 기회를 제공한다. 단식은 우리 몸 내부를 씻어내고 독소를 제거할 수 있는 기회이다. 음식 섭취를 중단하면, 우리의 소화기관은 휴식하게 되고 노폐물을 제거할 수 있다.

단식을 하면 몸속의 과도한 염증이 치유되어 염증에 의한 질병 진행을 막을 수 있다. 과도한 염증은 심장질환, 류마티스성 관절염, 제2형 당뇨병, 비만, 천식, 신경퇴행성 질환, 암과 관련이 있다. 또한 인슐린 저항과 당뇨병 발생으로부터 우리를 보호한다. 당뇨병은 인지기능 저하 및 알츠하이머병과 강한 연관성이 있다. 야간 단식은 인슐린 민감성을 증진시킨다. 이것은 탄수화물 제한보다 더 효과적이다.

아무것도 먹지 않으면 인슐린 농도는 떨어진다. 아무것도 안 먹을 때 우리의 몸은 저장된 지방을 태우기 시작한다. 인슐린 수용체는 민감성을 되찾을 기회를 얻는다. 그런 다음 음식 섭취를 재개하면, 혈당을 건강 수준으로 유지하는 데 필요한 인슐린 양이 이전보다 줄어들고, 인슐린 저항이 치유되어 건강이 회복되기 시작한다. 인슐린 저항을 치유하는 데 걸리는 시간은 금식 기간, 인슐린 저항의 정도, 과체중 정도에 따라 수 일, 수 주, 길게는 수 개월까지 소요될 수 있다.

또한 **단식은 몸의 독소를 제거할 기회를 제공한다.** 음식 섭취를 중단하면 우리의 몸은 체지방을 태우기 시작한다. 지방 저장소에는 지용성 독소들이 꼭꼭 숨어 있다. 지방이 분해되면서 독소들도 혈류 속으로 방출된다. 숨어 있던 독소가 혈류로 방출되는 과정은 매우 중요한 단계이다. 독소가 혈류로 나와야 여러분이 복용한 결합제(단식 제품)가 독소에 결합하여 독소를 배출시킬 수 있다.

단식을 통해 우리 몸은 손상을 복구할 수 있다. 너무 자주 먹으면, 우리 몸은 복구 스위치를 켤 수 없다. 단식을 하면 장내 미생물 생태계(마이크로비옴)의 다양성을 확보할 수 있고 장의 회복에 도움이 된다. 새는 장 증후군이 치유되고 독성 물질이 혈류로 들어오는 것을 막을 수 있다. 죽은 세포나 몸에 해로운 세포들이 제거되면서 염증이 가라앉고 건강이 회복된다.

단식은 낡고 고장난 세포를 제거한다. 그런 다음 식사를 재개하면, 여러분은 낡고 고장난 세포 대신 건강한 세포를 새로 얻게 되는 것이다. 오래된 것이 새로운 것으로 대체된다는 것은 노화 속도를 늦출 수 있다는 뜻이다.

음식을 자주 먹으면 에너지가 지방으로 저장된다. 자주 먹으면 고지저탄(지방을 더 많이 먹고 탄수화물을 적게 섭취) 식단의 효과는 무용지물이 된다. 만약 식사 횟수를 줄인다면 인슐린 농도가 떨어지고 몸에서 케톤이 생산되며 지방이 분해될 것이다. 몸의 연료 공급을 위해 탄수화물을 자주 섭취하는 사람들은 단식이 다소 힘들 수 있다. 반면 케톤 식단에 적응된 사람들은 단식이 훨씬 쉽게 느껴질 것이다.

식사 횟수를 줄이기 위해 식사 간격을 4~5시간으로 넓혀라. 중간에 간식을 먹지 마라. 그러면 그 시간 동안 여러분의 혈류에서 인슐린이 사라질 것이고, 성장호르몬은 인슐린

의 방해를 받지 않고 근육을 만들고 지방을 태울 수 있다. 저혈당이 발생할 수 있으니 식사 간격은 다섯 시간을 넘지 않도록 한다. 하루 마지막 식사는 적어도 취침 네 시간 전에 마쳐라. 그러면 수면 중 인슐린이 줄어들고 몸의 성장호르몬 생산이 최적화될 것이다. 만약 성장호르몬-분비 촉진제를 복용하고 있다면 단식은 그 효과를 증대시킨다. 성장호르몬 방출제에 대해서는 뒷부분에서 다룰 것이다.

식사 횟수를 줄이면 노화가 지연된다. 노화를 재촉하고 싶은가? 하루에 대여섯 번 식사하면 된다. 그러면 음식을 섭취할 때마다 여러분의 혈당과 인슐린이 치솟는다. 혈당과 인슐린이 치솟을 때마다 여러분 몸에 산화 스트레스가 발생하여 세포를 공격한다. 수명 연장 효과가 입증된 몇 안 되는 방법 중 하나가 바로 음식 섭취를 줄이는 것(소식)이다.

일부 사람들의 경우 장기간의 단식으로 큰 효과를 볼 수 있다. 하루나 이틀 이상 단식하면 여러 가지 건강상 이득을 얻을 수 있다. **간헐적 단식은 하루 12시간 이상 먹지 않는 것을 말한다. 취침 전 몇 시간 동안 음식의 유혹을 이겨내라. 공복 상태로 취침하면 양질의 수면을 취할 수 있다.** 기상 후 몇 시간 동안 단식을 지속하라. 간헐적 단식은 뇌 염증 억제 효과와 인지기능 보존 효과가 입증되었다.

여러분의 뇌는 배고플 때와 신체적으로 활성화되었을 때 최상의 기능을 발휘한다. 공복으로 운동하면 성장호르몬 증가 효과가 더 높아진다. 여러 연구에서 입증된 결론에 따르면, 규칙적인 운동과 간헐적 단식은 인지기능과 기분에 긍정적 효과를 발휘한다.

◆ 단식의 이점

- 혈당 감소
- 인슐린 저항 개선
- 장 치유
- 면역계의 효율성 증가
- 케톤 생성 증가
- 대사 속도 증진
- 해독 촉진
- 배고픔과 갈망이 사라짐
- 체지방 감소
- 암촉진 호르몬 감소
- 뇌세포 퇴행 속도 지연
- 미생물 생태계(마이크로비옴)의 미생물 다양성 증가

◆ 지나친 단식은 피하라

지나친 운동과 마찬가지로, 필요량보다 적게 먹는 것도 부신 피로와 부신 소모를 유발할 수 있다. 단식은 가끔 해야 한다. 너무 자주 단식하지 마라. 과도한 단식 또는 엄격한 케톤 식단을 장기간 고수하면 부신 호르몬과 성호르몬이 고갈된다. 고강도 운동을 하는 경우 상황은 더 심각해진다.

단식은 짧게 시작하고 기본 체력부터 다져라. 너무 오래 단식하면 여러분의 몸은 자신의 근육을 연료로 소모하기 시작한다. 너무 자주 단식하면 몸이 축난다. 여러분의 몸이 더 튼튼해지는 시간은 영양가 높은 음식을 먹을 때이다.

단식 기간 중에는 강도 높은 운동을 피하라. 단식 기간은 휴식과 복구를 위한 시간이다. 여러분의 몸이 온전한 휴식을 취할 수 있도록 내버려 두라.

◆ 단식 기간 중, 저혈당 징후를 알아차려야 한다

단식 중에 다음과 같은 징후가 나타난다면 음식을 섭취하라.

- 어지럼 또는 기절
- 심장 박동이 불규칙하게 느껴질 때
- 몸의 떨림
- 정신상태의 혼란
- 지나치게 땀이 많이 날 때
- 시야가 흐려지거나 말이 어눌해질 때
- 손가락 끝에 바늘로 찌르는 듯한 느낌이 들 때

◆ 단식은 모든 사람에게 적합한 것이 아니다

단식은 여러분의 몸을 무너뜨렸다가 더 튼튼하게 회복시킨다. 하지만 성장기 아동이거나 임신부라면 단식은 좋은 선택이 아니다. **만약 이미 마른 체중이라서 체중을 늘려야 하는 상황이라면 단식을 고려하기 전에 영양 공급에 신경을 써야 한다. 이 경우에 해당된다면 해독과정에 더 집중하라. 그 후 건강해졌을 때 단식을 통해 몸을 만들 수 있을 것이다.**

만약 부신이나 갑상샘 문제가 있다면 단식은 좋은 전략이라고 할 수 없다. 당뇨병, 암, 콩팥 질환, 코티솔 조절 장애, 신경성 식욕부진증, 폭식증, 부신 또는 갑상샘 문제가 있을 때 단식을 한다면 의사의 감독하에서만 시행해야 한다.

우리 몸의 부신과 갑상샘이 너무 혹사당하고 있지 않은지 확인하라. 단식은 한계 너머로 밀어붙여 부신 소모와 갑상샘 문제를 유발할 수 있다. 부신이 스트레스 상태에 있거나 역삼요오드티로닌(reverse T3)이 많이 생산되는 상태라면 장기간 단식을 피하라. 장기간의 단식은 상태를 악화시킨다. 신경성 식욕부진 가능성이 있는 사람도 단식해선 안 된다. 이런 경향이 있는 사람들이 단식을 하면 식이장애가 촉발될 수 있으므로 주의해서 접근해야 한다. 만약 저체중이거나 영양 결핍이 있다면 단식하지 마라.

이와 마찬가지로 임신 중이거나 수유 중이라면 지금은 단식할 때가 아니다. 뱃속의 아기에겐 풍부한 영양이 필요하다. **아동 역시 단식을 해선 안 된다. 성장을 위한 양질의 영양분 섭취가 지속적으로 필요하기 때문이다.** 만약 약을 복용하고 있고 식사와 함께 복용해야 하는 약이라면 단식하지 마라. 단식은 요산 농도를 높이기 때문에 통풍이 있으면 단식하지 마라.

호르몬을 회복하기 위해 영양 공급에 힘써라. 무월경이거나 불임인 젊은 여성들도 여기에 해당된다. 유기농 채소를 충분히 섭취하고 몸에 좋은 지방과 적절한 양의 단백질을 꾸준히 섭취하라. 몸을 만드는 노력(운동, 영양, 해독)을 계속하되, 단식 때문에 몸 상태가 더 나빠지지 않도록 하라.

식이 제한은 뇌에 부정적인 영향을 줄 수 있다. 뇌에서 일어나는 화학작용은 식이와 생활양식의 영향을 받는다. 이상적인 뇌 기능 회복을 위해, 단식에 앞서 식이 개선에 신경써야 한다.

스스로가 왜 단식을 고려하고 있는지 따져 보라. 몸무게를 줄이려고 하는가. 그렇다면 단식보다 운동이 필요할지 모른다. 마른 체중이라고 해서 항상 더 건강한 건 아니다.

단식은 '윌슨 체온 증후군(Wilson's Temperature Syndrome; WTS)'을 유발할 수도 있다. 이 증후군에서는 갑상샘 호르몬 검사상 이상이 없는데도 피로, 체중 증가, 갑상샘 기능저하 증상이 나타난다. 만약 피로감을 느끼거나, 적게 먹는데도 체중이 증가하거나, 기초 체온(안정된 상태의 체온)이 낮으면서 갑상샘 혈액 검사가 정상이라면 WTS가 아닌지 고려해 보라.

Wilson's Temperature Syndrome(WTS)

정식 의학적 질병명이 아니다. 비특이적인 일련의 증상들(낮은 체온과 피로, 예민함, 탈모, 불면증, 두통, 체중 증가 등)이 종합적으로 나타날 때 붙인 명칭이다. 이 증후군은 경한 갑상선기능저하증이라고 생각하여 T3 제제로 치료하면 호전된다.

◆ 단식 기간 동안 몸을 청소하라

단식은 여러분의 몸이 노폐물(독소, 재건이 필요한 병든 조직)을 제거할 기회를 제공한다. 음식을 먹지 않으면, 여러분의 몸은 건강하지 않은 세포들을 제거한다. 암세포, 몸에 해로운 DNA, 건강하지 않은 미토콘드리아 등을 제거한다. 이 세포 찌꺼기들은 자가포식(autophagy)이라고 불리는 과정이나 자기-유도 세포 파괴 과정을 통해 모두 제거된다.

다량의 독소가 콩팥과 뇌에 손상을 주지 않도록 단식 중 장세척은 필수적이다. 환경 오염물질, 제초제, 살충제 때문에 우리 몸에 엄청난 양의 독성 화학물질이 쌓여 있기 때문에 단식을 하는 동안 해독, 장기의 청소에 세심한 주의를 기울여야 한다. 그렇지 않으면, 단식을 하면서 몸이 더 아플 수 있다. 차전자(psyllium), 벤토나이트, 약초 등은 장을 청소해 주는 매우 중요하고 안전하며 효과적인 장 세척제이다.

◆ 간헐적 단식

간헐적 단식은 짧은 시간 동안 음식을 섭취하고 그보다 더 긴 시간 동안 금식하는 것을 말한다. 간헐적 단식에서 단식 시간은 하루 이내이다. 간헐적 단식의 시작 시점은, 취침 전 마지막으로 음식 또는 물 이외 음료 섭취를 끝낸 순간이고 종료 시점은 다음 날 첫 끼를 입에 넣기 직전이다.

간헐적 단식에서 여러분이 할 일은, 식사가 허용된 짧은 시간 동안만 식사하라는 원칙을 지키는 것이 전부이다. 이상적인 식사 허용 시간은 4~6시간 정도이지만, 일단 12시간부터 시작하라. 그런 다음 여러분에게 맞는 시간을 찾아 나가면 된다.

단식 시간은 여덟 시간부터 시작하여 점차 늘려나간다. 저녁에 단백질과 채소를 충분히 먹으면 저녁 늦게까지 포만감이 유지되어 간식 먹고 싶은 생각이 줄어들 것이다.

소화력 및 성장호르몬 생산을 최대화하려면, 취침 전 4시간 동안 단식하는 것이 최상이다. 만약 9시에 취침한다면, 그날 마지막 식사는 5시에 끝내야 한다. 다음 날 아침 식사 전에 운동을 하라. 운동이 끝나도 오전 7시까지는 식사를 하지 말고 기다려라. 그렇게 하면 14시간 동안 단식할 수 있다. 14시간 단식이면 충분하다.

일단 영양상태가 개선되면, 단식 시간을 더 늘려도 되겠다는 느낌이 들기 시작한다. 식사 허용 시간을 줄이면 몸은 맹렬한 소화 과정을 벗어나 휴식할 수 있다. 그러면 우리의 몸은 회복에 더 집중할 수 있다. 음식 섭취 횟수를 점차적으로 줄이고 단식 시간을 늘려나가라.

충분한 포만감을 느끼지 못하거나 배고파서 밤에 잠을 못 잘 정도라면, 식사 허용 시간을 늘린다. 너무 오랫동안 칼로리를 제한(몸에 비해 너무 낮은 칼로리)하면 양질의 근육을 만들 수 없고 신진대사가 하향-조절된다.

간헐적 단식은 지방간 질환을 되돌릴 수 있다. 지방간은 포도당, 특히 과당을 과다하게 섭취하는 사람들에서 발생한다. 포도당 또는 과당을 섭취하면 간은 이것을 지방세포로 보내 체지방으로 저장한다. 그러나 섭취량이 너무 많아서 간의 역량을 넘어서면 비-알코올성 지방간 질환이 발생한다. 물론, 알코올도 지방간 질환의 원인이다. 이것을 알코올성 지방간 질환이라고 한다. 두 유형 모두 치명적인 결과를 초래한다. 지방간 질환에 빨리 걸리고 싶다면, 설탕이 잔뜩 든 간식과 탄산음료를 매주 천 칼로리씩 추가 섭취하면 된다. 그러면 단 3주 만에 간 손상을 시사하는 혈액 지표들이 30% 더 증가할 것이다.

간헐적 단식을 통해 인슐린 농도를 정상화시키면, 지방간은 과다 적재된 포도당을 내다 버릴 수 있다. 그렇게 되면 간은 다시 정상적으로 기능한다. 식사 사이 간격을 늘리면, 여러분의 간은 유해한 지방(지방간 질환)을 내다 버릴 수 있다. 이를 위해 단식만큼 좋은 것도 없다. 여러분이 아무리 칼로리를 제한하고 탄수화물 섭취량을 낮추고 운동을 한다 해도, 쉬지 않고 계속 먹는다면 간에 쌓인 유해 지방은 제거되지 않는다. 칼로리를 소폭 줄이고 장기간 운동을 지속하는 전략은, 칼로리를 대폭 줄인 간헐적 단식만큼 지방간이나 제2형 당뇨병 치유에 효과적이지 않다.

◆ 격일 단식

'격일 단식'은 아침과 점심을 먹지 않고 하루 한 끼를 섭취하되, 적어도 취침 3시간 전에 식사를 마치는 방법을 말한다. 이 경우 단식 시간은 24시간이다. 다음 날 아침 식사까지 금식하여 하루 동안 단식하는 방법도 있다. 이 경우 단식 시간은 36시간이다. 격일 단식은, 비만한 사람들이 체중을 빨리 감량할 때 도움이 된다. 그러나 장기적으로 볼 때 바람직한 방법은 아니다. 지나친 격일 단식은 방출되어 나온 독성 때문에 심장과 여러 신체 기관에 유해한 영향을 미칠 수 있다.

◆ 장기간 단식

'장기간 단식'은 수일 동안 음식을 섭취하지 않는 것이다. 장기간 단식을 한다면, 의사의 관리하에 혹은 공인된 단식 프로그램에 따라 시행하는 것이 좋다. 여러 날 동안 단식을 하면 몸의 깊숙한 부분까지 청소가 이루어진다. 오랜 기간의 단식은 심각한 건강 문제가 있는 분들에게 유용하다. 일단 올바른 단식 방법을 익히고 나면, 4일 이상의 단식을 일 년에 몇 차례 수행할 수 있다. 4일 이상의 단식은 그 이하의 단식보다 더 많은 이득을 제공한다. 단식 4일째가 되면 케톤 수치가 상당 수준 증가한다. 자가포식 작용도 단식 4일에 활발히 작용한다. 암 발생 위험이 현저히 감소되는 것이다. 이 시점이 되면, 대체로 배고픈 느낌이 사라진다. 대신 편안함이 느껴지고 에너지가 증가한다.

◆ 성장호르몬을 올리고 지방을 빼기 위해 운동과 단식을 같이 하라

단식 기간 동안 수행할 수 있는 최적의 운동 방법은 인터벌 트레이닝이다. 2가지 방법을 병합하면 성장호르몬 수치를 높일 수 있고, 호르몬에 더 민감한 몸을 만들 수도 있다. 이것이 젊고 날씬한 몸매를 유지할 수 있는 열쇠이다. 인터벌 트레이닝과 단식을 각각 따로 수행하는 경우에도 성장호르몬 최적화에 도움이 된다. 간헐적 단식과 인터벌 트레이닝을 동시에 수행하면 따로 수행할 때보다 더 큰 이득을 얻을 수 있다.

처음에는 운동과 단식을 동시에 하는 것이 고통스러울 것이다. 만약 여러분이 경기 참여를 위해 훈련 중이고 경기 날짜까지 2주도 채 남지 않은 상황이라면, 갑작스런 단식은 바람직하지 않다. 경기 시즌이 끝난 후에 단식을 시도하라.

아침 공복 상태에서 인터벌 트레이닝을 하라. 16~18시간 단식을 하다 보면, 얼마 지나지 않아 배고픔에 적응하게 된다. 특히 고강도 운동을 한다면 더 일찍 적응하게 된다. 단식 후 몇 주가 지나면 그다지 배고픔을 못 느낄 것이다. 지금까지 해 온 것처럼 계속 진행하면 된다.

인터벌 트레이닝을 수행한 후 단식 시간을 조금 더 견디면, 성장호르몬도 점점 더 많이 상승한다. 인터벌 트레이닝 후 몇 시간 더 먹지 않고 버텨보자. 인터벌 트레이닝 후 90분간 더 단식하면 성장호르몬과 테스토스테론이 증가하고 강력한 지방소실 효과가 나타날 것이다. 인터벌 트레이닝 후 2~3시간 더 기다려 식사하면 성장호르몬 최적화 효과는 더욱 더 높아질 것이다.

만약 중량 운동을 한다면, 식사는 운동 직후에 하라. 단식 상태에서 유산소 운동을 하는 경우도 마찬가지이다. 단식 상태에서 운동을 했으면 운동이 끝나자마자 음식을 섭취하라. 또 다른 방법은 음식을 섭취한 후에 중량 운동 또는 유산소 운동을 하는 것이다. 이 경우, 운동 후 2~3시간의 단식이 가능하다.

8

외상성 뇌손상 후 성장호르몬 최적화

성장호르몬 생산에 관여하는 뇌 속의 샘 기관에 구조적 손상이 있는 사람들이 있다. '외상성 뇌손상(traumatic brain injury; TBI)'은 주로 교통사고, 추락, 폭행, 스포츠 손상에 의해 발생하고 여성보다 남성에서 2배 정도 더 많이 발생한다.

시상하부는 우리 몸의 모든 호르몬을 조절하는 뇌 속의 샘 기관이다. 만약 시상하부가 손상되면 성장호르몬을 포함한 다른 모든 호르몬이 감소할 것이다. 시상하부 또는 뇌하수체에 손상이 있는 사람들은 의학적으로 성장호르몬 결핍증(GHD)으로 간주된다. 미국 내분비학회의 가이드라인에서는 시상하부/뇌하수체의 구조적 질환이나 수술, 방사선 조사, 두부 외상, 그 외 뇌하수체 호르몬 결핍증의 증거가 있는 성인 환자들을 후천성 성장호르몬 결핍증으로 간주한다. 즉, 이 조항에 해당되면 재조합 성장호르몬을 사용하여 성장호르몬 대치요법을 받을 수 있다는 뜻이다.

외상성 뇌손상(TBI)이 발생하면 즉각적으로 신경과 전문의의 평가를 받고 재활 프로그램을 준비하도록 한다. 외상성 뇌손상으로 인해 무너진 정신적, 신체적 기능 및 삶의 질을 최대한 회복시키려면 뇌하수체 전엽 호르몬의 기능 평가가 매우 중요하다. TBI 및 그로 인한 뇌하수체 기능장애에 대한 적절한 호르몬 대치요법은 단순한 증상 치료에 그치지 않는다. 이 경우엔 TBI 후유증의 근본 원인을 치료하고 교정한다는 의미를 품고 있다.

시상하부가 뇌하수체에게 충분한 성장호르몬을 생산하라고 명령하지 않으면 성장호르몬 농도는 감소한다. 이것을 뇌하수체 저하증이라고 한다. 성장호르몬 결핍증(GHD)은

TBI 후 장기 생존자들에서 가장 흔히 관찰되는 뇌하수체 호르몬 결핍증이다. 경증, 중등도, 중증 TBI 후 합병증이 발생한 환자들의 약 18%에서 만성 성장호르몬 기능부전증(growth hormone insufficiency; GHI)이 나타난다. 외상 후 뇌하수체 기능저하증(post-traumatic hypopituitarism; PTHP)은 환자들의 신체, 심리, 정서, 사회적 측면에 막대한 영향을 주어 삶의 질 감소, 우울증 발생으로 이어지고 재활 성과도 좋지 않다. 재조합 성장호르몬은 이러한 문제를 회복시킨다.

이러한 사람들에게 성장호르몬 대치요법은 매우 유용하다. 한 연구에 따르면, 외상성 뇌손상 환자 83명 중 42명에서 성장호르몬 결핍증(GHD) 또는 성장호르몬 기능부전(GHI)이 관찰되었다. 이들 중 23명이 연구 참여에 동의하여 1년 동안 성장호르몬 대치요법 또는 위약을 투여 받았다. 그 결과, 적절한 성장호르몬 대치요법을 받은 그룹 일부에서 인지장애가 부분적으로 회복되었다. 또 다른 연구에서는 TBI 후 성장호르몬 치료는 우울증, 사회적 기능장애를 감소시켰고 인지기능을 개선시켰다.

시상하부는 만성 스트레스나 외상후 스트레스장애(PTSD)로 인해 상태가 악화될 수 있다. PTSD를 겪고 있는 사람들은 만성 스트레스 상태에 놓여 있다. 미해결된 스트레스 때문에 이들의 신경계는 항상 경계의 날을 세우고 있다. 해마는 시상하부를 조절한다. 특히 해마는 만성 스트레스와 PTSD에서 과다 분비되는 스트레스 호르몬에 민감하다.

부신 아답토젠은 해마의 퇴행을 치료하는 최상의 방법이다. 아답토젠은 스트레스 병리와 관련된 핵심 인자들을 조절함으로써 스트레스에 맞서게 해 주는 비특이적 작용 물질이다.

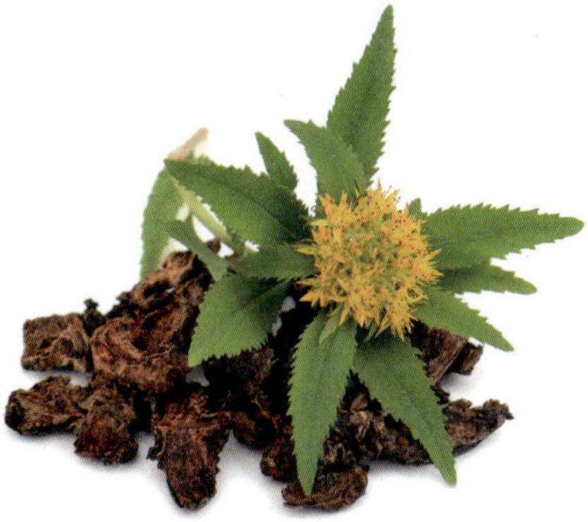

▶홍경천

아답토젠

통상적으로 복용하는 양에서 비독성, 비특이적 반응을 나타내어 신체 상태를 정상화하는 천연 생약을 말한다. 홍경천(rhodiola rosea)은 해마 치유에 특히 도움이 되는 효과적인 아답토젠이다. 로사빈(rosavin) 함유 농도가 높은 것을 고르되, 중국산을 피하라. 중국산 보충제에서 종종 중금속이 발견되기 때문이다. 외상성 뇌손상뿐만 아니라 몸의 다른 부위에 큰 부상을 당해도 몸이 정상적인 컨디션을 완전하게 회복될 때까지 충분한 휴식이 필요하다.

9

보충제(건강기능식품)

입증되지 않은 보충제에 더 이상 여러분의 돈을 낭비하지 마라. 여러분에게 필요한 보충제들을 이 장에 수록하였다. 특히 중요한 보충제는 오메가-3 지방산, 비타민 B군(B3, B6, B12, 비오틴, 엽산), 미네랄(크롬, 아연, 마그네슘, 셀레늄), 항산화제(N-아세틸시스테인, 알파 리포산, 비타민 C와 E, 레스베라트롤, 녹차의 카테킨) 등이 있다.

알파 리포산

포도당의 해당과정(glycolysis)를 통해 생성된 피루브산은 호기성 환경에서 미토콘드리아 내로 들어가 아세틸 CoA로 전환된다. 아세틸 CoA는 시트르산 회로 내로 들어가서 몸에 필요한 에너지 ATP를 생산해 낸다. 피루브산에서 아세틸 CoA로 전환되는 과정에 필요한 보조 효소 중 하나가 알파 리포산이다.

사람마다 필요한 보충제가 다르다. 유능한 의료 전문가와 상담하여 여러분에게 유용한 보충제를 찾아야 한다. 이 책에 추천된 보충제라고 해서 무조건 적합하다는 뜻은 아니다. 보충제를 부적절하게 복용하면 심각한 부작용이 나타날 수 있다. 고도로 정제되고 가공처리된 보충제는 원재료의 효과와 동일하지 않다.

보충제를 과다 복용하면 콩팥에 과부하가 걸릴 수 있다. 입으로 섭취하거나 피부로 들어간 모든 보충제는 콩팥에서 처리된다는 점을 꼭 기억하라. 보충제의 우선순위를 결정하고 순서대로 차례차례 돌아가면서 복용하라. 콩팥이 '약하거나' 노령 또는 질병이 있으면 특별히 조심해야 한다.

건강을 증진시키고 싶다면, 보충제의 질적인 측면에 투자하라. 창고형 마트나 약국에서 파는 보충제를 조심하라. 오히려 해로울 수 있다. 몸에 해로운 성분이 들어있거나 화학물질로 처리되어 있거나 고열 처리된 성분이 들어있을 가능성이 있다. 건강식품매장이나 평판 좋은 온라인 매장을 이용하되, 식품의약품안전처에서 건강기능식품 인증을 받았거나 우수건강기능식품제조기준(GMP) 인증을 받은 지정업체인지 확인하라. 우리나라는 건강기능식품에 대해 식약처에서 '건강기능식품' 인증을 부여하거나 특히 우수한 제조사에 대해 '우수건강기능식품제조기준'(GMP)를 부여한다. 중국이나 인도에서 수입된 보충제는 피하라. 이런 제품들은 다량의 중금속에 오염되어 있고 관련 규제가 느슨하다.

▶ 우수건강기능식품제조기준

보충제만으로는 큰 효과를 얻지는 못한다. 보충제는 전체 전략의 일부일 뿐이다. 성장호르몬과 근육량 증가, 원치 않는 지방 제거, 노화 예방을 위한 운동과 적절한 음식 섭취, 호르몬 최적화도 잊지 말자.

◆ 노화를 예방하는 보충제

노화를 예방하는 최상의 전략은 세포 내 DNA 손상을 줄이는 것이다. 이 전략은 비타민, 미네랄, 항산화제, 최적의 식단, 규칙적이지만 과도하지 않은 운동을 통해 실천할 수 있다.

나이가 들면, 콜라겐 생산이 줄어들어 주름이 생긴다. 비타민 C, 바이오플라보노이드, 아미노산인 프롤린과 리신은 콜라겐 합성의 원재료이다. 이 영양소들이 부족하면, 성장호르몬 치료를 해도 주름 감소 효과를 얻을 수 없을 것이다. 사골 육수는 아주 훌륭한 콜라겐 공급원이다. 직접 만들어 먹는 방법도 있다. 만들기 쉽고 비용대비 효과적이다. 소뼈를 사서 솥에 넣고 하루나 이틀 약한 불로 꾸준하게 끓인다. 만든 육수는 바로 마시거나 하루나 이틀 정도 냉장고에 둬도 된다. 용기에 담아 얼리면 오래 먹을 수 있다. 한 번 끓인 뼈를 바로 버리지 말고 1~2주 동안 여러 번 반복해서 끓여도 된다.

항산화제는 세포를 노화시키는 손상을 막아줄 수 있다. 항산화제는 자유라디칼에 맞서 싸운다. 자유라디칼은 프로테아제(protease)라고 하는 분해효소를 활성화시켜 세포 단백질을 손상시킨다. 중요한 항산화제로는 N-아세틸시스테인, 알파 리포산, 비타민 C와 E, 레스베라트롤, 녹차의 카테킨 등이 있다.

◆ 근육-신경 간의 신호전달을 개선시키자

아세틸콜린은 신경전달물질이다. 강하고, 건강한 근육을 유지하려면 충분한 양의 아세틸콜린이 있어야 한다. 아세틸콜린은 여러분의 신경과 근육 간에 신호전달을 가능하게 해주는 물질이다. 적절한 기억력을 위해 충분한 양의 아세틸콜린이 필요하다. 아세틸콜린은 운동할 때 사용된다. 적절한 소화, 근육의 움직임, 렘수면(REM: 빠른 안구 움직임을 보이는 수면), 기억, 정신의 각성, 집중력, 학습을 위해 충분한 아세틸콜린이 필요하다. 아세틸콜린은 섭취한 음식물을 소화관으로 내려보내는 역할을 한다.

나이가 들어 신체활동이 감소하면, 아세틸콜린 농도도 떨어진다. 노화에 따른 변비, 수면, 기억력 장애를 피하려면 충분히 운동하고 아세틸콜린 농도를 회복시키는 보충제, 예를 들어 아세틸-L-카르니틴, 콜린, 비타민 B5 보충제 등을 복용하는 것이 좋다.

아세틸-L-카르니틴(ALC)

ALC는 신경전달물질인 아세틸콜린 생성 시 재료를 공급한다. ALC는 혈청 IGF-1 농도를 증가시킨다. 아침 식사 전에 500~1,000mg으로 시작하여 필요시 하루 용량을 점진적으로 늘릴 수 있다. 너무 많이 복용하지 않도록 주의하라. 과도하게 각성될 수 있다.

로즈마리와 세이지 오일은 아세틸콜린의 분해를 억제한다. 하루에 2~4 캡슐씩 복용하라.

DMAE(디에틸아미노에탄올)는 아세틸콜린을 증가시키는 보충제로서, 항산화 및 항염증제로 작용한다. 이 물질은 근육 수축과 인지기능을 향상시킨다. 하루 100~300mg을 음식

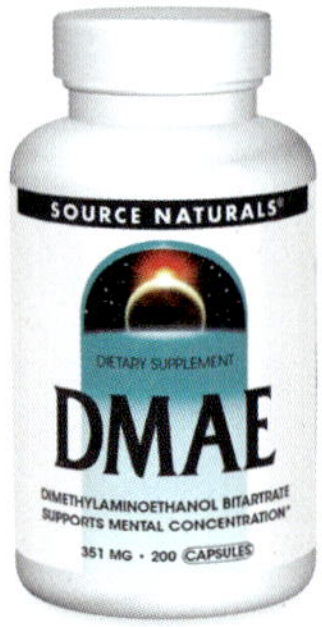

▶ DMAE(디에틸아미노에탄올)

과 함께 섭취한다. 효과가 매우 강하므로 저용량으로 시작하여 천천히 증량하여야 한다.

콜린을 높여야 한다. 콜린을 함유하는 식품은 계란 노른자, 레시틴, 내장육 등이 있다. 보디빌더들은 계란 흰자만 먹고 노른자는 버리는 경향이 있다. 물론, 계란 흰자는 훌륭한 단백질 공급원이다. 그러나 노른자에는 아세틸콜린 생성에 필요한 콜린이 들어 있어서 근육 형성에 도움이 된다. 건강한 근육 생성과 뇌 보호를 위해 흰자와 노른자를 모두 섭취하자.

알파-GPC(글리세릴포스포릴콜린)는 젊은 성인에서 성장호르몬을 증가시키는 효과가 입증되었다. 이 물질은 뇌하수체로 콜린을 직접 운반하여 신경전달물질인 아세틸콜린 생성 시 재료를 공급한다. 연구자들이 밝힌 바에 따르면, GPC 투여 후 60분, 120분에 혈장 유리 콜린 농도가 유의하게 증가했다. 알파-GPC는 혈액-뇌 장벽을 쉽게 통과하는 고효능 콜린 공급원이다. 알파-GPC 500~1,000mg을 아세틸-L-카르니틴과 함께 복용하는 것도 좋은 방법이다.

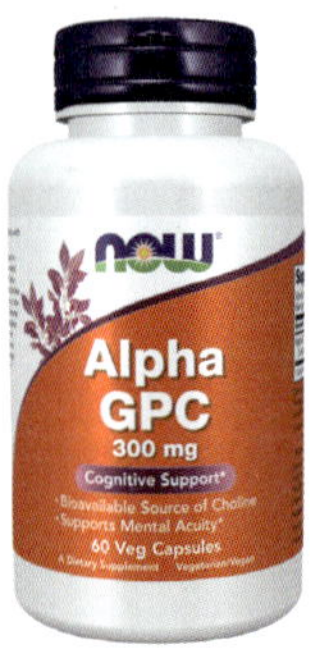

▶ 알파-GPC

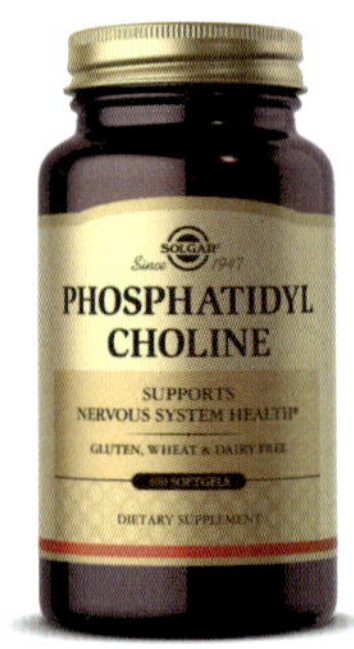

▶ 포스파티딜콜린

포스파티딜콜린(PC)은 또 다른 콜린 보충제이다. 하루 1,200~2,400mg을 음식과 함께 복용하라. 두뇌 작업을 하기 전에 1~2티스푼의 레시틴(인산이 들어있는 인지질)을 복용하면 좋다. 리포좀 형태로 미셀화시킨 포스파티딜콜린(PC)은 흡수력이 매우 높다. 콜린 중 주석산염(choline bitartrate)은 흔히 사용되는 콜린 보충제이다. 아주 낮은 용량으로 시작하여 천천히 증량시킨다. 너무 많이 복용하면 설사 증상이 나타날 수 있다.

비타민 B5는, 아세틸-L-카르니틴과 콜린이 아세틸콜린으로 전환할 때 필요한 보조인자이다. 판토텐산이라는 이름으로도 알려져 있다. 비타민 B 복합제를 복용하라. 비타민 B5의 초기 용량은 하루 100mg이면 적당하다. 서서히 증량시켜 하루 1g까지 복용할 수 있다. 고용량의 비타민 B5는 완화제(설사제) 작용을 하기 때문에 저용량으로 시작하여 천천히 증량하라.

◆ 근육을 만들고 근력을 증가시키는 보충제

고강도 저항 훈련과 병행하여 복용하면 근력과 제지방 조직량(체중에서 체지방을 뺀 조직량, lean-tissue mass)을 증가시킨다고 밝혀진 복합 보충제들이 있다.

- 공액 리놀레산: 식약처에서 인증받은 건강기능식품 원료로, 과체중인 성인의 체지방 감소에 도움을 준다.
- 크레아틴: 크레아틴은 아르기닌과 글리신이 여러 반응을 거친 후 생성되는 아미노산이다. 대부분 근육 조직에 존재하고 심장, 뇌 등에서도 발견된다. 크레아틴은 반복적인 고강도 운동을 할 때 운동 기능, 근력, 근지구력을 향상시키는 데 도움이 된다. 건강기능식품 원료로 식약처의 인증을 받았다.

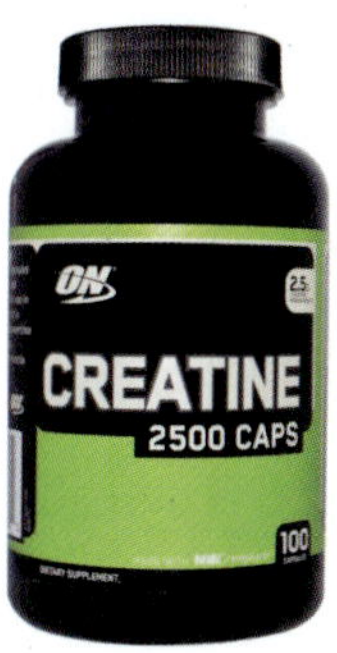

▶크레아틴

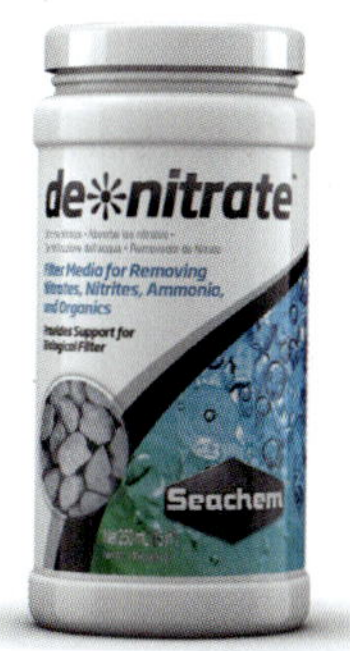

▶질산염

유청 단백질은 고강도 근력 훈련을 병행할 때 시너지 효과가 있다고 한다.

질산염(nitrate)과 카페인은 효과가 빠른 작용제이다. 근육량과 근력에 즉각적인 효과를 보인 보충제가 바로 질산염이다. 질산염은 채소에 함유되어 있다. 질산염은 비트에 많이 들어 있다. 비트 뿌리는 자연에서 얻을 수 있는 훌륭한 질산염 공급원으로, 섭취하면 산화질소(nitric oxide)로 전환된다. 산화질소의 생체이용률은 혈관 건강에 필수적이다. 산화질소(NO)는 혈관 확장제이다. 혈압을 감소시키고 혈류를 증가시킨다. 운동 2시간 전에 비트 뿌리 주스 70mL를 마시면 속도, 파워, 총 반복수의 개선을 관찰할 수 있다. 보충제를 통해 질산염 농도를 높일 수 있다.

글루타치온(GSH)과 L-시트룰린을 함께 복용하면 아질산염(nitrite), 질산염(nitrate), 고리형 일인산 구아노신(cyclic guanosine monophosphate; cGMP) 농도가 증가되고 이렇게 증가된 물질들이 근육 단백질 생성에 주요한 기능을 한다.

카페인은 세계에서 가장 널리 사용되는 정신활성 물질이다. 북아메리카의 경우, 거의 90%에 달하는 성인들이 매일 카페인을 섭취하고 있다. 다른 정신활성 물질들과 달리, 카페인 사용은 합법이고 거의 모든 사법권의 규제를 벗어나 있다. 간혹 운동선수의 경기력 향상을 위해 크레아틴과 카페인을 병용하기도 한다. 뿐만 아니라 커피는 제2형 당뇨병, 심혈관질환, 파킨슨병의 위험 감소와 연관이 있다.

상체 및 하체 근력과 근지구력, 무산소 신체 역량에 대한 카페인 함유 보충제의 효과를 조사한 연구자들은 '카페인 함유 보충제는 상체 근력을 증가시키는 효과가 있다고 추정된다. 따라서 정식 경기에 참가하는 선수나 아마추어 선수들의 저항 훈련에 도움이 될 것이다'라고 결론내렸다.

커피의 질병 예방 효과는 항산화제 및 플라보노이드 때문으로 추정된다. 퀘르세틴(quercetin)은 커피에 들어 있는 주요 신경보호 성분으로, 파킨슨병과 알츠하이머병에 대한 보호 효과가 있는 성분이다. 장내 세균도 커피의 유익한 효과에 일익을 담당한다.

커피가 몸에 좋지 않은 사람들도 있다. 커피의 효과는 사람마다 다르기 때문에 커피를 마셨을 때 몸에 떨림이 있거나 수면에 문제가 생긴다면 커피를 끊거나 양을 줄여야 한다. 카페인이 들어 있는 커피는 건강한 사람이 적당량 마시면 대체로 안전하지만, 모든 사람에게 그런 것은 아니다.

부신 피로나 소모 상태라면 커피는 좋은 선택이라고 할 수 없다. 건강한 상태가 아니라면 커피는 부신에 스트레스를 줄 수 있다. 부신 피로가 있으면 커피나 그 외 흥분제 사용을 피하는 것이 상책이다. 또한 정오 또는 오후 2시 이후에는 커피를 마시지 않는 것이 원칙이다. 카페인 섭취는 불면증, 수면 곤란을 초래할 수 있고 섭취를 중단하면 두통을 일으킬 수 있다. 커피와 카페인 음료는 수면을 방해할 수 있다. 이것은 우리가 원하는 바가 아니다.

커피를 마시면 몸 떨림 증상이 나타날 수 있다. 또, 커피는 중독성이 있다. 심장질환 병력이 있거나 임신 또는 수유 중이거나 다른 약물을 복용 중이거나 내과적 질환이 있다면 커피를 삼가라.

녹차는 커피 대용으로 유용하다. 카테킨이라고 하는 항산화제가 풍부하다. 또, 녹차에는 여러분을 안정시켜주고 수면에 유용한 L-테아닌(L-theanine)이라는 성분이 들어 있다.

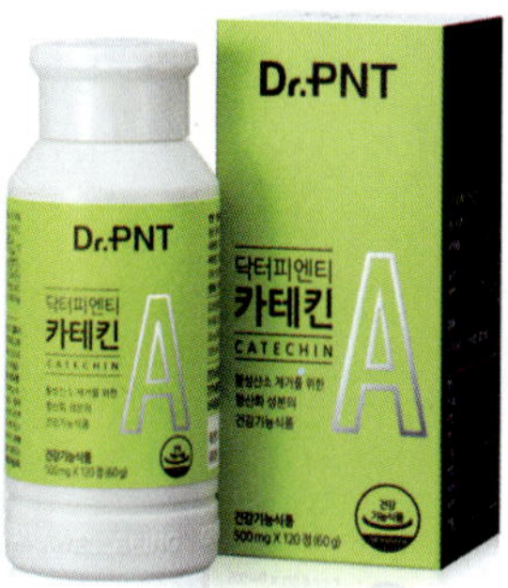

▶ 카테킨

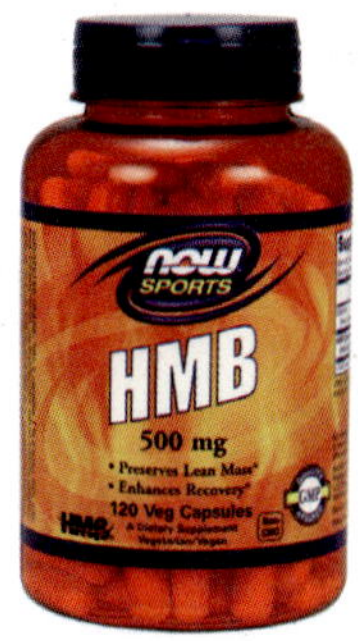

▶ 히드록시메틸부티르산(HMB)

하지만 커피를 마실 때 불면증이 나타나거나 불안 증세가 나타난다면 커피뿐만 아니라 녹차, 홍차도 완전히 끊는 것이 가장 좋다.

카모마일은 안정을 준다. 커피 대신 민들레 뿌리 차를 마시면 간에 좋다.

비타민 D3는 저항 운동 시 복용하면 근력을 향상시킨다. 이 효과는 노인들에게도 해당된다. 일주일에 50,000IU까지 사용가능하다. 보충제를 복용하는 대신 규칙적으로 양지에 나가 자외선 차단제를 바르지 않은 상태에서 짧은 시간 햇빛을 쬐는 것만으로 충분하다. 비타민 D는 주사제도 있는데 골다공증이 있는 환자들에게 도움이 된다.

히드록시메틸부티르산(hydroxy methyl butyrate; HMB)는 아미노산 류신의 부산물이다. HMB는 단백질 분해를 최소화시키고 강한 운동으로 발생하는 세포 손상을 최소화시킨다고 알려져 있다. HMB는 운동을 처음 시작한 사람들에서 운동 초기에 특히 효과적이다. 어느 정도 운동을 해 온 선수들에서 HMB는 높은 강도의 신체적 스트레스가 가해질 때에만 제한적으로 근육량을 증가시킨다. 근육 성장과 근력에 대한 HMB의 효과를 최대화하려면 운동과 병행해야 한다. HMB는 특히 근감소증에 매우 유용하므로 근감소증이나 허약 증상이 있는 노인들에서 제지방 근육량을 증가시키고 근력 및 근기능을 보존하는 데 효과가 탁월하다.

클로렐라는 피부건강, 항산화, 면역력 증진, 혈중 콜레스테롤 개선에 대해 식약처 인증을 받은 건강기능식품 원료이다. 클로렐라는 현미경으로 관찰할 수 있는 녹조류로서, 신체 해독에 도움이 되는 것으로 잘 알려져 있다. 클로렐라를 6개월간 복용했을 때, 노화 관련 근위축이 예방되는 것으로 보고되었다. 여러 가지 보충제를 사용하여 근육세포 배양 실험을 시행한 한 연구에서, 클로렐라는 근육 재생을 촉진함으로써 근감소증에 맞설 수 있는 가능성을 보여주었다.

클로렐라는 훌륭한 항산화제 공급원이다. 항산화제 및 근육 재생을 촉진하는 가지사슬 아미노산(BCAAs)은 근육 노화를 되돌린다. 클로렐라에는 베타-카로틴, 루테인, 클로로필-a, 클로로필-b, 비타민 A(레티놀), 비타민 B2(리보플라빈), 비타민 C(아스코르브산), 비타민 E(토코페롤), 미네랄 등이 함유되어 있다. 클로렐라는 가지사슬 아미노산(BCAA)인 발린, 류신, 이소류신을 함유하고 있다. 류신은 근육 형성에 도움이 된다.

◆ 장기 근육 강화제

장기간 복용 시 근육량과 근력을 지속적으로 증가 또는 보존해 주는 보충제에는 단백질, 크레아틴, 필수 지방산 3가지가 있다. 여기서는 단백질과 필수 지방산에 대해 설명하고 크레아틴은 '10. 경구용 분비촉진제'에서 살펴볼 예정이다.

동물성 단백질(육류, 우유, 생선, 가금류, 달걀)에는 모든 종류의 아미노산들이 근육 형성에 가장 적절한 비율로 들어 있다. 식물성 단백질(곡류, 콩류)은 필수 아미노산이 1가지 이상 부족한 경우가 많지만 혼합하면 단백질을 균형 있게 섭취할 수 있다.

근육 만들기를 목표로 하는 사람들은 필수 아미노산 9가지를 모두 섭취하는 것이 최상이다. 필수 아미노산 9가지를 모두 섭취하면, 일부만 섭취할 때보다 몸의 단백동화(anabolic) 반응이 훨씬 더 좋아진다. 필수 아미노산은 히스티딘, 이소류신, 류신, 리신, 메티오닌, 페닐알라닌, 트레오닌, 트립토판, 발린이다. 이 모든 필수 아미노산을 전부 복용해도 혈당이 급증할 가능성은 낮다. 만약 여러분이 운동을 하고 있다면, 단식 중이라도 필수 아미노산 섭취는 괜찮다. 완전 단백질 공급원을 활용하면 모든 필수 아미노산을 섭취할 수 있다.

유청 단백질과 난황 단백질은 분말 형태의 단백질로, 생체이용률이 가장 높은 단백질이다. 당이 들어 있거나 그 외 유해 성분이 들어 있는 단백질 분말은 사용하지 마라. 운동이 진행될수록 단백질 보충제의 중요성은 더 커진다.

최소한으로 가공처리된 단백질 분말을 선택하고, 당이나 인공감미료가 들어 있지 않은 제품을 선택하라. 탄수화물 함량이 낮은지 확인하라. 1회 분량 30g당 탄수화물 함량이 3g 미만인 제품을 선택하라.

유청 단백질은 치즈 제조 과정에서 얻어지는 성분으로, 근육 형성 및 성장을 위한 최상의 단백질 공급원으로 알려져 있다. 우유(cow's milk)의 단백질 함량은 3.5%이다. 그 중 20%가 유청 단백질이다. 유청은 가지사슬 아미노산(BCAAs) 비율이 가장 높은 완전 단백질이다. 근육 단백질 합성에 일등 공신인 류신도 가지사슬 아미노산이다.

치즈는 우유에서 분리한 카제인으로 만든다. 카제인을 분리해 낸 후 남은 달달한 액상 물질이 유청이다. 유청은 3가지 방식으로 처리할 수 있는데, 각 방식에 따라 다른 형태의 유청 단백질을 얻을 수 있다: (1) 유청 단백질 농축제품, (2) 분리 유청 단백질, (3) 가수분해 분리 유청 단백질.

유청 단백질은 글루타민의 주요 공급원이다. 글루타민은 중요한 항산화제인 글루타치온을 만드는 데 필요한 성분이다. 유청 단백질은 산화 스트레스에 의한 손상을 방지하는 데 도움이 된다. 글루타치온은 우리 몸에서 가장 중요한 항산화제로 알려져 있다. 간이 독소를 해독할 때 도와주는 것이 바로 글루타치온이다.

단백질 음료를 섭취하는 최적의 타이밍은 운동을 하고 난 후이다. 운동 후 섭취하면 성장호르몬을 증가시킬 수 있다. 근력 운동 30분 전에 유청 단백질과 카제인 단백질 25g을 섭취하면 혈청 성장호르몬이 유의하게 감소하고 혈청 인슐린이 유의하게 증가한다.

운동에 익숙하지 않은 사람들의 경우, 저항 훈련 초기 몇 주 동안은 단백질을 보충해도 제지방 근육량(체중에서 체지방을 뺀 근육량)과 근력이 증가하지 않는 것으로 보인다. 그러나 저항 훈련 시간, 횟수, 중량이 증가함에 따라 처음 운동을 시작한 사람들과 운동을 줄곧 해 왔던 사람들 모두에서 단백질 보충이 근육 크기를 증가시키고 근력을 증강시키는 것으로 보인다. 단백질 보충이 유산소 및 무산소 파워 증가를 가속화시킨다는 근거도 확인된다.

그렇다면 어떤 종류의 유청 단백질이 가장 좋을까?

가수분해 분리 유청 단백질은 소화가 가장 잘 되는 유청 단백질로서 운동 후 회복을 돕는다. 가수분해 유청 단백질은 분리 유청 단백질이나 농축제품보다 더 빨리 흡수된다. 속이 좋지 않거나 소화가 잘 안 되는 사람들이 사용해도 쉽게 소화된다. 가수분해 분리 유청 단백질은 운동-유발 근손상을 회복시키는 데 도움이 된다고 밝혀져 있다. 저항 운동을 하는 경우, 가수분해 유청 단백질이 일반 유청 단백질 및 락토페린-고함량 유청 단백질보다 지방 감소폭이 더 컸다. 그 외 다른 차이는 없었다. '가수분해'란, 더 빠르고 더 쉽게 소화시키기 위해 단백질을 작은 조각으로 분해시키는 것을 말한다. 여러분이 가수분해 유청 단백질을 먹기로 결정했다면, 우유를 원료로 하고 당이나 과당, 사탕수수즙 등이 첨가되지 않은 제품이 가장 이상적이다.

유청 단백질 농축제품은 단백질 농도가 70~80%에 달하고 유당(lactose), 당, 지방이 들어 있다. 이 보충제는 칼로리 밀도가 높고 근육에 흡수되기까지 시간이 오래 걸린다(간혹 수 시간 소요되기도 한다). 다시 말하면, 회복에 더 오랜 시간이 걸린다는 것이다.

분리 유청 단백질은 초미세여과된 유청 단백질 농축물이다. 이 정제 방법은, 탄수화물과 지방 함량을 최소화시키고 단백질 함량을 높인다. 기본적으로, 초미세여과법은 단백질 외 성분을 제거하고 유청 단백질을 '분리'해 낸다. 분리 유청 단백질은 단백질 함량이 90%이고 유당, 당, 지방 함량이 더 적다. 이것은 유청 농축물보다 더 농축된 형태의 단백질이다. 분리 유청 단백질은 유청 농축물보다 흡수 속도가 더 빠르지만 가수분해 분리 유청 단백질보다는 흡수 속도가 느리다. 유당에 민감한 사람들은 더부룩한 증상이 나타날 수 있다.

◆ 필수 지방산

일부 지방은 체내에서 합성되지 않고 음식에서 섭취해야 하기 때문에 '필수'라는 단어가 앞에 붙는다. 아동기, 근력 강화, 손상 후 회복기, 만성질환 상태, 임신, 수유기에 필수 지방산이 더 많이 필요하다. 이런 상황에서는 방목 사육한 가축의 간과 난황, 소량의 간유 섭취가 특히 중요하다. 소량의 간유와 함께 내장육(organ meat)과 난황을 제한 없이 섭취하면 건강을 증진시킬 수 있고 안전하기도 하다.

오메가-3 지방산은 우리 몸 곳곳에서 여러 가지 긍정적인 효과를 발휘한다. 그 중 하나가 염증 감소이다. 일주일에 최소 여러 번 생선을 먹어야 하는 이유가 바로 그 때문이다. 오메가-3 지방산의 훌륭한 공급원은 연어, 송어, 호두, 짙푸른 채소 등이다. 지방이 많은 생선을 섭취하면 전반적인 건강, 특히 뇌의 건강이 증진된다. 일주일에 최소 세 끼는 생선을 먹도록 목표를 정하자.

체내에서 합성되지 않는 필수 지방산에는 오메가-6 지방산인 리놀레산과 오메가-3 지방산인 알파-리놀렌산이 있는데, DHA와 EPA는 알파-리놀렌산으로부터 전환이 가능하다.

근력 훈련과 병행하여 생선의 DHA와 EPA를 섭취하면, 건강한 노인들의 근육 크기와 근력 증가에 도움이 된다. 오염되지 않은 싱싱한 어유 섭취는, 몸의 염증 감소를 위해 여러분이 할 수 있는 가장 저렴하고 쉬운 방법 중 하나이다. 어유에는 EPA와 DHA를 포함한 오메가-3 지방산이 함유되어 있다.

아기들은 엄마의 모유에서 DHA를 섭취한다. 아동의 경우, DHA를 충분히 섭취하지 못하면 뇌에 적절한 영양이 공급되지 않고 시력 발달이 저하된다. DHA 결핍증은 인지기능 저하와 우울증을 유발한다.

다량의 DHA 섭취는 우울증, 양극성장애, 조현병, 기분장애 위험을 낮추는 것으로 추정된다. 역으로, 신경세포막에 DHA가 없으면 중추신경계의 기능이 저하되어 불안, 흥분, 스트레스에 대한 민감성, 난독증, 기억력 및 인지기능장애, 반응 시간 지연 등의 증상이 나타난다. DHA는 황반 변성, 알츠하이머병, 그 외 뇌 질환 예방 및 기억력 증진, 신경보호 강화 효과가 있기 때문에 건강한 노년을 위해 중요하다. DHA 감소는 노인의 인지기능 저하와 연관이 있다.

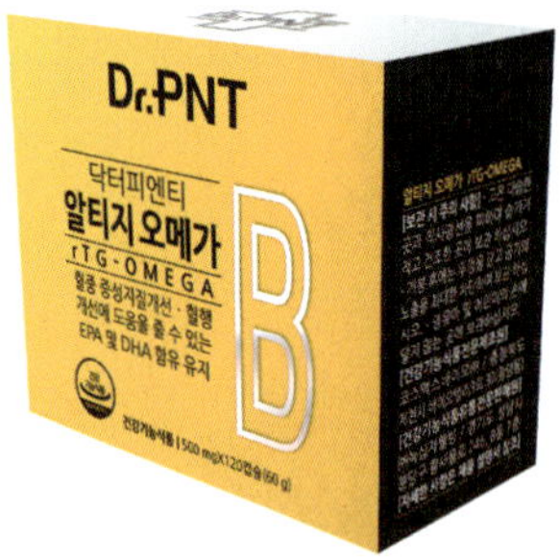

▶ 알티지 오메가(EPA 및 DHA 함유)

DHA 결핍의 증상

- 무감각
- 저림
- 근력 약화
- 통증
- 심리적 장애
- 인지기능 저하
- 학습장애
- 시력 저하

◆ 아라키돈산(Arachidonic acid; AA)

아라키돈산(AA)은 골격근 복구와 성장에 필요하다. 보디빌더, 성장기 아동, 임신부, 수유모에서 더 많은 양의 아라키돈산이 필요하다. AA는 고도 불포화 지방산이다. AA는 동물성 지방에서 섭취할 수도 있고, 우리 몸 자체에서 생산되기도 한다. 보디빌더들은 오래전부터 AA를 보충제 형태로 사용해 왔다. 중량 운동에 숙달된 남성들을 대상으로 한 연구에서, 8주간 매일 1,500mg의 AA를 복용했을 때 제지방 체중, 근력, 최고 파워가 유의하게 증가되었다.

AA는 항염증 작용을 한다. AA가 부족하면 염증 증상이 생긴다는 사실은 오래전부터 알려져 있다. 예를 들어, 불임, 탈모, 비듬이 생기고 피부가 따끔거리고 발적이 생기며 아프고 부어오른다. AA가 충분하지 않으면, 피부가 건조해지고 벗겨진다. AA가 부족하면 새는 장(leaky gut) 증상이 발생하기도 한다. 새는 장은 온갖 질병으로 이어진다. 충분한 AA가 없으면, 뇌 건강을 유지할 수 없다. AA는 우리의 기억력을 보호하고 신경학적 질환을 예방해 준다.

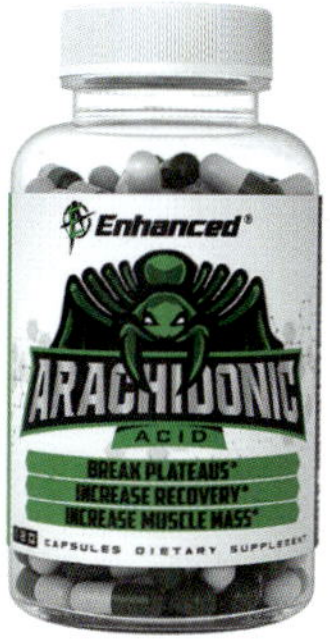

▶ 아라키돈산

아라키돈산(AA) 결핍 증상

- 건조하고 인설이 많으며 가려운 피부
- 탈모
- 비듬
- 남성과 여성 모두에서 생식기능의 문제
- 위장관 장애(새는 장)
- 음식 불내성
- 콩팥 질환
- 체중 유지의 어려움
- 면역력 약화
- 성장장애
- 염증

일반적으로 이런 증상들은 버터, 라드(돼지기름 오일, 돈유), 가금류의 지방, 난황과 같이 AA가 들어 있는 지방을 섭취하면 즉시 사라진다. 식단에 이러한 동물성 지방이 많이 포함되어 있으면, AA를 따로 보충할 필요는 없다. AA 보충제는 근육 크기, 근력, 파워를 증가시키는 데 효과적이다. 그러나 알약 대신 음식으로 섭취하는 게 더 바람직하다.

10

경구용 성장호르몬 보충제

이번 장에서는 경구용 성장호르몬 방출제에 대해서 살펴본다. 이것은 성장호르몬 농도를 최적 범위로 증가시키고자 할 때 가장 먼저 고려하는 치료 방식이다. 성장호르몬 농도를 증가시키는 방법 중 가장 안전한 치료 방법부터 소개하기로 한다.

이번 장 이후로 소개되는 치료 양식들은 효과가 낮은 것부터 높은 순서대로, 가장 안전한 것부터 안전성이 감소하는 순으로 제시될 것이다. 안전성은 기존 암의 성장을 촉진하는 부작용을 고려한 것으로 부작용이 아무리 사소하더라도 고려사항에 포함시켰다. 열정이 지나친 보디빌더 또는 성장호르몬 촉진제를 최고 강도로 사용하는 사람들은 큰 위험에 빠져 있다. 그 위험은 생명을 위협할 수도 있다. 그들이 사용하는 용량은 독으로 작용한다. 용량이 증가할수록 위험도 증가한다.

먼저, 성장호르몬 농도를 높이는 치료 방법 중 가장 안전한 방법부터 알아보자. 이 유형의 보충제는 성장호르몬(GH) 자체 생산을 촉진하는 방식으로 작용한다. 이 보충제들은 경구용 성장호르몬 방출제 또는 분비촉진제(secretagogues)라고 불린다.

조현병이 있는 사람이 성장호르몬(GH) 방출제를 사용할 때에는 매우 조심해야 한다. 증상을 악화시킬 수 있기 때문이다. 증상이 악화되면, GH 촉진제 사용을 당장 중단해야 한다.

GH 방출제는 우리의 몸에서 다량의 성장호르몬과 IGF-1이 생산되도록 자극하고, 우리의 몸은 젊을 때의 상태로 돌아가기 시작할 것이다. 우리의 몸은 더 많은 양의 지방을 태우고 더 많은 근육을 만들 것이다.

보충제는 취침 전에 복용하라. 만약 여러분이 고중량 운동을 하고 있다면, 근력과 운동 수행 능력 향상을 위해 운동 한 시간 전에 복용하라.

우리 대다수는 경구용 분비촉진제만 먹어도 성장호르몬 생산을 충분히 높일 수 있다. 한 달에 100만 원 이상의 비용을 들이며 주사용 GH를 맞을 필요가 없다. 보충제 5~6만 원 정도로 성장호르몬 농도를 최적 범위로 끌어올릴 수 있다.

분비촉진제는 성장호르몬 결핍 상태를 치료하는 안전하고 자연스러운 방법이다. 분비촉진제는, 분비 기관을 자극하는 물질들을 총칭해서 부르는 용어이다.

◆ 경구용 성장호르몬 분비촉진제

뇌하수체의 성장호르몬 분비를 촉진하는 경구용 분비촉진제는 아미노산, 약물, 운동 등이 있다. **의약외품으로 분류되는 경구용 GH 분비촉진제로는 L-아르기닌, L-글루타민, L-오르니틴, 알파-케토글루타르산(OKG), L-도파, 글리신, 가바(GABA), 비타민 B6가 있다.**

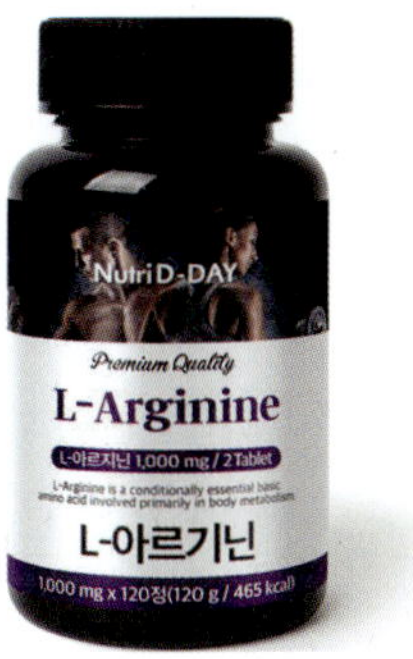

▶아르기닌

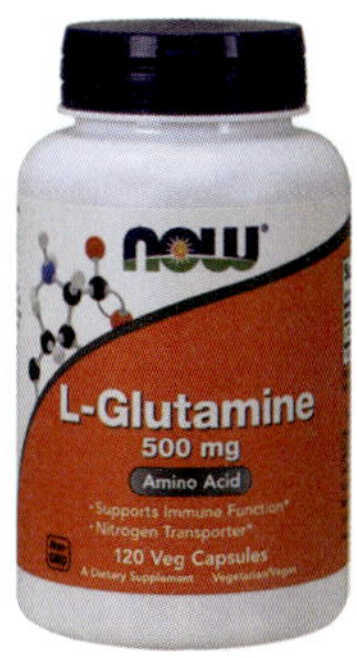

▶글루타민

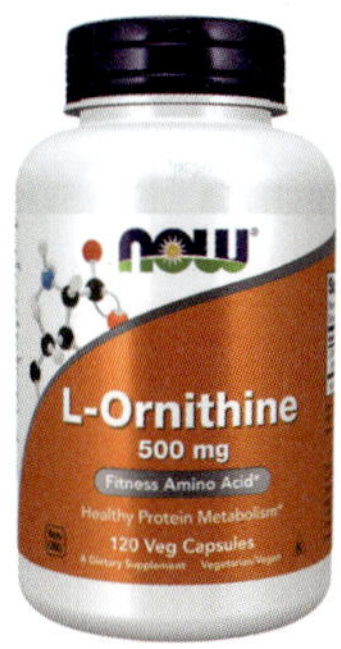

▶L-오르니틴

성장호르몬 생산을 촉진하는 천연물질은 종종 주사 치료보다 훨씬 더 효과적이다. 뿐만 아니라 이러한 천연 분비촉진제들은 보완요법의 일환으로 주사제와 병용해도 된다. 분비촉진제의 가장 매력적인 특성은, 대부분이 경구용이라는 점이다.

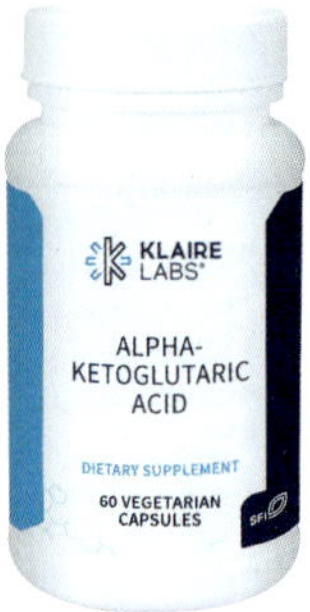

▶알파-케토글루타르산

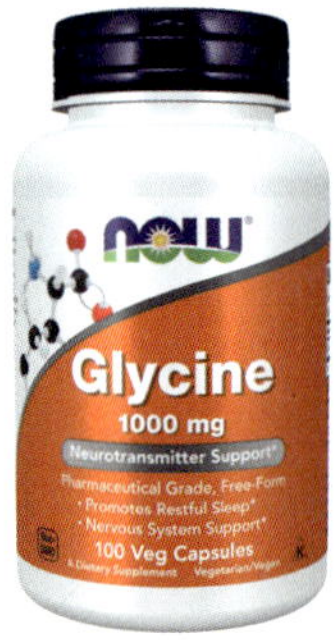

▶글리신

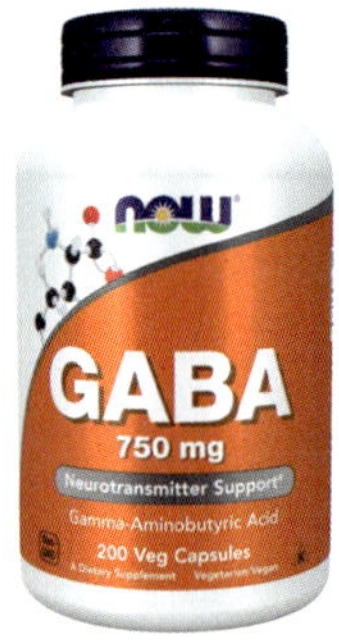

▶가바(GABA)

주사용 성장호르몬은 분비촉진제와 비교할 때 단점이 있다. 치료 기간 중에 수차례 주사를 맞아야 한다는 점이다. 뿐만 아니라, 다수의 사람들이 사용하기에는 가격이 너무 비싸다. 부작용 발생 가능성도 있는데, 이것은 시간이 지나면 수용체가 하향 조절되기 때문에 부작용은 점차 줄어든다.

천연 분비촉진제는 다른 성장호르몬(GH) 요법과 비교할 때 젊은 시절 GH 분비 패턴과 매우 유사하게 GH 분비를 자극하는 것으로 추정된다. 천연 분비촉진제는 내분비계를 자극하여 몸 자체의 성장호르몬 생산을 돕는다. 분비촉진제는 시상하부의 성장호르몬 방출호르몬(GHRH) 분비와 뇌하수체의 성장호르몬(hGH) 분비를 자극한다.

GH 농도 증가를 위해 사용되는 분비촉진제는 주사용 성장호르몬에 비해 암 성장 효과가 훨씬 덜한 것으로 추정된다. 분비촉진제는 IGF-1 농도가 너무 높아지지 않도록 분비량을 조절해 준다. 성장호르몬 분비촉진제는 GH의 박동성 분비를 촉진하되, GH 농도가 너무 높아지면 음성 되먹임 고리의 조절을 받는다. 따라서 분비촉진제는 GH 농도가 치료범위를 초과하지 않도록 예방하고 그로 인한 부정적 결과를 막아준다.

주사용 성장호르몬과 달리 경구용 GH 분비촉진제는 과잉 투여를 예방한다. 검색가능한 연구들을 살펴보면, GH 분비촉진제(GHSs)는 인슐린 민감도를 감소시켜 혈당을 높일 우려가 있지만, 대체로 환자들의 복용 내성은 양호하다. GHSs는 GH의 박동성 분비를 촉진하되, 농도가 너무 높아지면 음성 되먹임 고리의 조절을 받는다. 따라서 분비촉진제는 GH 농도가 치료범위를 초과하지 않도록 예방하고 부정적 결과를 막아준다. 장기간 사용

시의 효과에 대해서는 추가 연구가 필요하다.

성장호르몬 방출제는 취침 전 공복에 복용한다. 대부분의 인간성장호르몬은 야간에 분비되기 때문에 분비촉진제는 취침 시간 전 또는 야간에 복용해야 한다. 그러나 아침에 복용해도 효과는 좋다. 가장 좋은 복용 방법은 복용 전 최소 3~4시간 동안 금식하는 것이다. 인슐린은 IGF-1의 작용을 방해하기 때문에 성장호르몬 효과는 인슐린 농도가 낮을 때 최대가 된다. 인슐린 농도를 낮춘다면 수면 첫 2시간 동안 생산되는 GH 방출량을 증가시킬 수 있다.

만약 여러분이 강도 높은 운동을 하고 있다면, 특히 고강도 중량 운동을 하고 있다면 운동 1시간 전에 분말로 된 성장호르몬 방출제를 복용하라. 알약 제형을 복용한다면, 운동 1시간 반 전에 복용하라. 이렇게 하면 여러분의 근력과 운동수행 능력을 높일 수 있다. 양질의 신체 조직을 만드는 데 필요한 영양분을 모두 공급하기 위해 광범위 스펙트럼의 비타민과 미네랄, 항산화제도 꼭 복용하라.

성장호르몬 방출 보충제는 주기적으로 간격을 두고 복용하라. GH 농도를 증가시키기 위해 사용되는 모든 보충제는 주기적으로 간격을 두고 복용해야 한다. 우리 몸의 자연스런 호르몬 생산 되먹임 기전이 고장나는 건 우리가 원하는 바가 아니다.

효과적인 복용 주기는 3주 동안 보충제를 복용하고 1주 동안 보충제를 중단하는 것이다. 만약 아미노산 복합제를 복용하고 있다면, 4~6주 동안 복용하고 2주간 복용을 중단하는 일정을 시도해 볼 수 있다. 클로니딘과 같은 약물의 경우에는 복용 중단 기간을 4~6주로 더 늘릴 수 있다.

그 외에 12주의 주기를 적용할 수도 있다. 2주 동안 보충제를 중단했다가 3주째 저용량의 보충제를 복용하고 4주째 조금 더 많은 양을 복용하다가 나머지 기간 동안 더 높은 용량을 복용한다. 이때 운동 강도도 함께 변화시켜 보충제 양이 최고가 될 때 운동 강도도 최고가 되도록 조정할 수 있다.

◆ 멜라토닌

멜라토닌은 성장호르몬(GH) 생산을 증가시킨다. 방을 완전히 어둡게 하고 자면, 멜라토닌이 분비된다. 멜라토닌은 체온을 낮춰주는 효과가 있는데, 효과가 강하지는 않으나 성장호르몬의 생산에 중요한 역할을 한다. 수면 중 체온이 떨어지면 성장호르몬이 분비된다. 수면 중 불빛이 있거나 취침 직전에 음식을 섭취하면, 이 과정은 일어나지 않는다. 서늘한 방에서 자는 것도 도움이 된다. 멜라토닌과 성장호르몬 분비를 촉진하기 위해 방의 불을 끄고, 온도를 너무 높이지 마라.

성장호르몬이 분비된 후 약 30분 동안, 성장호르몬은 간과 여러 조직으로 흘러 들어가고 IGF-1 생산이 촉진된다. IGF-1은 조직을 복구하고 형성하는 작용을 수행한다.

멜라토닌 보충제는 GH 방출을 증가시키고 GHRH에 대한 GH의 반응도를 높인다. 취침 직전에 1~5mg을 복용하라. 저용량에서 시작하여 천천히 증량시켜라. 간헐적으로 복용하면 최상의 결과를 얻을 수 있다. 취침 직전에 서방형 멜라토닌을 복용하라. 여러분에게 가장 적합한 용량을 찾을 때까지 여러 가지 용량으로 시험해 보라. 표준시간대가 바뀌는 지역을 여행하는 경우, 새로운 취침 시간에 맞추어 멜라토닌을 복용하면 시차증후군을 예방할 수 있고 시차에 빠르게 적응할 수 있다.

멜라토닌은 외국에서는 처방없이 자유롭게 구입할 수 있으나 한국에서는 전문의약품(제품명:서카딘, 멜라딘 등)으로 분류되어 의사의 처방이 있어야 구입이 가능하다.

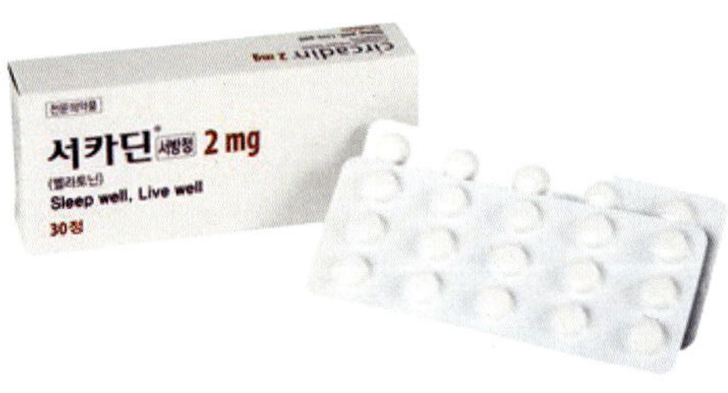

▶멜라토닌 2mg

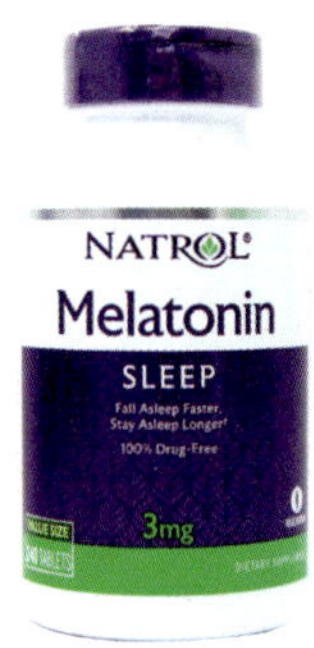

▶멜라토닌 3mg

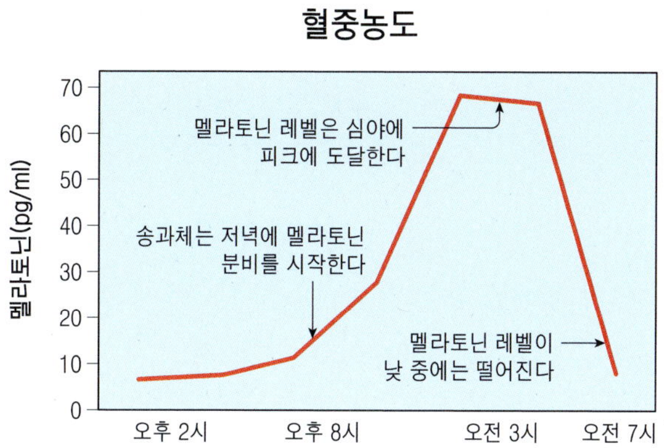

▶ 멜라토닌 분비의 24시간 사이클. 심야의 멜라토닌 레벨은 낮보다 5~10배까지 도달한다.

멜라토닌의 효과

- 자유 라디칼 청소
- 갑상샘 기능 증진
- 불안 감소
- 면역력 증진
- 심혈관계 건강을 돕는다.
- 편두통 완화
- 간독성 예방
- 호르몬 생산을 돕는다.
- 시차 증후군을 예방한다.
- 숙면

멜라토닌의 금기

멜라토닌은 소아, 임신부, 수유모, 임신 계획 중인 여성, 스테로이드 처방약을 복용 중인 경우, 정신질환, 우울증, 심한 알레르기, 자가면역 질환, 면역계 암이 있는 사람들에게 사용해선 안 된다.

◆ 크레아틴

연구자들은 크레아틴 20g 1회 복용으로 성장호르몬이 유의하게 증가했다고 밝혔다. 고용량의 크레아틴을 휴식 상태에서 섭취한 결과, 고강도 운동을 할 때와 유사한 정도로 GH 분비가 증가했다.

크레아틴은 근육의 에너지 공급을 돕는다. 크레아틴은 우리 몸에서 생산되는 천연 성분이다. 크레아틴은 근육량을 증가시키고 회복 시간을 단축시킨다. 고용량의 크레아틴을 섭취하는 가장 안전한 방법은 음식으로 섭취하는 것이다. 크레아틴은 육류나 생선에 많이 들어 있고, 함량은 kg당 약 4~5g이다.

크레아틴 보충제는 건강기능식품으로 판매되고 있다. 크레아틴 보충제는 미국에서 빠른 속도와 에너지를 얻기 위해 고등부 운동선수들 사이에서 많이 사용하고 있지만 운동선수들의 20~30%에서는 전혀 효과가 없다고 알려져 있다. 스포츠 경기력을 높이려는 보디빌더, 파워리프팅 선수, 정기적으로 운동하는 사람들 사이에서 널리 사용되는 보충제이다. 장시간 훈련하는 데 도움이 되지만, 중간 강도의 저항 훈련을 꾸준히 하면서 수년 이상 규칙적으로 복용한 후에야 효과가 나타나는 경우도 있다.

크레아틴은 노인의 성장호르몬 감소를 예방하는 데 도움이 될 수 있다. 근감소증을 막고 뼈 미네랄 밀도를 증가시키는 데 도움이 될 수 있다. 따라서 골절 및 낙상 위험이 감소되리라 추정된다. 심지어 운동을 병행하지 않는 경우에도 크레아틴 보충제는 근 위축을 지연시키고 지구력과 근력을 향상시키며 뼈의 강도를 증가시킬 수 있다. 따라서 일상적인 과업에 대한 기능적 수행력 손실을 줄이는 데 도움을 주는 안전한 치료전략이 될 수 있다.

하지만 당뇨 치료약, 아세트아미노펜, 이뇨제 등의 특정 약물들은 크레아틴과 상호작용할 수 있으므로 위험하다. 카페인 등 각성제와 함께 복용하면 부작용 위험이 증가할 수 있다. 또한 콩팥 질환이나 간질환, 당뇨병이 있는 사람들에게 추천되지 않는다. 그 외, 18세 미만의 소아, 임신 또는 수유 중인 여성도 복용을 피해야 한다. 다른 약을 복용 중이거나 혈당에 영향을 주는 보충제를 복용 중이라면 크레아틴 사용을 피해야 한다.

◆ 비타민 C

과학적 연구 결과를 통해 비타민 C 보충제가 GH를 유의하게 증가시킨다는 점이 입증되었다. 연구자들은 '비타민 C와 같은 특정 미세영양소들이 GH 분비 자극 및 내인성 GH의 자발적 분비에 대해 강력하고 특이적인 연관성을 보인다'고 결론내리고 있다.

◆ 아연, 마그네슘, 포타슘, 비타민 B3, 칼슘, 니아신

아연은 GH의 작용에 필요한 성분이다. 아연 결핍 증상은 성장호르몬 결핍증과 매우 유사하다. 즉, 상처 치유가 더디고 면역억제, 단백질 합성 장애, 성호르몬 농도 감소 등의 증상이 나타난다. 아연, 마그네슘, 포타슘 결핍증 모두에서 혈중 IGF-1 농도가 감소될 수 있다. 니아신아미드(비타민 B3)와 칼슘은 성장호르몬을 증가시킨다.

◆ 오르니틴 알파-케토글루타르산 (Ornithine alpha-ketoglutarate)

오르니틴 알파-케토글루타르산(OKG)은 오르니틴과 알파-케토글루타르산으로 구성된 염이다. 화상, 외상, 수술 환자, 그리고 만성 영양결핍 환자들에서 효과적으로 사용되고 있다. OKG는 글루타민, 아르기닌, 프롤린과 같은 아미노산의 전구체이고 anabolic 호르몬 분비를 증가시킨다. 10g 이상의 OKG는 오르니틴이나 알파-케토글루타르산보다 성장호르몬을 높이는 데 더 효과적이다. 10g 이상의 용량을 물과 함께 복용하라.

◆ 아미노산

아미노산은 단백질을 만드는 기본 단위이다. 정맥 또는 경구로 아르기닌, 리신, 오르니틴과 같은 특정 아미노산들을 투여했을 때 성장호르몬 분비가 자극된다. 보디빌더들은 성장호르몬 농도를 높이기 위해 고용량의 아르기닌, 리신, 오르니틴과 같은 아미노산을 운동 전에 복용하고 있다.

L-아르기닌, 오르니틴을 충분히 높은 용량으로 복용하면 성장호르몬을 분비시킬 수 있다. 아주 높은 용량을 사용하면 상당 수준의 성장호르몬 분비를 유도할 수 있다. 그러나 용량을 높일수록 부작용도 많아진다. 효과적인 경구 용량이 매우 높기 때문에 복용 시 소화장애가 발생하기도 한다.

경구용 아르기닌/리신은 노인보다 젊은 남성에서 효과가 더 크다. 노화를 늦추려는 사람들 덕분에 아미노산의 인기는 뜨거워지고 있다. 노인에서는 운동을 하면서 적절한 아미노산을 섭취해 주어야 성장호르몬 분비를 최적화할 수 있다. 만약 여러분이 50세 이상이라면 운동을 하지 않고는 경구용 아르기닌/리신의 효과를 누리기 어려울 것으로 보인다.

글루타민은 소량만 복용해도 GH 농도를 높이는 것으로 밝혀졌다. 글루타민 보충제 복용 시 크게 문제될 건 없다. 분말 형태인데다가 맛도 좋다. 가격도 상대적으로 저렴하다. 장 표면 점막 치유에 도움이 되고 관절염, 당뇨병, 심장질환, 면역력, 전반적인 건강에도 도움이 된다. 취침 시 1g을 복용하라.

아르기닌은 매우 다재다능한 보충제이다. 면역 방어를 개선시키고 소화를 돕고 성장호르몬을 높인다. 아르기닌은 시상하부의 소마토스타틴 방출을 억제하여 성장호르몬 농도를 높인다. 앞서 공부한 것을 떠올려 보자. 소마토스타틴은 뇌하수체의 성장호르몬 분비 속도를 줄인다. 따라서 아르기닌은 뇌하수체의 성장호르몬 생산을 좌우하는 시상하부에 '브레이크'를 걸어서 성장호르몬 생산을 효과적으로 증가시킨다. 아르기닌은 산화질소(nitric oxide) 생산에 사용된다. 산화질소가 방출되면, 혈관이 확장된다. 따라서 혈압이 낮아지고 운동 시 근육으로 가는 혈류가 증가한다. 혈류가 증가하면 산소와 영양분이 근육으로 더 많이 전달되어 운동수행 능력이 개선된다.

만약 아르기닌을 복용하겠다고 결심했다면 소량으로 복용을 시작해야 한다. 취침 직전에 복용하면 최상의 결과를 얻을 수 있다. 너무 많이 복용하지 않도록 주의하라. 이 보충제는 건강식품매장이나 온라인 쇼핑이 가능하다.

오르니틴은 아르기닌으로부터 유도된 물질이다. 일부 연구에서 오르니틴은 GH를 증가시켰다. 40, 100, 170mg/kg 용량을 사용했을 때, 가장 높은 용량에서 효과가 가장 높았으나 설사 증상이 수반되었다.

글리신 보충제는 GH에 대한 초강력 촉진제이다. 이 보충제는 복용 내성이 좋고, 달콤한 맛이 나며 상대적으로 저렴하다. 글리신은 숙면을 돕기 때문에 취침 시 복용하면 GH 농도 증가에 도움이 된다. GH는 숙면 시 분비되기 때문에 숙면을 돕는 방법이라면 그게 무엇이라도 GH 생산을 증가시킬 것이다. 글리신을 추가 보충하면 독성 제초제 글리포세이트의 체내 축적이 감소되고 주요 항산화제인 글루타치온의 활동이 증강되며 건강한 단백질 생산에 도움이 된다. 글리신이 풍부한 식품은 콜라겐과 사골 육수 등이 있다. 콩류,

육류, 유제품, 가금류, 달걀, 생선, 시금치, 양배추, 케일, 바나나, 콜리플라워에도 함유되어 있다.

◆ 성장호르몬 복합 보충제

GH 방출 보충제에 대한 몸의 반응을 알아보려면 각각의 보충제를 소량씩 복용해 보라. 보충제의 종류, 용량, 복용 시간, 횟수 및 에너지, 지방 소실, 근육 성장, 인지, 그 외 변수들에 대해 보충제의 효과를 기록해 두라. 그런 다음 2가지 보충제를 조합해서 먹어보고 효과를 관찰하라. 이런 방식으로 계속 시도하여 가장 효과가 좋은 아미노산의 조합을 찾아보면 된다.

아르기닌, 오르니틴, 리신, 글루타민은 '복합제' 형태로 함께 복용하는 경우가 많다. 복합제는 근육 성장을 보조하는 보충제들을 합쳐 놓은 것이다. 취침 시 공복에 복용하면, 성장호르몬 생산을 촉진하는 것으로 알려져 있다.

아르기닌 2g, 오르니틴 2g, 리신 1g, 글루타민 1g으로 시작해 보라. 용량을 더 높이고 싶으면, 각 아미노산을 모두 2g씩 복용해도 좋다. 각 아미노산을 매주 1g씩 늘려 복용량이 각각 5g이 될 때까지 증량시킬 수 있다. 소량으로 시작하여 아주 천천히 증량시켜라. 이 복합 보충제는 비교적 안전하다. 리신과 아르기닌을 함께 복용하면, 따로 복용할 때보다 훨씬 더 효과가 좋다. 운동 전과 취침 전, 공복에 각 1g씩 복용하라. 고용량에서 설사 증상이 나타날 수 있다. 아르기닌과 오르니틴도 GH를 분비시키는 효과적인 조합이다. 아르기닌, 오르니틴 각각 1g을 사용한 연구에서, 고강도 근력 운동 프로그램에 병행하여 아르기닌과 오르니틴을 연구 용량만큼 복용했을 때, 비교적 짧은 기간 동안 총 근력과 제지방 체중이 증가했다고 하였다. 글리신, 글루타민, 니아신 조합도 시도해 볼 만하다. 연구자들은 건강한 중장년을 대상으로 글리신, 글루타민, 니아신 총 5g을 3주간 보충했을 때 GH 농도가 70%나 상승한 것을 확인했다.

◆ 시상하부 펩타이드와 식물 추출물

그 다음으로 효력이 강하면서 부작용 가능성이 높은 것은 시상하부 펩타이드와 식물

추출물이다. 취침 전 공복에 경구 복용한다. 이 제품들은, 비타민 발포정처럼 용해되는 제형으로 시판되고 있다. 이들은 권장할 만한 보충제는 아니다.

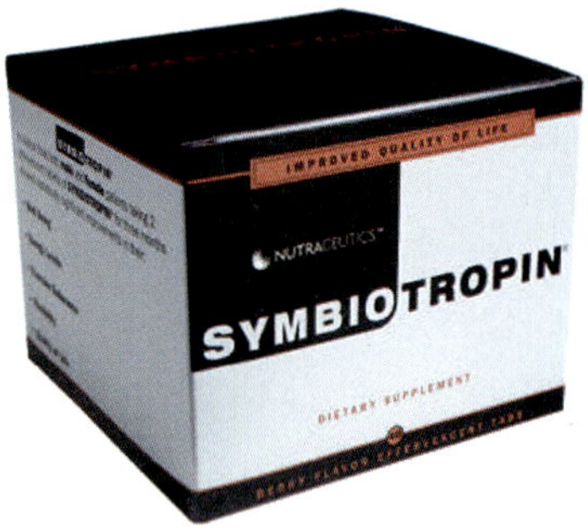

▶ Symbiotropin®

Symbiotropin®은 허브-기반의 비-처방 제품으로, 여러 원인에 의한 GH 감소를 치료한다고 홍보되고 있다. 이 제품은 성장호르몬 분비촉진제이다. GH과 IGF-1 수용체 민감도를 증진시키는 수용체-부위 조절인자(식물-기반)를 함유하고 있다. 인슐린 조절인자이다. 또한 간효소 기능을 강화시킨다.

Symbiotropin®을 구성하는 성분 대다수는 효과가 입증된 상태이다. 이 성분 대부분은 보충제를 대용량으로 판매하는 곳에서 구입하면 훨씬 더 저렴하게 살 수 있다. 공급업체의 설명에 따르면, Symbiotropin®은 몸의 GH 자체 생산을 자극하고 GH를 세포 내로 수용하는 능력을 증진시키기 때문에 GH 농도를 자연스럽게 올린다고 말한다. Symbiotropin®에는 여러 가지 아미노산들이 특정 비율로 들어 있고 콜린 공여체도 들어 있다.

Symbiotropin®의 성분은 L-글루타민, L-아르기닌, L-피로글루타르산, L-리신 염산염, 뇌하수체 전엽 분말(돼지), 글리신, 감마 아미노부티르산(GABA), 스테비아 추출물(잎), 시트르산(구연산), 천연 및 인공 향미료, 산화마그네슘, 도큐세이트 나트륨이다. 이 제품은 처방전 없이 온라인으로 구매할 수 있다.

Symbiotropin®의 가장 큰 단점은 너무 비싸다는 것이다. 한 달치 가격이 약 150달러이다. 재조합 성장호르몬 한 달 비용 100만 원보다 저렴하긴 하지만, 각 아미노산 성분을 대용량 분말 포장으로 구입하는 것보다 훨씬 비싸다.

MediTropin®

MediTropin®은 더 강력한 경구용 분비촉진제로, Symbiotropin®보다 약 2배 비싸다. 이 제품은 의사를 통해서만 사용할 수 있다. 홍보 내용에 따르면, MediTropin®은 시상하부의 방출호르몬 분비와 뇌하수체의 성장호르몬 분비를 촉진한다. 짧은 약물 중단 기간을 두고 복용할 때 최고의 효과를 얻을 수 있다. 약물 중단 기간을 두면, 약물의 유효성을 보존할 수 있고 아미노산 수용체 부위의 효능 유지에도 도움이 된다.

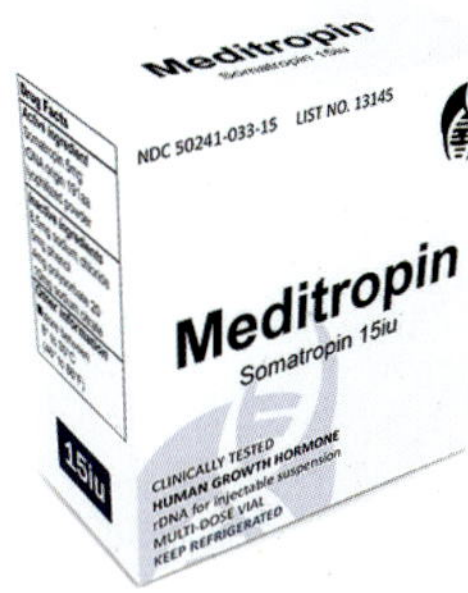

▶ MediTropin®

MediTropin®의 성분

- 시상하부-자극 펩타이드(돼지 샘 조직 제품)
- 초유(출산 후 처음 나오는 모유)에 들어 있는 단백질 성장인자
- 기타 성분들(Symbiotropin과 동일)

V

주사제와 기타 약물

1

주사용 성장호르몬 분비촉진제

우리 몸에 뭔가가 주입되면 그것이 어떤 물질이든 위험이 따른다. 위험을 최소화하려면 의사의 감독하에서만 시행되어야 한다.

성장호르몬을 증가시킬 목적으로 주사용 보충제를 맞기로 결정했다면, 부작용을 중요하게 고려해야 한다. 주사용 분비촉진제는 시상하부와 뇌하수체의 수용체를 자극한다. 의사의 처방을 받아 사용해야 하기 때문에 한국에서는 사용이 어렵다. 이런 주사제가 있다는 정도만 알면 충분하다.

주사용 분비촉진제는 여러분 몸의 성장호르몬(GH) 자체 생산을 증가시킨다. 이것은 재조합 성장호르몬(hGHr)처럼 성장호르몬을 보충하는 방식이 아니다. 주사용/피하주사용 성장호르몬 분비촉진제는 뇌하수체 전엽의 성장호르몬 분비를 자극한다.

주사용 성장호르몬 보충제는 경구용 보충제에 비해 훨씬 더 높은 위험이 있다. 성장호르몬 농도를 증가시키는 주사용 보충제의 부작용은 아주 사소한 것에서부터 위험한 것까지 종류가 다양하다.

기존 암이 있는 경우에 주사용 GH 분비촉진제 사용은 피하는 것이 좋다. 성장호르몬 방출 호르몬(GHRH)과 그 수용체는 여러 종류의 암 진행을 촉진한다. 심지어 아직 검출되지 않을 정도로 미세한 종양이라도 주사용 성장호르몬 촉진제를 맞으면 생명을 위협할 정도로 커질 수 있다.

세르모렐린(sermorelin), GHRP-6와 같은 주사용 분비촉진제는 주사용 성장호르몬 보충제 중 가장 안전한 편에 속하지만, 그래도 문제를 일으킬 수 있다.

GH 분비촉진제의 흔한 부작용은 식욕증가, 혈당 증가, 수분 저류 등이 있다. GH 분비촉진제는 인슐린에 대한 몸의 민감도를 감소시켜 정상 혈당 유지를 어렵게 만들기도 한다. 재조합 성장호르몬(성장호르몬 주사)은 주사용 GH 분비촉진제보다 훨씬 더 위험하고, 특히 긴사슬 IGF-1은 상당히 위험하다.

다른 주사제와 비교한 주사용 분비촉진제의 주요 장점

- 시상하부와 뇌하수체 호르몬의 생산과 분비를 자극한다.
- 더 자연스러운 성장호르몬 박동성 분비를 유도한다.
- 재조합 성장호르몬(hGHr) 주사보다 더 저렴하다.
- 중추신경계 뉴런에 대한 보호 효과가 있다고 추정된다.

재조합 성장호르몬(성장호르몬 주사, hGHr)이나 IGF-1와 달리, 주사용 분비촉진제를 사용할 때에는 GH 되먹임 고리인 '온도자동조절장치' 기능이 보존된다. 따라서 더 안전하다. 되먹임 고리는 호르몬 농도가 높아지면 이를 감지하고 줄인다. 음성 되먹임 고리는 시상하부에서 분비되는 GH-억제 호르몬인 소마토스타틴의 작용으로 일어난다. 음성 되먹임 고리가 작동하므로 GH 과분비를 막을 수 있다.

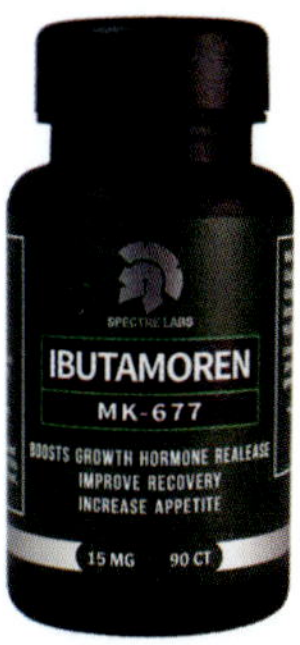

▶ 이부타모렌

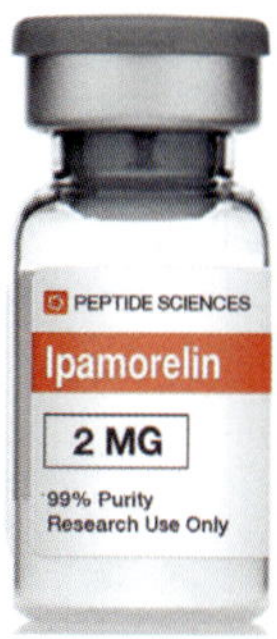

▶ 이파모렐린 2mg

성장호르몬(GH) 분비촉진제는 남성에서 테스토스테론 저하증을 치료하기 위해 사용되고 있다. 효능이 높은 GH 및 IGF-1 촉진제들은 모두 체성분을 유의하게 개선시킬 수 있다. 가장 잘 알려진 GH 분비촉진제는 세르모렐린, GHRP(성장호르몬 방출펩타이드)-2, GHRP-6, 이부타모렌(ibutamoren), 이파모렐린(ipamorelin) 등이 있다.

◆ 세르모렐린(Sermorelin)

가장 널리 사용되는 성장호르몬 방출호르몬(GHRH) 유사체이다. 주사용 성장호르몬은 부족한 GH를 보충하는 방식으로 작용하는 반면, 세르모렐린은 여러분 몸의 성장호르몬 자체 생산을 증가시킨다. 항노화 의사에게 처방받아 사용할 수 있다.

세르모렐린은 GH 분비촉진제이다. 세르모렐린은 성장호르몬 방출 인자(growth hormone releasing factor; GRF) 또는 성장호르몬 방출호르몬(growth hormone releasing hormone; GRH)으로 알려져 있다. 세르모렐린은 시상하부에서 분비되는 GHRH(GH 방출호르몬)의 일부분으로 구성되어 있다. 세르모렐린은 GHRH의 첫 29개 아미노산으로 구성되어 있다. 이 약물은 뇌하수체의 GH 방출을 자극한다. 시상하부에서 생산된 GHRH의 작용과 동일하다.

우리 몸의 천연 GHRH와 마찬가지로, 세르모렐린도 뇌하수체 전엽에 위치한 GHRH 수용체에 결합하여 기능을 수행한다. 세르모렐린은 뇌하수체에서 더 많은 GH가 생산되도록 자극하여 간에서 생산되는 IGF-1 양을 늘린다. 세르모렐린이 뇌하수체의 GH 분비를

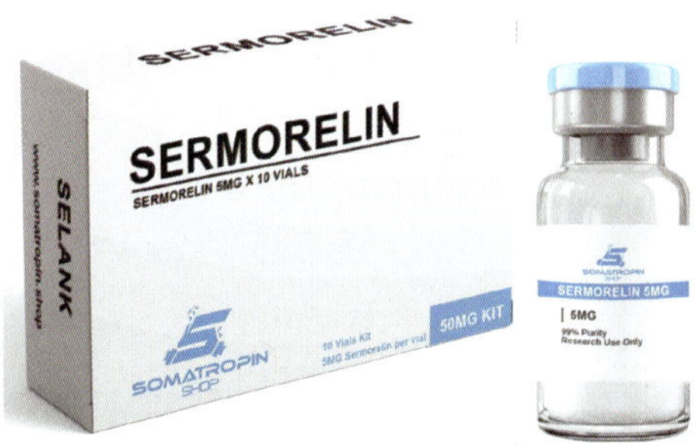

▶세르모렐린(Sermorelin)

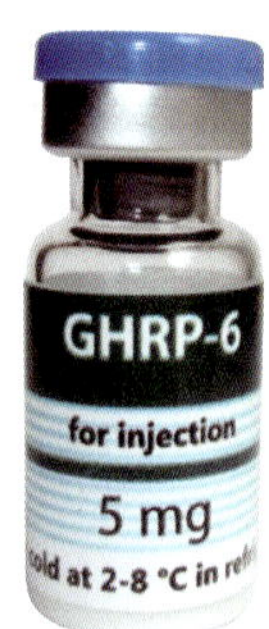

▶GHRP-6

자극하고 나면, 간과 말초 조직의 IGF-1 생산이 늘어난다. 세르모렐린은 GH과 IGF-1의 혈청 농도를 유의하게 증가시킬 수 있다.

세르모렐린은 건강한 노인의 인지기능을 개선시킨다. 또한 수면의 질을 향상시킨다. 이 약물은 서파 수면 시간을 연장시킨다. 따라서 GH 분비량이 더 늘릴 수 있다. 재조합 성장호르몬(hGHr) 대치요법을 하면 통상적으로 성장호르몬(hGH) 생산이 중단된다. 그러나 세르모렐린은 기력을 회복시키는 서파 수면(깊은 수면)을 증가시키고, 성장호르몬 분비가 증가하여 코티솔 생산이 감소한다.

2

주사용 성장호르몬

성장호르몬은 분자 크기가 커서 소화관으로 흡수되기 힘들다. 따라서 피하로 주사해야 하는데, 통상적으로 하루 1~2회 소량씩 주사하거나 1주에 한 번씩 주사한다. 담당 의사는 IGF-1 농도가 적정 범위 내에 있는지 모니터링할 것이다. 집에서 자가-주사하는 법을 배우는 것도 좋다.

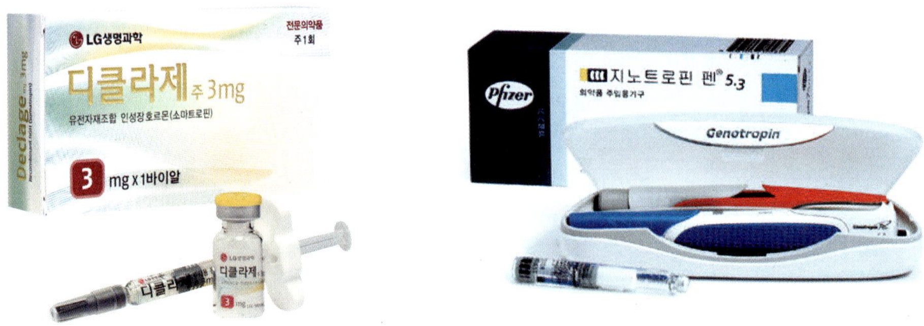

▶ 성장호르몬 주사

성장호르몬 주사제 두 제품은 국내에서 흔히 사용하는 주사제이지만, 의사의 처방이 있어야 하고 운동선수에게는 한국도핑방지위원회의 금지약물에 해당한다. 가격이 비싸지만 가격이 점점 떨어지는 추세이고, 이용하는 사람이 많아지면 가격이 더 낮아질 것이다. 만약 성장호르몬 주사를 고려하고 있다면, 자격을 갖춘 항노화 의사에게 평가를 받도록 하라. 의사는 여러분의 식이, 생활양식을 고려하고 모든 호르몬 농도를 측정할 것이다. 철저하고 균형잡힌 항노화 프로그램을 적용하면 위험을 최소화할 수 있다. 그러나 그럼에도 불구하고 위험은 존재한다.

◆ 주사용 성장호르몬(HGHr) 사용이 인증된 적응증은?

HGHr은 성인 성장호르몬 결핍증으로 확진된 환자들에게 절대적으로 유익하다. HGHr 치료는 성장호르몬 결핍증 환자들의 치료에 큰 도움을 준다. 시상하부/뇌하수체 질환 환자들에 대한 hGHr 치료의 효과와 안전성은, 최장 15년간 추적관찰을 수행한 임상시험에서 입증되었다.

무증상 결핍 및 최적 수준 미만의 결핍이 있는 환자들, 운동수행 능력을 높이고 싶은 사람들에게 hGHr은 권고되지 않는다. 나이 들면서 GH 농도가 감소(신체정지기)한 사람들, 특히 시상하부/뇌하수체의 구조적 질환이 없는 사람들에게 hGHr 치료를 통해 얻을 수 있는 이득은 확인된 바 없다.

대부분의 연구에 따르면, **건강한 노인들에서 성장호르몬 주사는 기능적 이득보다 부작용이 더 크다. 성장호르몬 사용으로 체성분은 개선되었지만 기능적 능력은 개선되지 않았고 부작용이 빈번히 발생했다. 이런 사람들에서 보통 수준 미만의 성장호르몬 농도를 높이려면 생활양식, 아미노산 및 그 외 경구용 분비촉진제를 먼저 시도해 보아야 한다. 만약 이 방법으로 성장호르몬 농도가 충분히 오르지 않는다면, 주사용 성장호르몬 분비촉진제를 시도해 볼 수 있다. HGHr은 시상하부/뇌하수체 질환이 입증된 환자들에서만 사용되어야 한다.**

활동성 악성 종양과 부신 소모에서 hGHr 사용은 금기이다. 가장 걱정스러운 장기적 부작용은 암 발생 위험이다. 특히 노년에는 기본적으로 암 위험이 증가하기 때문에 더욱 염려스럽다. 치료 중인 암 환자들과 부신 소모가 있는 사람들은 hGHr을 사용해선 안 된다.

HGHr 치료는 당뇨병 환자들에게도 금기이다. HGHr은 인슐린, 갑상샘 호르몬, 성호르몬과 상호작용한다. 당뇨병 환자들에게 GH 농도 최적화가 필요한 경우, 분비촉진제를 사용해 볼 수 있다. 당뇨병 환자들에게 GH 분비촉진제를 사용하면, 인슐린 필요량이 지속적으로 낮아진다.

HGHr은 신진대사를 증가시켜 갑상샘 호르몬을 더 빨리 소모시킨다. 성장호르몬 부족은 갑상샘 기능저하를 유발할 수 있다. 성장호르몬을 보충하면 갑상샘 기능저하증이 교정될 수도 있고 더 악화될 수도 있다. 따라서 여러분이 갑상샘 호르몬 대치요법을 받는 중이라면 hGHr 사용을 시작할 때부터 갑상샘 호르몬을 주의 깊게 모니터링해야 한다. 갑상샘 기능저하증은 노년에 흔히 발생한다.

HGHr를 사용하는 최상의 방책은 보수적으로 사용하거나 아예 사용하지 않는 것이다. 증상 개선과 IGF-1 농도는 반드시 상관관계에 있지 않다. 여러분이 뇌하수체 기능장애로 확진 받은 게 아니라면, hGHr을 사용하기보다는 분비촉진제를 사용하는 것이 더 나은 선택이다. 왜냐하면, 분비촉진제는 IGF-1 농도를 조정할 수 있기 때문이다. 즉, 분비촉진제는 IGF-1 농도의 일중 변동을 조절하기도 하고 간혹 총 농도를 낮추기도 한다.

◆ 득실을 잘 따져 보라

HGH 주사를 맞기로 결정하기 전에 한발 물러서서 손익에 대한 정보를 찾아보는 것이 바람직하다. 재조합 성장호르몬(hGHr) 주사는 건강상 심각한 위험과 연관이 있다. 특히 다른 약물을 복용 중이거나 다수의 보디빌더들이 관행처럼 사용하는 고용량에서는 위험이 더 높아진다.

성장호르몬 주사는 여러분이 생각하는 것처럼 노화의 만병통치약이 아니다. 우리가 모르는 사이에 여러 가지 미묘한 문제들이 발생할 수 있다. 예를 들어 관절통, 요통, 피부 부종 등이 나타날 수 있다. 그 외 드물게 보고된 부작용에는 두통, 이명, 양성 두개내압 상승 등이 있다.

성장호르몬 주사의 주요 단점은 비용, 시상하부와 뇌하수체의 위축, 수용체 하향-조절(세포가 외부 자극에 반응하여 RNA 또는 단백질과 같은 세포 구성 요소의 양을 감소시키는 과정), 병리적으로 높은 농도로 성장호르몬을 증가시킬 수 있다는 점 등이 있고 그 외에도 여러 가지 위험과 부작용들이 있다. 성장호르몬 주사를 사용하면, GH의 농도가 높아지고 정상적인 박동성 분비 패턴이 소실되기 때문에 조직 하향-조절이 유발될 수 있다.

건강한 성인에게 hGHr을 처방하는 것도 바람직하지 않다. 성장호르몬 농도가 지속적으로 높으면 고혈압, 심장 및 대사성 합병증이 초래될 수 있다.

나이든 여성 또는 당뇨병 환자들은 합병증에 더 취약하다. 노인들은 용량-의존적인 성장호르몬 부작용에 훨씬 더 민감하다. 부작용에는 말초 부종, 손목굴 증후군(손목 앞쪽의 작은 통로인 수근관이 좁아지면 여기를 통과하는 정중신경이 눌려서 이상 증상이 나타나는 질환), 다양한 정도의 인슐린 민감성 저하 소견이 있다.

HGHr은 암 발생 위험을 높인다. 많은 항노화 의사들은 hGHr 사용이 암을 유발하지 않는다고 주장한다. 엄밀히 따져 보면 사실이라고 할 수 있다. 그러나 중요한 점은, 암세포가 있는 경우 경우 주사용 성장호르몬이나 성장호르몬 촉진제 사용이 암의 크기를 무서운 속도로 성장시킨다는 것이다. 더 많은 용량을 주사할수록 그럴 확률이 더 높아진다. 검출되지 않을 정도로 아주 미세한 암이라도 이 강력한 성장 촉진제의 존재하에서는 엄청난 속도로 커질 수 있다.

주사용 anabolic(단백동화, 근력 향상) 호르몬을 사용하면, 기존 암의 성장을 조장할 수 있다. 많은 연구들이 성장호르몬 주사와 암 진행 간의 명백한 연관성을 지적하고 있다. 여러 연구에서 주사용 hGH(hGHr)와 피부암, 유방암, 대장암, 전립선암 등 다양한 암의 진행과 연관성을 밝혔다.

용량을 높일수록, 그리고 투여 기간이 길수록 성장호르몬 효과는 떨어진다. 성장호르몬 주사제의 가장 큰 단점 중 하나는, 장기간에 걸쳐 성장호르몬을 사용하면 우리 몸의 성장호르몬 자체 생산 시스템에 상당한 위축이 일어나고 성장호르몬-수용체의 하향-조절이 일어난다는 것이다.

합성 성장호르몬 주사를 맞기 시작하면, 우리의 몸은 성장호르몬의 자체 생산량을 하향-조절시킨다. 이러한 이유로, 정말로 성장호르몬 주사를 맞겠다면, 주사를 맞지 않는 휴지기를 가져야 한다. 주사를 중단하는 휴지기 동안, 근육의 긴장도는 급속히 떨어지고 일시적인 성장호르몬결핍 상태가 될 것이다. 이 상태는 성장호르몬 자체 생산 시스템이 회복될 때까지 지속된다.

성장호르몬 주사는 여러분의 기대 수명을 단축시킬 수 있다. 나이 들면서 나타나는 호르몬 변화는 어쩌면 우리 몸의 정상적인 반응일 수 있다. 100세 이상 노인들을 대상으로 한 연구에서, IGF-1/hGH 농도가 낮을수록 건강이 더 양호하고 수명이 더 길다는 결과가 나왔다. 이것이 사실이라면, 성장호르몬 주사는 여러분의 수명을 단축시킬 가능성이 있다.

성장호르몬 주사는 비싸다. 성장호르몬 주사제의 비용은 대다수의 사람들에게 너무 고가이다. 성장호르몬 처방 주사제는 한 달에 약 50~100만 원이다. 주사로 맞아야 하는 데다가 전문의의 모니터링이 필요하고 매일 또는 일주일에 1회 혹은 수차례씩 주사를 맞아야 한다. 포괄적 치료까지 고려하면, 한 달에 수백만 원의 비용이 들 수 있다. 보통, 한국에서는 1개월에 60~100만 원가량 비용이 든다.

◆ 어떻게 하면 위험을 최소화할 수 있을까?

성장호르몬 촉진제를 선택할 때, 종류가 무엇이든 주사제를 고려한다면 신중하게 결정해야 한다. 찾아볼 수 있는 모든 근거들을 고려하고 항노화 의사와 상담하여 득실을 비교한 후에야 비로소 현명한 결정을 내릴 수 있다. 성장호르몬 주사제 사용을 시작한다면, 의사는 포도당 못견딤증(당불내성), 뇌하수체/시상하부 종양 재발, 암에 대해 모니터링을 해야 한다. 주기적인 호르몬 검사가 필요하다.

생리학적 범위에 속하는 저용량을 적용하면, 동일한 이익을 얻으면서 부작용을 줄일 수 있다. 저용량으로 하루 두 번 사용하는 방식이 저빈도 고용량을 사용하는 것보다 우리 몸의 GH 자체 생산 패턴에 더 가깝다. 아주 낮은 용량부터 시작하고, 부작용이 발생하면 용량을 줄이거나 중단하면 된다.

당불내성

혈당을 조절하고 인슐린을 분비하는 췌장 베타세포의 기능이 저하 되거나 인슐린 저항성이 있어 포도당을 세포로 운반하는 능력이 저하된 것을 말한다.

◆ 부작용과 금기사항

오늘날 의사들은 과거에 상용되던 용량보다 훨씬 더 적은 용량을 사용한다. 이처럼 낮은 용량에서는 부작용 발생 빈도도 덩달아 낮아진다. 대다수의 환자들은 일주일에 6, 7일이 아니라 3일만 호르몬을 투여한다. 치료 한 달 후 2주 동안 약을 끊는다. 일부 환자들은 6개월 동안 호르몬을 사용하고 6개월 동안 중단한다. 규칙적으로 약물 중단 기간을 가지면 뇌하수체 되먹임 메커니즘을 보존하는 데 도움이 된다.

주로 나타나는 부작용은 수분 저류, 인슐린 저항 증가 등이 있다. 통상적으로 이러한 부작용은 치료 시작점이나 증량 시점에서 나타난다. 이상 반응은 노인에서 더 흔히 발생하고, 감량 또는 치료 종료 후 대부분 사라진다.

조심해서 관찰해야 하는 4가지 주요 부작용: PAGE

- 감각이상(Paresthesia)
- 관절통(Arthralgia)
- 포도당(Glucose) 및 인슐린(insulin) 상태의 악화
- 부종(Edema)

성장호르몬 주사의 다른 부작용으로 당뇨병, 저혈당 및 고혈당을 동반한 인슐린 저항, 손목굴 증후군, 관절통, 저혈압 및 고혈압, 심혈관질환, 심부전, 위장관 장애, 여성형 유방, 알레르기 반응 등이 있다.

성장호르몬 주사를 고용량으로 사용하면, 신체 기관의 성장이 촉진된다. 이것은 건강에 좋지 않다. 더 심각한 문제는 암, 말단비대증(아래턱의 과도한 성장) 등이다.

고용량 성장호르몬 치료와 관련된 부작용

- 손목굴 증후군
- 관절염
- 혈압 상승

- 심장 문제
- 당뇨병 등 혈당 문제
- 콜레스테롤 증가
- 근력 약화

이상의 부작용 대부분은 수분 저류 때문에 발생한다. 몸이 치료에 적응되면 이 증상들도 사라질 것으로 기대된다. 부작용이 지속되는 경우, 감량하거나 치료를 종료하면 증상이 완전히 회복될 것이다.

주사제 금기사항

- 교정되지 않는 당뇨병 및 망막병증
- 심부전
- 흡연
- 기존에 진단되었거나 진단 이전의 악성 종양
- 두개내압 상승

◆ 위험보다 이점이 더 많을 수도 있다

일부 연구에서 성장호르몬 결핍 성인들에게 저용량의 합성 성장호르몬(hGH) 대치요법을 시행하면 면역력을 증가시켜 암 위험을 낮출 수 있다고 보고했다.

비주사적 방법으로 GH 농도를 올릴 수 없는 사람들에게 심장질환이 있는 경우 성장호르몬 주사제 치료를 진지하게 고려해 볼 수 있다. 성장호르몬 결핍이 있는 사람들에게 성장호르몬 대치요법을 시행하면 심장 근육과 기능이 강화되고 심질환의 위험요인이 줄어든다. 심장이 좋지 않은 사람들에게 성장호르몬을 보충해 주면, 수십 년은 더 건강하게 살 수 있을 것이다.

지방 감소가 목표라면 성장호르몬 주사는 비싼 만큼의 값어치를 한다. 특히, 테스토스테론과 병용하면 성장호르몬 주사는 확실히 체지방을 태워준다.

성장호르몬 주사제(hGHr)는 테스토스테론 주사와 병용할 때 중년 남성에게 유의한 이득을 제공한다. 중년 남성에 대한 효과를 연구한 연구자들은 '재조합 성장호르몬과 테스토스테론 주사 병용요법이 무산소 및 유산소 역량을 유의하게 증가시켰고 체성분을 변화시켜 지방 감소와 근육량을 증가시켰다'고 하였다.

◆ 성장호르몬 주사제와 근육 강화

성장호르몬(GH) 주사제는 경기력 및 운동수행 능력을 증진시킬 목적으로 운동선수들 사이에서 널리 사용되고 있다. 부정적 부작용이 많은데도 불구하고 여전히 합성 GH는 특히 운동선수들 사이에서 가장 널리 사용되는 약물 중 하나이다.

성장호르몬 결핍증 치료 이외의 영역에서 주사용 성장호르몬이 처음 적용된 분야는 근육 강화, 즉 보디빌딩 영역이었다. 근육 강화를 위해 성장호르몬 주사제를 사용하려는 아이디어는 주사제의 초기 연구 결과로부터 기인한다. GH 주사제에 대한 초기 연구에서 건강한 사람에게 이 주사제를 투여했을 때 제지방 근육과 근력이 증가하고 젊음과 활력을 찾을 수 있다는 가능성을 보여주었다.

현재 미국에서는 많은 보디빌더들뿐만 아니라 그 외 종목의 운동선수들까지도 성장호르몬 주사를 맞고 있다. 일부 선수들은 성장호르몬 주사제를 다른 약물과 병용하기도 하는데, 근육량 증가를 위해 anabolic 스테로이드와 병용하거나 유산소 능력 증진을 위해 EPO(에리트로포이에틴)와 병용하기도 한다.

성인이 되면서 성장이 끝나고 성장호르몬 농도가 감소되기 시작하면, 사람들은 종종 근육량 및 근력 감소와 지방 축적 현상을 경험한다. 보디빌딩 분야에서 성장호르몬은 이런 변화를 중단시키거나 되돌리려는 목적으로 사용된다. 그러면 해당 선수는 경기에서 유리한 위치를 선점하게 되는 것이다. 스포츠계에서 성장호르몬 주사제를 사용하는 이유는 단지 단백동화와 근육강화 때문만은 아니다. 탄수화물과 지방 대사에 미치는 효과 때문이기도 하다.

성장호르몬 주사제는 NCAA(전미 대학 체육협회)와 WADA(세계반도핑기구), 그 외 스포츠 협회에서 사용이 금지되어 있다. 프로, 대학부, 국제 스포츠 연맹과 협회들은 선수들의 건강, 안전, 공정한 경기를 위해 hGHr 사용을 금지했다. 경기 중 금지 약물 검사에서 합성된 성장호르몬이 검출되면 해당 선수는 도핑 위반으로 기소된다. **현재, 치료용으로 사용가능한 모든 성장호르몬은 합성물이다. 인간 성장호르몬(hGH) 분비를 촉진하는 물질도 역시 금지되어 있다. 따라서 약물 검사를 감안한다면 성장호르몬 주사 및 성장호르몬 방출제 사용은 좋은 선택이 아니다.**

성장호르몬 결핍이 아니라면, 성장호르몬 그 자체는 우리 몸의 근육 운동수행 능력에 도움이 안 된다. 고용량의 성장호르몬 주사제는 여러 가지 유해한 결과를 초래할 뿐만 아니라 여러분의 운동수행 능력에 도움이 안 될 수도 있다. 특히 장기간 사용하면 말이다. 근력이 증가한다 해도 미미한 정도에 불과하다. 성장호르몬 보충으로 근육 크기가 증가한다 하더라도 근력 증가로 이어지지 않을 수 있다.

고용량의 성장호르몬(GH) 보충으로 근육이 비대(크기 증가)해질 수는 있으나 기능적 측면에서 근력이 더 줄어들 가능성이 있다. 수분 저류 때문에 근육 크기가 더 커 보여서 제지방 체중이 증가했다고 착각할 수도 있다. 근력을 높이고 싶은 것이라면 테스토스테론만 사용하는 게 더 나은 방법일지 모른다.

만약 여러분이 GH 주사제와 anabolic 스테로이드와 같은 경기력 향상 약물을 병용한다면, 경기력 측면에서 상승효과가 나타날 수 있다. 예를 들어, GH와 anabolic 스테로이드를 병용한다고 가정해 보자. 성장호르몬은 콜라겐 합성에 긍정적 효과를 보일 것이다. 굳이 그 길로 가겠다면 명심해야 한다. 한순간에 불과한 경기력 향상을 위해 장기적으로 건강을 희생시키고 있는 것이다.

성장호르몬은 복구호르몬이라고도 불린다. 손상된 조직의 신속한 복구를 위해 성장호르몬 주사제만큼 효과적인 것이 없다. 만약 부상 때문에 운동선수로서의 경력이 위협 받고 미래의 수익을 보장할 수 없는 상황이 된다면, 한 달에 수백만 원 정도야 괜찮은 거래라는 생각이 들 수 있다.

그러나 장기적인 건강에 대한 위험을 반드시 고려해야 한다. 장기적인 건강은 우리에게 얼마나 중요한 가치가 있는가? 몇 년 더 운동을 하게 되는 대가로 암이나 간 손상, 심부전이 발생할 수 있다.

◆ 성장호르몬 주사제의 부작용

- 간 손상
- 심부전을 야기하는 심장의 비정상적 비대
- 특정 암의 위험 증가
- 손목굴 증후군
- 인슐린 저항성 증가
- 제2형 당뇨병
- 손발의 부종
- 관절통과 근육통
- 남성: 유방조직 비대(여성형 유방)
- 청소년: 골단 조기 폐쇄
- 근육병
- 고혈압

◆ 부작용을 최소화하라

기존 암이 진행될 위험이 높아지므로, 성장호르몬 주사제(hGHr)를 사용해서 GH 농도를 높이려고 하는 사람들은 주의해서 진행해야 한다. 만약 여러분에게 암 과거력이 있거나 암 발생 위험이 높다면 hGHr을 사용하지 마라.

아주 적은 용량으로 시작하고, 반드시 의사의 관리하에서만 시행하라. 저용량으로 시작하고 임상 반응, 부작용, IGF-1 농도에 따라 적절하게 증량해 나갈 것을 권고한다. 적절한 치료 용량을 결정하기 위해 유효성과 유해성 모두 주기적으로 모니터링 해야 한다.

hGH 주사제를 사용할 때는 IGF-1 농도가 과도하게 높아지지 않도록 조절하는 것이 중요하다. IGF-1의 농도를 250ng/dL 미만으로 유지하라. 호르몬 종합검사를 수행하되, 남성의 경우 PSA 검사(전립선암의 선별에 이용되는 유용한 종양표지자)도 수행하라.

GH 농도를 너무 높이지 마라. 욕심 부리지 마라. 적절한 건강을 위해 필요한 것은 호르몬 균형이지 무조건 많이 사용하는 것이 아니다.

여성은 더 많은 용량의 성장호르몬 주사제가 필요하다. 노인은 더 낮은 용량을 적용해야 한다.

성장호르몬 주사제는 저용량을 매일 투여하는 방법과 고용량을 1주일에 한 번 투여하는 방법이 있다. 번거롭지만 저용량을 매일 투여하는 방법이 효과도 더 크고 부작용도 적을 것으로 생각한다. 매일 투여하는 방식이 우리 몸의 성장호르몬 박동성 분비 패턴(하루에 한 번씩 잠자기 전에 많이 분비된다)과 유사하기 때문이다.

3

다른 주사제

◆ 소마파시탄(Somapacitan, Sogroya®)

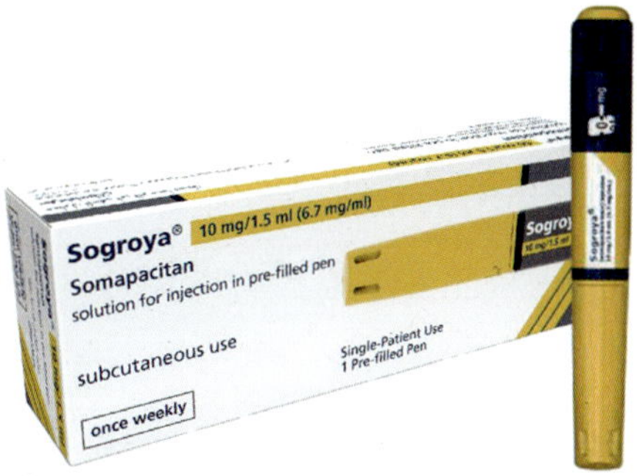

▶ 소그로야 주사

소그로야(Sogroya®)는 합성 hGH 유도체이고, 일주일에 1회만 주사하면 된다. 지금까지 소마파시탄은 미국과 일본에서 성인 성장호르몬결핍증이나 중증 성인성장호르몬결핍증에 대해 사용이 승인되었다. 미국 FDA는 2020년 8월 28일, 성장호르몬 결핍증이 있는 성인들에서 소그로야(Sogroya®) 사용을 승인했다. 소그로야는 성인 환자들에게 1주 1회 피하 주사하는 첫 번째 성장호르몬(hGH) 치료제이다. FDA에서 성인 성장호르몬 결핍증 환자들의 사용을 승인받은 그 외 성장호르몬 주사제들은 매일 투여해야 한다.

소그로야의 가장 흔한 부작용은 요통, 관절통, 소화불량, 수면장애, 어지럼, 편도염, 팔이나 하퇴의 종창, 구토, 부신 기능부전, 고혈압, 체중 증가, 빈혈 등이다. 과민반응(알레르기) 병력이 있는 환자들에게 투여해서는 안 된다. 또한, 활동성 악성종양이 있거나 당뇨병성 안 질환(고혈당으로 인해 망막 혈관의 손상이 조금이라도 있는 경우를 포함), 중증 급성 질환이 있거나 급성 호흡부전이 있는 사람들에게 사용해선 안 된다.

◆ IGF-1

IGF-1은 낮은 농도의 GH를 높이기 위해 사용되는 모든 치료 방법 중 가장 위험하다. IGF-1 주사제는 기존 암의 성장을 촉진시켜 상황을 악화시킨다. IGF-1의 높은 혈청 농도는 유방암, 전립선암, 대장암, 폐암 위험 증가와 연관성이 있다.

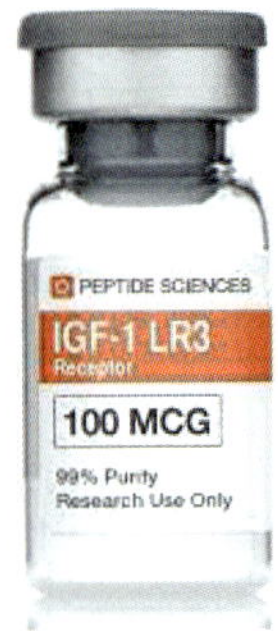

▶ IGF-1

IGF-1은 중증 원발성 IGF-1 결핍증 또는 GH 유전자 결실이 있으면서 GH에 대한 중화 항체가 있는 환자들의 치료에서만 승인을 받은 상태이다. IGF-1은 식사와 함께 투여해야 저혈당을 막을 수 있다.

운동수행 능력을 높이기 위해 IGF-1을 불법으로 사용하는 사람들은 anabolic 스테로이드의 단백동화 효과를 높이기 위해 IGF-1을 함께 사용하는 경우가 많다. IGF-1은 2003년 세계반도핑규약이 제정되었을 때부터 세계반도핑기구 금지 약물 목록에 등록되어 있었다. IGF-1은 성장호르몬 주사제만큼 고용량으로 사용되지 않는다. 제조하기 어렵고 구하기도 어렵기 때문이다. IGF-1은 암시장에서 밀거래되고 있다.

IGF-1이 아니더라도 유용하게 사용할 수 있는 덜 위험하고 효과적인 다른 치료들이 많이 있다.

◆ IGF-1/LR3

IGF 호르몬 유사체들은 성장인자 폴리펩타이드 호르몬으로 알려져 있다. Long-R3 IGF-1은 83개의 아미노산으로 구성된 IGF-1 유사체이다. IGF-1 Long R3 또는 IGF-1 LR3는 IGF의 아미노산을 바꾸어 화학적으로 변형시킨 IGF이다. 이와 같이 아미노산을 바꾸어 주면 체내 단백질이 결합하지 못하기 때문에 반감기가 길어진다.

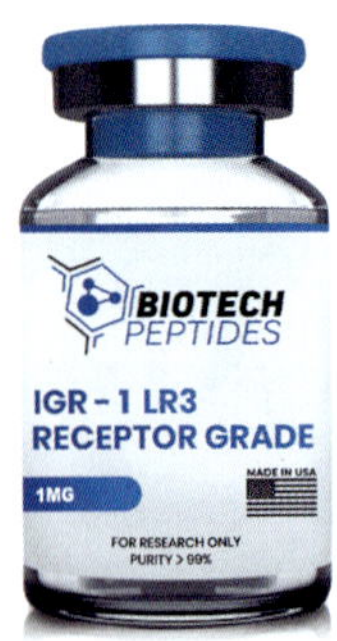

▶ IGF/LR3

긴 사슬(long-chain) IGF-1은 인터넷에서 쉽게 구매할 수 있기 때문에 불법으로 사용되기 쉽다. 긴 사슬 IGF-1은 미국 외 국가에서 구매가능(인터넷 구매)하고 효과가 매우 뛰어나다. 그러나 모든 치료 방식 중에서 가장 위험하다.

긴 사슬 IGF-1 주사는 기존 암의 성장을 촉진할 가능성이 매우 높다. 현미경으로만 검출될 정도로 미세한 암에 대해서도 마찬가지이다.

부작용

- 폐암, 유방암, 대장암, 전립선암 등 여러 가지 암 발생 위험 증가
- 관절통
- 근육통
- 두통
- 구역
- 저혈당
- 근육 성장으로 인한 체중 증가

◆ Increlex

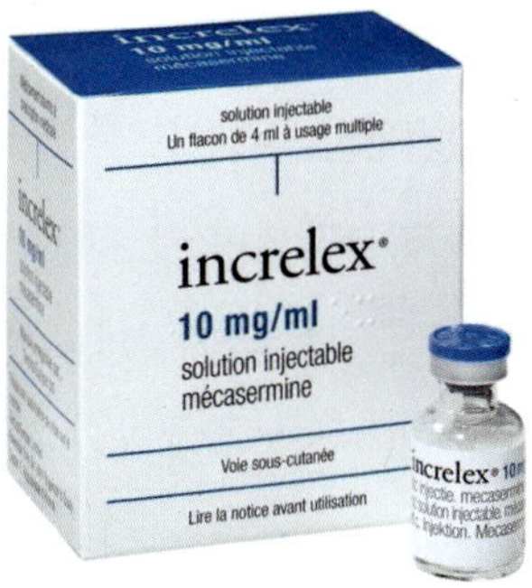

▶ Increlex

Increlex 주사제에는 DNA 재조합 기술로 생산된 인슐린-유사 성장인자(rhIGF-1)가 포함되어 있다. 현재 미국에서 Increlex는 처방전이 있어야 사용할 수 있다. 그러나 적응증이 매우 제한적이고 허가 사항 외 용도는 권고되지 않는다.

◆ 성장인자(Growth factors)

성장인자들은 여러 가닥의 펩타이드, 즉 폴리펩타이드 구조를 띠고 있고 손상된 조직을 치료하는 데 사용된다.

성장호르몬에 의해 체내에서 생산되는 대부분의 성장인자들은 점차 온라인 구매가 가능해지고 있다. 성장인자의 온라인 구매는 보디빌딩 업계에서 현저하게 나타나는 현상이

다. 미국에서 이 약물의 사용 또는 일반 판매는 승인되지 않았다. 성장인자들은 엄청나게 강력하고, 사용에 대해 알려진 바가 거의 없다.

대부분의 성장인자들은 다양한 내과 질환들을 치료하는 데 사용되고 성공적인 효과를 보이고 있다. 의학적 치료, 미용적 증진에 유용하게 사용되고 있다.

스포츠계에서 불법 사용되는 성장인자들은 다음과 같다.

- 에리트로포이에틴(EPO): EPO는 적혈구 생산을 자극한다. EPO는 항암화학요법으로 빈혈이 발생한 환자들에게 사용된다. 운동선수들은 지구력을 높이기 위해 불법으로 EPO를 사용하고 있다. 이 약물은 부정행위를 저질러서라도 이기려는 자전거 경주선수들 사이에서 널리 사용되고 있다.
- AZT: AIDS 또는 신부전 치료제이다.
- EGF: 상피조직 발생을 촉진한다. 화상, 피부궤양, 피부 질환 치료에 사용된다.
- 섬유모세포 성장인자(fibroblast growth factor; FGF): 새로운 혈관 형성을 유도한다. 압박 궤양, 이식 공여 부위의 피부 궤양 치료에 사용된다.
- 신경성장인자(nerve growth factor; NGF): 신경성장인자의 결핍은 노화 기간 중 신경계 퇴행의 원인이다. 이 신경영양인자를 보충해 주면 신경 및 뇌세포 재생이 가능하다. 신경성장인자는 알츠하이머병, 파킨슨병과 같이 노화와 관련된 신경퇴행성 질환에서 전망이 밝다. 운동할 때 우리 몸에서 BDNF가 생산된다는 사실을 잊지 마라. 따라서 운동으로 우리 몸의 BDNF 생산을 지속시켜야 한다.
- 혈소판 풍부 혈장(platelet-rich plasma; PRP): 전혈(whole blood)에 포함된 혈소판 농도보다 더 높은 농도의 혈소판을 함유한 혈장을 말한다. 높은 농도의 혈소판은 신체조직 복구에 도움이 되는 필수 성장인자들을 초생리학적인 양으로 공급할 수 있다. PRP 치료는 근골격계 손상에서부터 탈모와 불임에 이르기까지 다양하게 사용된다. PRP는 자궁내막 및 난포의 성장, 임신을 촉진시키는 긍정적 효과가 입증되었다. 또한 생물학적 치과의사들에 의해 뼈, 연골, 치아속질(dental pulp), 그 외 조직 재생 등 아주 광범위한 영역에 사용되고 있다. 뿐만 아니라 얼굴 노화, 피부 궤양, 탈모가 있는 환자들의 피부

회복에 사용되고 있다.

- 혈소판-유래 성장인자(platelet-derived growth factor; PDGF): 다양한 유형의 조직 재생에 기여한다. PDGF는 심부전에 강력한 치료 효과가 있을 것으로 추정된다. 뼈이식 분야의 최근 성과는 PDGF의 뼈 재생 효과와 관련이 있다.

4

그 외의 경기력 향상 약물(PEDs)

☞ 금지약물과 금지행위

약물	행위
• 비승인약물 • 동화작용제: 스테로이드, 테스토스테론, 스타노조롤, 티볼론 등 • 펩티드호르몬, 성장인자 관련 약물 및 유사제: 적혈구 생성에 영향을 주는 에리트로포이에틴(EPO) 등 성장호르몬, 인슐린 등과 같은 성장 관련 호르몬	• 혈액 및 혈액성분의 조작 • 화학적, 물리적 조작 • 유전자 도핑
• 베타-2 작용제 • 호르몬 및 대사 변조제: 선택적 에스트로겐 수용체 변조물질 등 • 이뇨제 및 기타 은폐제	

성장호르몬 주사 외에도 경기력 향상 약물(PEDs)은 수없이 많다. 흔히 사용되는 PEDs(performance-enhancing drugs)는 anabolic androgenic 스테로이드(AASs), 이뇨제, 혈액 도핑, 은폐제, 각성제, 신경안정제, 진통제가 있다.

스포츠 단체는 모든 종류의 경기력 향상 약물(PEDs)를 금지시켰다. PEDs 사용 대부분은 불법이다. PEDs 사용이 발각된 선수들은 명성을 잃을 뿐 아니라 그간 쌓아 온 경력도 한순간에 잃는다.

유명 선수들 중에서 PEDs 사용으로 불명예 전당에 영원히 이름을 새긴 사람들

- 랜스 암스트롱: 투르 드 프랑스 7연패 달성으로 얻은 상금과 자격을 박탈당했다.
- 마리온 존스: 올림픽 육상 경기 스타였지만 감옥에 갔다.
- 베리 본즈: 수상 경력이 있는 야구 선수, 거짓말쟁이에 사기꾼으로 기억된다.
- 라일 알자도: 스테로이드와 GH 남용 후 암이 발생하여 43세에 사망한 축구 선수

일반 사람들이 생각하는 것과 달리 PEDs 사용은 수준 높은 엘리트 선수들에게만 국한되지 않는다. 수많은 비-선수 웨이트리프터들도 PEDs를 사용한다. Anabolic 호르몬을 사용하면 근육량과 운동수행 능력을 크게 올릴 수 있다는 이야기를 듣고 선수들 중 일부가 경기력-향상 약물을 종종 사용한다.

PEDs에 대한 요구가 증가하자 가짜 약물도 증가하기 시작했다. 2007년 영국 암시장에서 입수한 표본을 조사한 결과, anabolic 스테로이드 주사제의 53%, 경구용 정제의 21%가 가짜임이 밝혀졌다. 제품 오염으로 인한 급성 부작용은 전염성 질환을 포함한 수많은 합병증을 유발할 수 있다. 사망할 수도 있다.

조작되고 제대로 관리되지 않는 제품을 사용하면, 사용자의 건강은 위험에 빠진다. 여러 명이 주삿바늘을 함께 사용하게 된다면, 에이즈나 간염과 같은 감염 위험에 빠지게 된다. 경기력 향상 약물 사용으로 사용자들이 부정적 결과를 겪지 않도록 보호하기 위해, 2004년 미국 연방정부는 규제 약물 목록의 범위를 확장시켜 테스토스테론, 성장호르몬, 인슐린-유사 성장인자의 천연 전구체들을 포함시켰다.

이런 조치가 PED 사용을 멈추게 했을까? 물론 그렇지 않다! 인터넷이나 암시장으로 통하면 일반인들도 쉽게 구할 수 있다. 점점 더 많은 수의 웨이트리프터 및 운동선수들이 성장호르몬(hGH)과 IGF-1을 사용하고 있다. 최근 암시장에서 더 싼 가격으로 이 약물을 구입할 수 있게 되었기 때문이다. 따라서 'PED를 사용하게끔 사람들을 유혹하는 것이 무엇인가? 왜 사람들은 법을 어겨가면서, 그리고 건강상의 문제를 감내하면서까지 이 약물들을 사용하려는 걸까?'라는 의문이 생긴다.

PEDs 사용의 가장 강력한 동기는 신체에 대한 심미 효과를 얻기 위해서이다. 수많은

비-선수 웨이트리프터들은 주로 자신의 외양에 신경을 쓴다. 그저 군살 없이 탄탄한 근육질을 내보이고 싶은 것이다.

사람들이 PEDs를 사용하는 그 다음 이유는 신체 능력을 강화시키기 위해서이다. 프로선수 및 아마추어 선수들은 주로 신체 능력을 증강시키기 위해 성장호르몬, 인슐린-유사 성장인자, 인슐린과 같이 단백동화 효과가 있는 호르몬들을 흔히 사용한다. 고강도 운동과 특별 식단을 진행하면서 이런 물질들을 사용한다면 근육량은 증가하겠지만 경기력 향상 효과는 얻지 못할 가능성이 있다.

◆ 근육강화 스테로이드 (Anabolic androgenic steroids; AASs)

Anabolic androgenic(남성호르몬의) steroids는 모든 PEDs 중 단연코 가장 널리 사용되는 물질이다. AASs는 다른 모든 PEDs 사용량을 합친 것보다 더 많이 사용된다.

Anabolic androgenic steroids(AASs)는 테스토스테론과 같은 천연 스테로이드와 효과가 비슷하며 근육량과 근력을 높인다. 폭발적인 파워가 요구되는 운동 종목은 근육량과 근력을 증가시키는 약물 효과 때문에 남성호르몬 같은 약물은 도핑에 빠지기 쉽다.

AASs는 남성 호르몬 테스토스테론의 합성 유도체이다. 인간의 신체에 강력한 효과를 발휘하고 운동선수들의 경기력에 도움이 될 수 있다. 따라서 이 약물을 사용하는 운동선수들은 비사용자보다 더 유리한 위치를 선점하게 되는 것이다.

'Anabolic'이라는 용어는 근육을 강화시키는 합성 스테로이드의 특성을 지칭하는 것이다. 'Androgenic'은 '남성화'라는 뜻으로, 남성의 성적 특징을 지칭하는 것이다. AAS를 사용하면 '남성화' 현상이 나타나는 경향이 있다.

이 약물들을 단기 투여한 운동선수들에서 근력과 체중이 증가했다. 연구에 따르면, 근력은 약물 사용 전보다 5~20% 증가되고 체중은 2~5kg 증가되었는데, 제지방 체중이 증가했기 때문이었다.

미국의 자료에 따르면 미국인들 중 AASs 사용자 비율과 의존성 발생률이 놀랄 만큼 높다는 것을 알 수 있다. 전 세계에서 근육을 늘리고 체지방을 빼기 위해 anabolic 스테로이드 호르몬(AASs)을 사용하는 사람들의 수가 늘어나고 있다. Anabolic 호르몬 사용자 수는 점점 증가하여, 대학부 운동선수 중 남성 5%, 여성 2%가 이 호르몬을 사용하고 있는 실정이다. 10대의 사용률이 20% 이상이라는 보고도 있다. 물론 한국은 미국보다 사용률이 더 낮을 것으로 생각한다.

많은 사람들은 anabolic 스테로이드가 그들이 원하는 완벽한 체격을 얻기 위한 좋은 방법이라고 생각하고 있다. Anabolic 스테로이드(AASs)는 외양 및 경기력-향상 약물로서, 정식 경기 참가선수들과 아마추어 경기 참가자들, 보디빌더들이 사용하고 있다. 이 약물들을 anabolic이라고 부르는 이유는 근육량을 늘리고 지방량을 줄이는 작용이 있기 때문이다. 뿐만 아니라 AASs는 스포츠계에서 가장 광범위하게 남용되는 약물이다. 현재 AASs 사용자 대다수는 엘리트 운동선수들이 아니라 그저 근육질 몸매를 원하는 개인 사용자들이다.

AASs 사용으로 기분을 고양시키거나 통증을 둔화시키지는 못한다. 이 약물을 복용하는 사람들 대다수는 외모 변화나 경기력 향상을 원한다. 처방전 없이 AASs를 사용하면 중독 및 약물 남용으로 이어질 수 있다. 처방전 없이 사용하는 건 불법이다.

테스토스테론, 볼데논(이퀴포이즈), 트렌볼론(파라볼란)은 미국의 불법 PED 사용자들에서 가장 많이 검출되는 약물들이다. 볼데논은 인간 사용이 승인되지 않은 가축 치료용 스테로이드이다. 그럼에도 불구하고 PED 불법 사용자들 사이에서 널리 사용되고 있다.

PED를 사용하는 엘리트 운동선수들 중 일부 그룹에서 가장 많이 검출되는 약물은 테스토스테론, 스타노졸롤(윈스트롤), 난드롤론이다. 검사 양성률이 가장 높은 종목은 보디빌딩, 파워 리프팅, 웨이트리프팅, 권투, 킥복싱이다. 테스토스테론, 볼데논, 트렌볼론, 난드롤론은 비-선수 웨이트리프터들 사이에서 가장 빈번하게 검출되는 약물이다. 그 외 사용되는 AASs는 메틸테스토스테론(안드로이드), 옥산드롤론(아나바), 메탄디에논(디아나볼), 드로스타놀론(마스테론) 등이다.

AASs는 우리를 병들게 만들 수 있고 불임을 초래할 수 있다. 남성의 경우 여성형 유방이 나타날 수 있고 우리를 죽일 수도 있다. AAS 사용자들은 AASs 사용으로 초래될 수 있는 손상을 고려하지 않는 것 같다. 정말 나쁜 소식은 AASs가 다양한 종류의 심각한 이

상반응과 연관성이 있다는 것이다. 일부 사용자들은 AAS 의존성이 생겨서 초생리학적인 고용량을 수 년간 지속해서 사용하기도 한다. AAS 사용 및 의존성은 심각한 이상 반응을 초래할 수 있다. 심혈관 질환, 신경내분비 질환, 정신의학적 질환이 그것이다. 이로 인해 조기 사망이 증가할 수 있다.

의학적 관리 없이 AAS를 사용하면 심각한 독성 증상이 초래될 수 있다. 남성 운동선수 대부분에서 종종 성적 충동 증가, 여드름 발생, 체모 증가, 공격적 행동 증가가 보고된다. 또한 AAS는 주요 기분 장애, 공격성, 폭력성 등의 심각한 정신의학적 결과를 초래할 수 있다.

장기간의 AAS 사용은 심기능에 손상을 준다. AAS는 여러 가지 방식으로 심혈관계에 손상을 가하여 뇌졸중, 심장마비를 초래할 수 있다. 스포츠계에서 흔히 남용되는 용량으로 4주간 GH를 투여했을 때 좌심실의 재형성(remodeling)과 관련하여 다량의 심박출 상태가 나타났다.

AASs 사용은 간질환과 간암으로 이어질 수 있다. AASs는 인위적 조작을 통해 만들어진 물질이기 때문에 간에서 분해되기 어렵고 혈액에서 제거하기 어렵다. 이 물질은 계속해서 혈류를 통해 순환하면서 간에 과도한 부담을 가한다. 이 불순물들이 체내에 쌓이면 눈과 피부가 노랗게 변한다. 간이 제 기능을 완전히 포기하면 수일 이내에 사망한다. 어떤 사람은 AAS 사용 후 간암에 걸려 세상을 등졌다. 그 사람은 보디빌딩 경기에서 여러 차례 우승했으나 40대에 사망했다.

AASs 중단 후 신체에서 적정량의 테스토스테론을 생산해내기까지 다소 시간이 걸릴 수 있다. AAS를 복용하던 기간 동안 테스토스테론 농도 증가를 보상하기 위해 우리 몸의 자체 생산이 감소되었던 것이다. 이 상태에서 AASs 사용을 중단하면 테스토스테론 농도가 떨어지기 때문에 정신적, 신체적 금단 증상이 일어난다.

AASs는 의존 증후군을 일으킨다. 금단증상에는 수면 장애, 관절통, 근육통, 구역, 구토, 식욕 저하, 초조 등이 있다. 정서적 증상은 감정 기복에서부터 불안에 이르기까지 다양하다. 약물에 대한 갈망은 흔히 나타난다. 집중력이 떨어질 수 있다. 우울증은 자살로 이어질 수 있다.

◆ 안드로스텐디온(Androstenedione)

안드로스텐디온(흔히 'andro'라고 불린다)은 호르몬 전구체로서 체내에서 테스토스테론으로 전환된다. 이 약물은 90년대 미국 보디빌더들이 주로 사용한 것으로, 당시 미국에서 의약외품이었기 때문에 일반 판매가 합법이었다. 2004년, 금지 스테로이드 약물로 재분류되었다. 안드로스텐디온은 근육량 증가와 근력 증가 효과가 입증되지도 않았지만 여전히 널리 사용되고 있다.

안드로스텐디온은 남성에서 테스토스테론 농도를 그다지 높이 상승시키지 않는다. 100mg의 안드로스텐디온을 매일 사용했을 때 혈청 테스토스테론 농도의 유의한 상승은 관찰되지 않았다. 300mg의 안드로스텐디온을 1개월간 매일 사용했을 때 혈청 총 테스토스테론 농도가 통계학적으로 유의하게 증가했으나, 기저선의 16~34%로 중간 정도의 효과 크기였다.

◆ 혈액 도핑

혈액 도핑은 산소 운반능력을 정상 한계치 너머까지 몰아붙이는 방식을 일컫는다. 혈액 도핑을 하면 운동선수들의 지구력을 높일 수 있다. 혈액 도핑은 운동 중 신체 조직으로 산소를 운반하는 능력을 증진시킨다.

운동선수들은 본인의 혈액을 뽑아서 보관해 두었다가 나중에 정맥으로 주입하는 수혈 방식을 통해 혈액 도핑을 한다. 이런 방식으로 체내 적혈구 저장량을 증가시킨다. 적혈구가 증가하면, 더 많은 산소가 근육으로 운반될 것이다. 따라서 혈액 도핑을 하지 않은 경우에 비해 더 힘든 운동을 더 오래 할 수 있게 된다. 혈액 촉진제[에리트로포이에틴, 그 외 적혈구생성-자극 물질(ESAs), 수혈]는 사이클 경주, 장거리 달리기, 스키 경기 등에서 지구력을 증가시킨다. 뿐만 아니라 AASs와 에리트로포이에틴을 병용한 운동선수들은 훈련 강도를 더 높일 수 있고 힘든 운동 후 더 빨리 회복할 수 있다.

에리트로포이에틴(EPO) 사용은 혈액 도핑의 또 다른 방법이다. 에리트로포이에틴은 빈혈 치료에 사용되는 호르몬으로 적혈구 생산을 증가시킨다. EPO는 합성 에리트로포이에틴이다. 에리트로포이에틴으로 혈액 도핑을 한 운동선수들은 지구력이 증가될 것이다.

혈액 도핑은 위험하다. 너무 많은 양의 혈액을 주입하여 혈관이 감당해내지 못하면, 심부전, 뇌졸중, 콩팥 손상, 혈압 상승 위험이 증가할 수 있다. EPO는 혈액을 뻑뻑하고 끈적끈적하게 만들어 심장마비를 초래할 수 있다. EPO는 수면 중 돌연사를 유발할 수 있다. 더 오래 더 빨리 달리고 싶어서 EPO를 사용한 사이클 선수들 다수는 그 결과로 사망했다. 운동선수들이 EPO를 사용하기 시작한 시점은 1987년으로 추정되는데, 그때부터 1990년까지 벨기에와 덴마크의 젊은 사이클 선수 20명이 사망했다.

◆ 은폐제

은폐제는 금지 물질 검출 능력을 감소시킨다. 예를 들어, 에피테스토스테론은 테스토스테론 사용 여부를 검출하지 못하도록 은폐시킨다. 은폐제로 사용되는 물질은 도핑 검사의 검출력을 떨어뜨리거나 경기 분류(예: 레슬링의 체급)에 혼선을 줄 가능성이 있는 화학물질이다.

WADA(세계반도핑기구)의 금지 목록에 올라 있는 은폐제는 이뇨제, 프로베네시드(혈액 내 스테로이드를 은폐함), 혈장 증량제(혈액 도핑으로 사용된 EPO를 은폐함) 등이 있다. 프로베네시드(probenecid)는 통풍, 콩팥 결석, 간 손상, 두통, 구역, 빈혈, 심한 알레르기를 유발할 수 있다. 혈장 증량제는 심한 알레르기, 천식 증상, 심장마비를 초래할 수 있다.

◆ 이뇨제

정식 경기에 출전하는 보디빌더들 중 일부는 시합대 위에서 근육 선명도를 높이기 위해 이뇨제(푸로세미드, 티아지드, 알닥톤, 스피락틴)를 사용한다. 일부 복싱 선수들이나 레슬링 선수들은 체중을 줄여 더 낮은 체급으로 판정받기 위해 이뇨제를 사용한다. 이뇨제는 체중 감소를 유도하여 빠르고 일시적인 체중 감량 효과를 보여주기 때문이다. 뿐만 아니라 이뇨제는 소변을 희석시키는 효과가 있기 때문에 PED 농도를 검출 기준 미만으로 낮출 수 있다.

부작용으로는 배뇨 증가, 나트륨 소실 등이 있다. 또, 이뇨제는 혈중 포타슘 농도에 영향을 주어 어지럼, 두통, 탈수, 근육 경련, 관절 질환(통풍), 발기부전, 심장 리듬 이상, 콩

팔 문제, 극심한 피로 등이 나타날 수 있다.

◆ 감마히드록시부티르산(Gamma hydroxybutyrate; GHB)

기분 전환용으로 남용되는 불법 약물인 γ-히드록시부티르산(GHB)은 사망에 이를 수도 있는 강력한 중추신경계 억제제이다. 이 약물을 기분 전환용으로 남용한 후 병원 응급실에 입원한 비율 또는 약물 중독사에 대한 법의학적 조사에 따르면, 이 약물 사용 후 중독 사례가 드물지 않다.

GHB는 뇌의 도파민 농도를 배가시켜 GH를 증가시킨다. GHB는 바람직하지 않은 부작용을 보인다. 예를 들어, 고용량 투여 시 깊은 수면에서 깨어나기 어렵다. 보디빌더들의 남용 문제 때문에 1990년 FDA는 이 약물을 시장에서 철수시켰다. 그러나 지금도 구할 수 있는 것으로 추측된다.

◆ 각성제(중추신경 흥분제)

모든 각성제는 심박수를 증가시키고 혈압을 높여 뇌졸중이나 심장마비 위험을 증가시킨다. 암페타민(필로폰)이나 코카인과 같은 마약류는 에너지를 높이기 위해 일부 선수들이 불법으로 사용하는 약물이다.

에페드린(ephedrine)은 FDA에서 금지한 각성제이다. 이 약물은 에너지를 높이고 체중을 감소시키며 각성도를 높인다.

리탈린(ritalin)은 처방전이 필요한 각성제로, 고등학교 운동선수들 사이에서 주로 사용되었다. 이 약물은 주의력결핍과잉행동장애(ADHD)에 처방되는 약물인데 한국에서는 금지약물로 지정되었다.

모다피닐(modafinil)은 기면증의 치료제인데 전반적으로 각성상태를 지속시킨다. 운동선수들은 운동 시간을 늘리기 위해 이 약물을 사용한다. 이 약물은 심장과 간에 손상을 주거나 발진, 발열, 설사를 일으킬 수 있다.

◆ 신경안정제

신경안정제(항불안제나 아편계 약물)는 신경의 안정이 요구되는 종목(예: 양궁)에서 불안을 감소시킨다. 아편계 약물은 경기 중 통증을 못 느끼게 해준다. 이 약물들은 중독성이 있고 여러분의 몸 상태를 서서히 추락시켜 의식 소실이나 심하면 사망에 이르게 할 수 있다.

◆ 클렌부테롤(Clenbuterol)

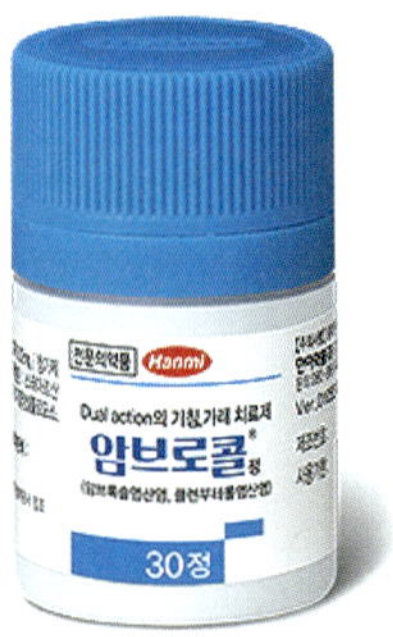

▶ 클렌부테롤

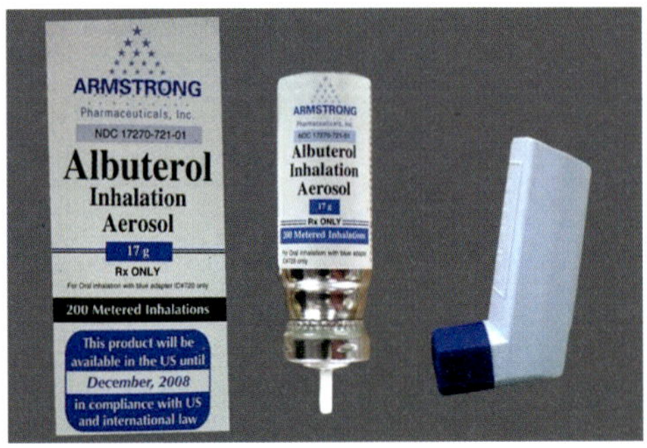

▶ 알부테롤(천식 치료제)

클렌부테롤은 기관지 확장제의 일종이다. 즉, 이 약물은 기도를 이완시켜 호흡을 원활하게 만든다. 이 약물은 스포츠 경기 참가선수들에게 사용이 금지되어 있다. 알부테롤(albuterol)은 천식 환자의 폐 문제를 치료하고 운동시 천명(쌕쌕거림)을 예방하기 위해 인간에서 사용되는 약물이다.

보디빌더들이 종종 이 약물을 사용한다. 그들은 근육 단백질 합성과 대사작용을 증가시키는 이 약물의 효과를 이용하여 지방을 태우고 근육을 만들고 경기력을 향상시키기 위해 사용한다.

◆ 진통제

통증 완화를 위해 처방되는 진통제는 중독성이 있고 다량 투여하면 혼수상태 또는 사망에 이를 수 있다. 미국에서 하루 90명 이상이 아편유사제 과다 투약으로 사망한다. 세계적인 추세도 이와 비슷하다.

애드빌(advil, 항염증제)이나 아세트아미노펜 등 일반의약품으로 판매되는 진통제는 간에 손상을 줄 수 있고 심장마비 위험을 증가시킬 수 있다. 많은 사람들은 아세트아미노펜이 안전하다고 생각한다. 세계에서 가장 광범위하게 사용되는 약이긴 하지만, 가장 위험한 약 중 하나이다. 아세트아미노펜은 급성 간부전으로 인한 사망에서 높은 비율을 차지한다. 간기능이 떨어지면 사용해서는 안 된다.

불법으로 구매한 진통제 과다복용 사례가 급속히 늘어나고 있다. 밀매되는 진통제 때문에 최근 많은 사람들이 사망했다. 사람들이 구매한 그 물건이 원래 사려고 했던 그 약이 아닐 수도 있다. 엄격히 통제되는 펜타닐(오피오이드계의 강력한 마약성 진통제)을 대체하는 합성 대체제가 매년 암시장에 새롭게 등장하면서, 그로 인해 세계적으로 사망자 수가 증가하고 있다.

5

마리화나(대마초)

마리화나는 불안과 초조감에 대처하기 위해 운동선수들이 종종 사용한다. 마리화나가 합법인 국가(네덜란드)도 있지만, 그렇다고 마리화나가 건강에 좋다는 뜻은 아니다. 마리화나는 수많은 나라에서 금지하고 있는 물질이다.

대마초 사용이 건강과 안녕에 어떤 영향도 미치지 않으리라 생각하고 있을지 모르겠다. 그러나 그것은 전적으로 잘못된 생각이다. 대마초의 급성 및 만성 노출 시 아주 일관되게 손상을 보이는 부분은 언어 학습과 기억력, 주의력이다. 좋은 소식은, 마리화나를 끊으면 최종 사용 후 거의 첫 주 이내에 언어 학습 증진과 연관성이 있다는 점이다.

나이가 들었을 때 오늘의 선택 때문에 기억력 장애라는 비싼 대가를 치러야 할지 모른다. 젊었을 때 다량의 마리화나를 사용한 사람들은 나이 들어 기억력 문제가 발생할 위험이 높다.

Ⅵ 결론

다양한 호르몬 대치 프로그램은 더 나은 노년의 건강을 위한 성공적인 전략의 중요한 부분이다. **양질의 건강을 위해 결핍된 모든 호르몬을 35세 건강인의 평균 수준까지 보충하면 평생 건강한 삶을 누릴 수 있다.** 여성의 경우, 폐경 전과 폐경기에 에스트로겐과 프로게스테론을 최적화하는 것이 핵심이다. 남성의 경우, 안드로겐-결핍 상태라면 연령에 상관없이 테스토스테론을 최적화하는 것이 아주 중요하다. 마찬가지로 신체 정지기(somatopause)에 결핍된 GH 농도를 끌어 올려주면 많은 건강상 이득을 얻을 수 있다.

나이에 따라 감소하는 모든 호르몬을 젊고 건강한 시절의 수준으로 되돌리면 건강이 유지되고 질병이 예방된다. 성장호르몬, 갑상샘호르몬, 에스트로겐, 프로게스테론, 테스토스테론, DHEA, 멜라토닌, 인슐린은 각각의 적정 농도를 유지해야 할 뿐만 아니라 서로 균형을 이루어야 한다. 그렇게 되면 노화 시계가 느려지고 노년까지 건강을 유지할 수 있다.

최적 수준 미만의 성장호르몬 농도를 정상으로 유지하면, 체지방이 감소하고 근육량이 증가할 뿐만 아니라 면역력이 증가한다. 주요 호르몬을 적정 수준으로 유지하여 우리 몸의 세포들이 회춘하게 되면, DNA 복구 및 재생이 크게 증진된다. 성 기능, 심장 기능, 뇌 기능, 소화, 수면, 운동 등 모든 면에서 개선된다.

성장호르몬 최적화로 근육량이 개선되면 근감소증이 예방된다. 근감소증이 이미 시작된 경우에는 근감소증을 되돌릴 수 있다. 건강 상태가 악화되고 있는 노인들의 경우 GH 최적화는 전 생애의 독립적인 생활이라는 목표에 더 쉽게 도달하게 해 준다. 근육량과 근력이 최적화됨으로써 뼈가 튼튼하게 유지되어 낙상 위험과 낙상 합병증을 예방할 수 있다. 근육량이 많아질수록 혈당 조절과 균형감각이 더 좋아진다. 전 생애 동안 호르몬 최적화를 통해 근감소증을 예방하면 소화기능이 더 좋아지고 심장이 더 튼튼해지며 전반적인 건강이 좋아진다.

엄격한 법 조항 때문에 노화와 관련된 성장호르몬 감소를 치료하려는 의사는 거의 없는 실정이다. 대부분의 의사들은 뇌하수체 손상에 의한 진성 성장호르몬(GH) 결핍증(GHD)을 제외하면 GH 농도가 낮아도 증상 치료를 하지 않는 경향을 보인다. 관습적으로 의사들이 진단하고 치료하는 것은 심각한 수준의 호르몬 질환에 국한된다. 예를 들어, 말단비대증(성장호르몬이 너무 많을 때 나타나는 증상)이나 심한 허약 증후군(성장호르몬이 너무 적을 때 나타나는 증상)에만 주목한다. 반면 항노화 의사들은 호르몬 농도가 낮기만 하면 심한 정도와 상관없이 모두 치료한다. 항노화 의사들은 전통적인 의사들이 사용하는 진료 표준과 다른 기준을 가지고 있다.

GH 치료는 실제로 암을 유발하지 않지만 기존 암을 진행시킬 가능성이 있다. GH 주사제를 사용할 때, 정말 필요한 사례에서만 아주 적은 용량을 사용한다면 기존 암의 진행 가능성을 최소화시킬 수 있을 것이다. 따라서 호르몬 대치요법은 반드시 모니터링을 시행해야 한다. GH 농도를 정상 생리학적 범위 내로 유지시켜야 한다.

우리의 몸에 성장호르몬을 주사하지 않고도 결핍된 성장호르몬을 높일 수 있는 전략은 수없이 많다. 해독, 충분한 숙면, 호르몬 균형, 스트레스 감소, 식이 개선, 운동, 단식, 외상성 뇌손상 치유, 보충제, 경구용 분비촉진제 모두 성장호르몬 최적화에 매우 중요한 전략이다. **성장호르몬이라는 타석에서 홈을 밟고 싶다면 생활양식 전반에서 모두 안타를 쳐야 한다.**

◆ 해독

성장호르몬(GH) 농도를 높이는 방법을 찾고 있다면, 첫 단계는 해독이다. 독소가 GH의 세포 내 진입을 막는다면, GH를 높이기 위한 어떤 노력도 소용이 없다. 우리는 독성 화학물질과 중금속을 제거해야 한다. 이 물질들은 우리 몸의 세포가 호르몬을 받아들이지 못하게 방해한다.

안전하고 효과적으로 해독하려면 시간이 많이 걸린다. 독소 축적 기간이 그만큼 길었기 때문이다. 대장 세척, 관장, 결합제, 사우나, 여러 가지 방식의 단식 전략을 활용하여 꾸준하고 성실하게 매일 해독과정을 실천해야 한다. 평생 건강의 실천 방법으로 해독을 습관화해야 한다. 우리 몸을 잘 살피고 외부 독소들이 우리 몸 안에 들어오지 않도록 해야 한다.

- 담배, 다이어트 탄산음료, 일반 탄산음료, 다이어트용 알약, 불필요한 갑상샘 호르몬과 같은 독성 자극제 사용을 중지하라.
- 불필요한 약제와 합성 호르몬을 모두 끊어라.

- 불소, 염소, 브롬과 같은 할로겐화물을 멀리하라.
- 전자기 방사선(EMR)을 피하라.
- 휴대폰을 몸에서 떨어뜨려라.
- 전자레인지를 사용하지 마라.
- 고압선에서 멀리 떨어져라.
- 많은 사람들에게 가장 유독한 영향을 미치는 독성물질은 수은이다. 오래된 치아 아말감의 치료 부위를 점검하고 수은에 대한 중금속 검사를 해본다. 또한 집안 구석의 먼지를 제거하고 집을 깨끗하게 청소한다.
- 식이섬유 섭취량을 늘리고 중금속 킬레이트 프로그램을 시작하라.
- 원적외선 사우나를 하라.
- 신체 기관을 청소하고 해독하라.

최적의 수면

매일 양질의 야간 수면을 취하는 것은 우리 몸의 성장호르몬(GH) 생산을 최적화하는데 매우 중요하다. GH는 숙면을 하는 동안 뇌하수체에서 분비된다. 이때, 몸은 근육을 만들고 뇌는 뇌에 쌓인 독소를 자체적으로 청소한다. 수면 박탈은 집중력을 손상시키고 운전을 위태롭게 만든다. 취침 최소 3시간 전에 식사를 마쳐라. 그러면 수면 중 인슐린이 떨어지고 GH 생산이 최대화된다. 수면 시간은 최소 7~8시간 또는 충분히 휴식했다는 느낌이 드는 정도가 되어야 한다. 취침 전에 마그네슘, 멜라토닌을 복용하라.

호르몬 균형

항노화 의사와 상의하여 여러분의 모든 호르몬을 최적화하고 균형을 맞추어라. 그러면 운동, 식이, 보충제의 효과를 최대화할 수 있다. 몸 속의 모든 호르몬을 동시에 검사하고 결핍된 호르몬들을 보충하라. GH가 부족한 경우라도 다른 호르몬을 먼저 보충해야 하는 경우가 있다. 특히 여성에서 에스트로겐과 프로게스테론을 먼저 보충하고, 남성에서 테스토스테론을 먼저 보충하면 GH 보충이 필요 없는 경우가 종종 있다. 여성의 경우 호르몬 대치요법이 생명을 구하기도 한다. 남성에서 테스토스테론을 적절히 보충하면 나이 들어도 건강을 확보할 수 있다. GH를 보충하고 나면 그 외 다른 호르몬 보충이 필요 없어지거나 필요량이 감소한다. 인슐린은 GH와 경쟁한다. 저탄수화물 식이로 인슐린을 조절하라. 과도한 탄수화물 대신 몸에 좋은 지방으로 바꾸어라. 담당의사에게 갑상샘 호르몬에 대한 포괄적인 종합검사를 해 달라고 요청하고, T4와 T3를 포함한 모든 갑상샘 호르몬을 최적화하라. 스트레스를 피하고 적정한 수면을 취하여 부신 건강을 최적화하라. 과로 또는 과운동을 피하라.

◆ 스트레스 관리

성장호르몬 생산을 최적화하기 위해 스트레스를 줄여라. 스트레스 감소 조치를 시작하라. 그것은 수입을 줄이는 것이 될 수도 있고 인간관계를 변화시키는 것이 될 수도 있으며 '아니오'라고 말하는 것이 될 수도 있다. 소식은 좋지만 필요량보다 적게 먹지는 말아라. 과도한 운동을 피하라. 삶의 스트레스는 없앨 수 있으면 가장 좋지만, 실제로 스트레스 요인을 제거할 수 없는 경우가 많다. 이런 경우엔 스트레스 요인에 대한 여러분의 반응을 수정해야 한다. 우리는 평화로움을 선택할 수 있다. 삶 속에서 기도하고 명상할 장소를 찾아라.

◆ 식이 관리

GH 농도를 높이고 근육을 만들기 위해 식이를 개선해야 한다.

- 패스트푸드, 가공식품을 피하라.
- 탄수화물 과다섭취를 피하고 단백질 및 양질의 지방을 충분히 섭취하라.
- 다양한 식단을 짜라. 식품 알레르기 항원을 제거하라.
- 단백질을 종류별로 골고루 섭취하라.
- 프로바이오틱 식품과 프리바이오틱 식품을 섭취하라.
- 전분을 함유하지 않은 유기농 채소를 충분히 섭취하라.

◆ 운동

GH 농도를 높이기 위해 운동하라. 운동 없이 GH 증가를 기대할 수 없다. 매일 운동하라. 짧은 산책도 좋고 정원 가꾸는 일도 좋다. 편안함이 느껴지는 만큼만 걸어 보라. 심박수가 계속 높은 상태에서 장시간 활동하면, 오히려 노화가 일어난다. 최상의 결과를 얻기 위해 운동을 하는 도중에 적절한 휴식을 취할 필요가 있다. 과운동 징후가 보인다면, 휴식을 해야 하고 회복할 시간이 필요하다.

GH 농도를 올리는 가장 좋은 운동은 저항 운동이다. 중량 운동을 하기에 너무 늦은 나이란 없다. 유산소 운동으로 먼저 체력을 다진 후, 전력 질주를 나중에 추가해도 된다. 고강도 운동은 일주일에 1~2회면 충분할 것이다. 그 이상 하게 되면, 근육이 분해되고 과운동 증상이 나타날 수 있다.

요가, 필라테스, 스트레칭, 명상을 일정에 포함시켜라.

◆ 단식

단식은 여러분의 건강을 개선시킬 수 있는 가장 중요한 방법 중 하나이다. 단식은 GH 방출을 유도하는 가장 강력한 방법 중 하나이다. 음식 섭취 횟수를 줄이면 노화를 늦출 수 있다. 횟수를 줄일 수 있는 중요한 방법은 식사 사이의 간격을 확보하는 것이다. 중간에 간식을 먹지 않고 4~5시간의 간격을 확보한다. 소화력을 높이고 GH 생산을 최대화하기 위해 취침 4시간 전에는 안 먹는 것이 제일 좋다. 단식 기간 동안 가끔은 관장 및 장 세척제로 장 청소를 하라.

간헐적 단식은 혈당 상태를 개선시키고 인슐린 농도를 정상화시켜 지방간과 제2형 당뇨병을 치유한다. 격일 단식은 비만한 사람들의 빠른 체중 감소에 도움이 된다. 그러나 이때 독성이 너무 빨리 방출되면 심장과 기타 기관에 해로울 수 있다.

지나친 단식을 주의하라. 만약 갑상샘이나 부신 문제가 있다면, 단식하지 마라. 식욕부진 경향이 있는 분들은 단식해선 안 된다. 임신 중이거나 모유 수유 중에는 단식하지 마라. 소아는 단식해선 안 된다.

단식하면서 운동하면 호르몬 농도가 최적화되고 지방 감소 및 근육량 증가로 이어진다.

인터벌 트레이닝과 간헐적 단식을 병행하면, 효과를 기하급수적으로 높일 수 있다. 단식 기간 동안 운동하기 가장 좋은 시간은 하루 중 이른 시간이다. 운동 후 2~3시간 단식하여 성장호르몬이 더 분비되는 이득을 취하라. 고중량 운동이나 장시간의 유산소 운동 후에 몸이 탈진한 상태에서는 즉시 영양 성분을 보충해 주어야 한다.

뇌손상 치유

외상성 뇌손상(TBI) 병력이 있다면, GH를 생산하는 뇌 속 샘에 손상이 발생했을 가능성이 있다. 신경과 전문의의 평가를 받고 재활 프로그램을 시작하라. 외상성 뇌손상으로 인한 GH 결핍증 또는 부전증을 치료하면 기능 악화를 예방할 수 있다. hGHr 치료는 뇌하수체의 GH 생산 감소로 인한 증상을 회복시켜 삶의 질, 기분, 재활 능력을 향상시킬 수 있다. 이 문제를 해결하는 데 도움이 되는 치료 방법에는 부신 아답토젠이 효과적이다.

유용한 보충제

노화를 예방하는 안전하고 효과적인 보충제에는 콜라겐, 항산화제, 아세틸-L-카르니틴, 알파-GPC(글리세릴포스포릴콜린), 포스파티딜콜린(PC), DMAE(디에틸아미노에탄올), 그리고 로즈마리 오일과 세이지 오일 등이 있다. 근육량과 근력을 강화시키는 보충제에는 질산염, 카페인, 히드록시-메틸부티르산(HMB) 등이 있다. 장기적으로 근육을 강화시키는 중요한 보충제로는 단백질, 필수 지방산(특히 차가운 물에 사는 어류에 많이 함유된 오메가-3), 아라키돈산(AA), 에이코사펜타엔산(EPA)과 도코헥사엔산(DHA), 비타민 D3, 클로렐라 등이 있다.

보충제를 구입하기 전에 근육 검사를 해 보고 그 제품들이 몸에 유용한지 확인해 보라. 보충제를 과다 복용하여 콩팥에 과부하가 걸리지 않도록 주의하라. 보충제는 전체 전략의 한 부분일 뿐이다. 운동, 적절한 식이, 호르몬 최적화를 잊지 마라.

◆ 경구용 분비촉진제

경구용 GH 방출 보충제는 GH 농도를 증가시키는 가장 안전한 치료방법이다. 경구용 성장호르몬 방출제 또는 분비촉진제는 여러분 몸의 GH 자체 생산을 자극한다. 분비촉진제는 시상하부의 성장호르몬 방출 호르몬(GHRH)의 분비를 촉진하고 뇌하수체의 성장호르몬(hGH) 분비를 촉진한다. 대부분은 경구용 분비촉진제만 사용해도 GH 생산을 상당히 증가시킬 수 있다. 뇌하수체의 성장호르몬 분비를 촉진하는 경구용 분비촉진제에는 멜라토닌, 크레아틴, 비타민 C, 아연, 마그네슘, 칼슘, 니아신, 아미노산, OKG(오르니틴 알파-케토글루타르산) 등이 있다.

시상하부 펩타이드에는 Symbiotropin과 Meditropin(의사의 처방을 받아야 한다)이 있다.

의약외품으로 판매되는 경구용 GH 분비촉진제에는 L-아르기닌, L-글루타민, L-오르니틴, OKG, L-도파, 글리신, GABA, 비타민 B-6 등이 있다.

제반응 성장호르몬(hGHr) 주사와 달리, 경구용 GH 분비촉진제는 과다복용을 막을 수 있다. 각 보충제는 효과가 확인될 때까지 한 종류씩 복용해야 한다. 각 보충제에 대해 용량을 올리거나 내리면서 최적의 용량을 찾는다. 그 다음 2가지를 병용하며 효과에 변화가 나타나는지 확인해 볼 수 있다. 이 경우에도 아주 적은 용량으로 시작하여 점진적으로 증량하라. GH를 증가시키는 보충제는 교대로 돌아가며 복용하라.

◆ 주사용 성장호르몬 분비촉진제

경구용 분비촉진제보다 더 강력하지만 부작용 가능성이 더 높은 것은, 주사용 GH 분비촉진제이다. 주사용 분비촉진제는 시상하부와 뇌하수체의 수용체를 자극한다. 어떤 물질이라도 주사를 사용해서 여러분 몸에 주입하게 되면 위험이 따르게 마련이다. 여러분의 몸에 어떤 종류의 물질이라도 주사하는 경우엔, 위험을 최소화하기 위해 반드시 의사의 관리 감독하에서만 시행해야 한다. GHRP6와 같은 주사용 분비촉진제는 가장 안전한 주사용 GH 촉진제이지만 그래도 문제는 발생할 수 있다. 시상하부의 음성 되먹임 기전과 소마토스타틴(GH 억제 호르몬) 방출에 문제가 없기 때문에, GH 과다복용을 피할 수 있다. GH 분비촉진제는 남성의 성선기능 저하증(테스토스테론 농도 저하) 치료에 사용되고 있다. GH 분비촉진제(GHS) 사용의 흔한 부작용에는 식욕 증가, 혈당 증가, 수분 저류 등이 있다. 인슐린에 대한 몸의 민감도를 감소시키기 때문에 정상적인 혈당 농도를 유지하는 데 어려움이 생길 수도 있다.

◆ 성장호르몬 주사제

성장호르몬 주사제(hGHr)는 성장호르몬 결핍증에 가장 효과적인 치료이고, 부작용 프로파일이 가장 높다. HGHr 주사제는 처방전이 있어야 사용가능하고 비싸다. HGHr의 주요 장점은 GH를 높은 수준까지 증가시킬 수 있다는 점이다. 천연 GH가 생산되고 있는 상태에서 성장호르몬을 외부에서 추가하면, 성장호르몬 농도가 유해한 수준까지 올라갈 위험이 있다. HGHr은 AGHD(성인 성장호르몬 결핍증) 확진을 받은 환자들에게 절대적으로 도움이 된다.

무증상 및 GH 농도가 최적 수준 미만인 환자들, 경기력 향상을 원하는 사람들에게 hGHr은 추천되지 않는다. 대부분의 연구들은, 건강한 노인들에서 hGHr 주사는 기능적 이득보다 부작용이 더 크다는 결과를 보여주고 있다. 이런 경우에는 GH 농도가 평균 미만인 경우, hGHr 주사보다 생활양식 변화, 아미노산, 그 외 경구용 분비촉진제를 먼저 시도하는 것이 좋다. hGHr의 사용은 활동성 암에서 금기이다.

hGHr 주사제는 심각한 건강 위험과 연관이 있다. 다른 약물과 병용하거나 많은 보디빌더들처럼 약리학적 수준의 고용량을 사용하면 특히 위험과 연관성이 높다. 너무 많은 양의 hGHr은 간 손상과 심부전을 초래할 수 있다.

◆ 기타 주사제

그 외 주사제로는 재조합 호르몬 IGF-1(rhIGF-1), IGF-1/LR3, Increlex, 성장인자들이 있다. 재조합 호르몬 IGF-1(rhIGF-1)은 신경성 식욕부진이나 만성질환에서 관찰되는 영양결핍 및 남녀 골다공증에서 골밀도를 증가시킨다. 비만, 인슐린 저항, 제2형 당뇨병에 유용하게 작용한다.

긴사슬 IGF-1 주사제 사용은 권고되지 않는다. 긴사슬 IGF-1(LR3 IGF-1, IGF-1/LR3,

아르기닌 IGF, 긴사슬 아르기닌 IGF)은 연구 목적으로 사용되는 IGF 유도체이다.

◆ 경기력 향상 약물들

hGHr 외에 수많은 경기력 향상 약물들(PEDs)이 있다.

Aanabolic 스테로이드(AASs)는 근육량과 근력을 증가시킨다는 점에서 테스토스테론과 같은 천연 스테로이드의 효과와 비슷하다. 이 약물들은 근육량을 증가시키거나 지방량을 감소시키기 때문에 anabolic(단백동화 또는 근육강화)이라고 불린다. 또한 스포츠계에서 가장 많이 남용되고 있다. 이 약물을 복용하는 사람들 대부분은 외모 변화나 경기력 향상을 추구한다. AAS 사용자들은 이 약물이 야기할 수 있는 손상(혹은 부작용)을 고려하지 않는 것 같다.

안드로스텐디온(주로 'andro'라고 불린다)은 호르몬 전구체로서, 체내에서 테스토스테론으로 전환될 수 있다. 안드로스텐디온은 남성에서 테스토스테론 농도를 그다지 많이 높이지 않는다. 오히려 여성 호르몬인 에스트로겐을 상승시킨다.

혈액 도핑은 우리 몸의 정상 한계를 넘어서 산소 운반 능력을 밀어올리는 방법을 지칭한다. 운동선수들은 수혈을 이용한다. 본인의 혈액을 채혈해서 저장해 두었다가 나중에 정맥으로 다시 주입하는 것이다. 혈액 촉진제[에리트로포이에틴(EPO), 그외 적혈구생성 자극인자(ESAs), 수혈]는 사이클, 장거리 달리기, 스키 경기 등에서 지구력을 증가시킨다. 만약 혈관이 견딜 수 있는 역량을 넘어서는 양의 혈액을 주사하면 심부전, 뇌졸중, 콩팥 손상, 혈압 상승 위험이 증가한다. EPO는 여러분의 혈액을 빽빽하고 끈적끈적하게 만들어 심장마비를 유발할 수 있다. EPO는 수면 중 돌연사를 초래할 수 있다.

은폐제는 금지 약물을 검출하는 검사법의 역량(ability)을 떨어뜨린다. 프로베네시드(probenecid)는 통풍, 콩팥 결석, 간 손상, 두통, 구역, 빈혈, 심한 알레르기를 유발할 수 있다. 혈장 증량제는 심한 알레르기, 천식 증상, 심장마비를 유발할 수 있다. 이뇨제의 부작용은 어지럼, 두통, 탈수, 근육 경련, 관절 질환(통풍), 발기부전, 심장의 리듬 이상, 콩팥 문제, 심한 피로 등이 있다.

기분전환용 불법 남용 약물인 GHB(감마히드록시부티르산)는 중추신경계에 작용하는 강력한 억제제이고 사용자를 사망에 이르게 할 수 있다. 기분전환용으로 GHB를 사용한 후 중독되는 사례는 드물지 않다.

모든 각성제는 심박수를 증가시키고 혈압을 상승시켜 뇌졸중이나 심장마비 위험을 증가시킨다. 필로폰, 코카인과 같은 마약류는 에너지를 얻기 위해 일부 운동선수들에 의해 사용되는 불법 약물이다.

아편계 약물은 경기 중 통증을 느끼지 못하도록 은폐한다. 이 약물류는 여러분을 중독에 이르게 할 수 있고 여러분의 몸을 둔하게 만들어 심하면 의식을 잃거나 죽을 수도 있다.

클렌부테롤은 보디빌더들이 종종 사용하는 약물로 심장마비 및 그 외 심장 손상뿐만 아니라 심장 리듬 이상을 초래하기도 한다.

처방되는 진통제는 중독성이 있고, 다량 복용하면 혼수상태나 사망을 초래할 수 있다. 일반의약품으로 판매되는 애드빌이나 타이레놀 등의 진통제는 간에 손상을 주고 심장마비 위험을 증가시킬 수 있다. 타이레놀(아세트아미노펜)은 급성 간부전으로 인한 사망 원인 중 높은 비율을 차지한다.

일부 사람들은 대마초 사용이 건강에 아무 문제 없을 거라고 생각하고 있을지 모르겠다. 다시 한 번 생각해 보라. 다량의 대마초 사용은 특히 청소년 사용자들에서 정신질환 및 인지손상 발생 증가와 연관성이 높다. 언어 학습과 기억력, 주의력 손상은 대마초 급·만성 노출 시 거의 빠지지 않고 발생하는 문제이다.

◆ 성장호르몬(GH) 농도 개선에 대한 최종결론

GH 촉진 주사제를 사용하기로 결정하기 전에 먼저, 생활양식을 개선시키고 GH 증가 효과가 입증된 보충제를 사용해 보라. GH 농도 개선을 위해 적절한 운동과 식이 개선만으로도 충분할 수 있다.

경구용 GH-방출 보충제는 뇌하수체의 GH 분비를 촉진할 수 있다. 이 보충제는 경구용 분비촉진제라고도 불린다. L-글루타민, 아르기닌, 리신, 오르니틴과 같은 아미노산 구매에 필요한 비용은 한 달에 겨우 2~3만 원 정도에 불과하다. 신체가 스스로 GH를 방출하도록 자극하는 방법을 사용하면, 부작용 가능성이 있는 더 강력하고 더 비싼 방법을 사용할 필요가 없을 것이다. 여러 종류의 아미노산과 아미노산 복합제를 사용해 보고 여러분에게 어떤 효과가 나타나는지 확인해 보라. 저용량으로 시작하여 천천히 증량시키고 여러분에게 맞는 용량과 조합을 찾아라. 취침 직전 공복에 복용하면 최상의 효과를 얻을 수 있다. 과량 복용하면 위장관 문제를 초래할 수 있다.

지금까지 언급한 방식으로도 적절한 IGF-1 농도에 도달하지 못한 경우에 비로소 다음 단계를 생각해 볼 수 있을 것이다.

건강한 성인에게 주사용 성장호르몬(hGHr)을 처방하는 것은 매우 안 좋은 생각이다. hGHr 판매로 경제적 이득을 얻는 사람들은 그 위험을 대수롭지 않게 볼 것이다. 그러나 주사용 성장호르몬이나 성장호르몬 촉진제 사용이 기존 암을 공격적으로 성장시킨다는 사실은 부정할 수 없는 사실이다.

만약 뇌하수체와 시상하부에 손상을 입은 적이 있어서 충분한 성장호르몬 생산을 자극할 수 없다면 주사용 성장호르몬(hGHr)을 사용하는 것이 타당하다. 호르몬을 주기적으로 모니터링하고, 저용량으로 자주 투여하는 방법을 적용하면 부작용을 최소화할 수 있을 것이다. 성장호르몬 주사(hGHr)를 많이, 더 오래 사용할수록 약효가 떨어진다. 정말로 hGHr을 사용하겠다고 결정하면, hGHr 사용을 중단하는 기간이 필요하다. 장기적 건강을 감안한다면, 긴사슬 IGF-1 및 그 외 경기력-향상 약물은 피하는 게 좋은 방법일 것이다.

이 합리적 과정을 준수하는 사람들은 결국 바람직한 결과를 성취한다. 체성분이 개선되고 건강과 행복이 증진되며 면역계의 적응이 유연해지고 성적 충동이 증가하며 피부가 한결 보기 좋아진다. 요컨대, 이런 사람들은 생물학적으로도 더 젊어지고 더 건강해진다. 이러한 유익한 결과들은 호르몬 검사를 통해 호르몬 농도가 적절한 수준인 것을 확인할 수 있을 것이다.

당부의 말

이 책을 집필하기 시각한 때가 2022년 2월 초였으니 그때부터 1년이 넘는 시간이 지났다. 처음에는 몇 달이면 금방 될 것 같았는데 미루고 미루다가 이제야 완성하게 되었다.

젊은 사람들은 해독, 최적의 수면, 스트레스 관리, 식이 개선, 운동, 단식 등을 실천하면 보충제나 호르몬 분비촉진제 없이 최상의 성장호르몬을 유지할 수 있으나 나이가 너무 많거나 질병 등으로 건강을 유지하기가 힘든 분들을 위해 이 책에 많은 영양제와 보충제를 추천하였다. 무책임하게 추천할 수가 없어서 이 책에 나오는 보충제는 거의 다 구입해서 복용해 보았는데, 책에 언급한 제품들이 나에게는 별다른 부작용은 없었다.

소개한 제품이 모든 사람들에게 적합한 것은 아니라고 생각한다. 사람마다 체질이 다르고 영양 상태도 다르기 때문에 자신의 건강 상태나 이전의 약물복용 과거력 등에 따라서 적절한 보충제를 선택하고 조금씩 용량을 늘려가면서 자신에게 맞는 영양제나 보충제를 선택하면 될 것이다.

보충제를 복용할 때 같은 계통의 보충제를 중복해서 먹으면 안 된다. 보충제를 과다 복용하면 콩팥에 과부하가 걸릴 수 있다. 보충제의 우선순위를 결정하고 순서대로 차례차례 돌아가면서 복용하라. 콩팥이 약하거나 노령 또는 질병이 있으면 특별히 조심해야 한다. 양질의 신체조직을 만드는 데 필요한 영양분을 모두 공급하기 위해 비타민과 미네랄, 항산화제도 같이 복용해야 한다.

성장호르몬 농도를 증가시키기 위해 사용되는 모든 보충제는 주기적으로 간격을 두고 복용해야 한다. 우리 몸의 자연스런 호르몬 생산 되먹임 기전이 고장나는 건 우리가 원하는 바가 아니다. 효과적인 복용 주기는 3주 동안 보충제를 복용하고 1주 동안 보충제를 중단하는 것이다. 우리 몸에 보충제가 계속 들어가서 성장호르몬이 많아지면 우리의 몸은 성장호르몬을 더 이상 만들 필요가 없어져 성장호르몬을 더 이상 만들지 않을 수도 있다.

성장호르몬을 주사하지 않고도 여러분 스스로 실행하여 결핍된 성장호르몬을 높일 수 있는 전략은 수없이 많다. 해독, 충분한 숙면, 호르몬 균형, 스트레스 감소, 식이 개선, 운동, 단식, 외상성 뇌손상 치유, 보충제, 경구용 분비촉진제 모두 성장호르몬 최적화에 매우 중요한 전략이다. 성장호르몬이라는 타석에서 홈을 밟고 싶다면, 생활양식 전반에서 모두 안타를 쳐야 한다.

2023년 7월

저자 **원 구 연**